骨质疏松研究丛书

基/础/编

骨质疏松理论研究概论

主编◎蔡　桦　涂兴明　张志海

U0833755

SPM 南方出版传媒
广东科技出版社｜全国优秀出版社
·广　州·

图书在版编目（CIP）数据

骨质疏松理论研究概论／蔡桦，涂兴明，张志海主编．—广州：广东科技出版社，2018.7 （2022.5 重印）
（骨质疏松研究丛书·基础编）
ISBN 978-7-5359-6971-2

Ⅰ．①骨…　Ⅱ．①蔡… ②涂… ③张　Ⅲ．①骨质疏松—理论研究—概论　Ⅳ．① R681

中国版本图书馆 CIP 数据核字（2018）第 127289 号

骨质疏松理论研究概论
Guzhi Shusong Lilun Yanjiu Gailun

责任编辑：黎青青
封面设计：柳国雄
责任校对：李云柯　罗美玲　杨峻松
责任印制：彭海波
出版发行：广东科技出版社
（广州市环市东路水荫路 11 号　邮政编码：510075）
销售热线：020-37607413
http：//www.gdstp.com.cn
E-mail：gdkjbw@nfcb.com.cn（编务室）
经　　销：广东新华发行集团股份有限公司
排　　版：创溢文化
印　　刷：广州市东盛彩印有限公司
（广州市增城区新塘镇太平洋工业区十路 2 号　邮政编码：510700）
规　　格：787mm × 1 092mm　1/16　印张 20　字数 400 千
版　　次：2018 年 7 月第 1 版
2022 年 5 月第 2 次印刷
定　　价：98.00元

『骨质疏松研究丛书』编委会

《骨质疏松理论研究概论》编委会

主　　编：蔡　桦　涂兴明　张志海

副 主 编：吴玲普　詹杰辉　吴康郁

编　　委：（按姓氏笔画排名）

王利仁　石优宏　李凌云

陆必波　郭　良　徐姗姗

涂振阳　黄　鹏　傅洪芳

序

随着人类预期寿命的延长、人口结构的改变和社会老龄化发展，骨质疏松成为全球关注的、更加严重的公共健康问题，其防治已成为当今国际上的研究热点。我国人口众多，老龄化趋势越来越严重，作为老年人的头号“隐形杀手”，骨质疏松严重影响了人们对美好生活的追求，因此我们应在新时代敲响骨健康的警钟，铸就铜墙铁壁型骨骼，让“会致命的岁月痕迹”的骨质疏松这个“隐形杀手”无所遁形，有效推进“健康中国”建设，时不我待，责无旁贷!

随着现代医学的发展及多学科的交叉渗透，为展示骨质疏松领域有价值、前沿及探索性的成就，分享骨质疏松防治策略、驱动骨质疏松学术创新，推进中国骨质疏松事业新发展，广州中医药大学附属骨伤科医院集三十多年来中医骨伤科的临床诊疗、科学研究及骨伤科教育教学之经验、成果，组织专家教授编写了“骨质疏松研究丛书”，旨在实现骨质疏松防治理念与学术创新的深度融合，推动骨质疏松的综合防治工作，提高公众对骨质疏松危害性的认识，提供积极的预防措施，实乃可褒可扬之善举。在该丛书的编纂过程中，作者极尽绵力，汲古求新，博采众长，参详内外，探索前沿，删繁就简，去伪存真，力求言简意赅、层次分明、通俗易懂，同时做到系统化、全面化、多方位化。

该丛书分为基础篇、临床篇和科普篇，不但详尽梳理和介绍了骨质疏松基础研究、理论研究的国内外最新进展，骨质疏松症防治的主要循证医学证据和中医治疗的特点、预防及护理，还系统而全面地总结了继发性骨质疏松症和骨质疏松性骨折的诊治经验，撷取百家精华，荟萃临床经验，撰写科普书篇，呼吁关注骨骼健康，重视骨质疏松，提升对骨质疏松的预防意识，爱护骨骼，保护未来。

该丛书集科学性、先进性、实用性、权威性和鲜明性于一体，为广大医护人员，尤其是从事骨质疏松防治和研究的青年学者、临床医生和学生提供了极有价值的参考资料。

该丛书科普篇内容翔实，通俗易懂，图文并茂，可供广大患者与人民群众阅读，以积累知识，拓宽视野，提升素养，重视骨健康，重视骨质疏松，提高骨质疏松防治能力，远离“骨松君”。

中华医学会骨科学分会副主任委员、骨质疏松学组组长

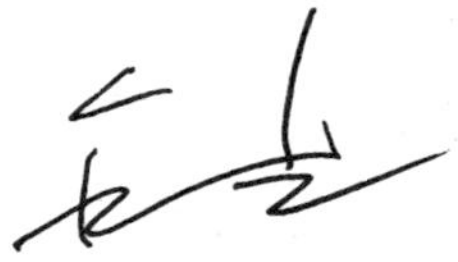

前言

骨质疏松症是多种原因引起的全身性骨代谢疾病，涉及骨科、儿科、妇科、内分泌科等多学科，被称作“寂静的杀手”，也被称为“具有老年期影响的儿科疾病”。本套丛书旨在跨学科、跨专业、跨形式，从基础、临床、科普三个层面对骨质疏松症进行全面的解析，让广大读者了解骨质疏松症，认知“骨松君”的可怕之处，明白其可防可治，更教会大家从生活中拿起健康武器修筑骨健康长城，练就“骨坚强”，御敌于国门之外。

本套丛书分基础篇、临床篇、科普篇，共有9本，内容丰富，涵盖面广，本丛书的构思、编辑、出版，是一项庞大的工程，也是一次大胆的尝试，对于骨质疏松症的科研、教学、科普教育都有着不寻常的意义。我们更希望通过不同形式的表达，将研究成果传播出去，让不同专业、不同知识背景的读者都能从中收益。

由于水平所限，书中不足和错漏在所难免，欢迎广大读者提出宝贵意见。

内容简介

本书是作者在参阅大量国内外相关文献的基础上，结合作者自身在骨质疏松症研究方面的成果，对骨质疏松症有关的基础知识、骨代谢及其调节、与骨质疏松症有关的骨的生物力学及中医关于骨质疏松症的理论等，做了较为详尽的梳理和论述，力求全面完整地反映国内外有关骨质疏松症的基础研究理论方面的最新进展。

本书可供骨科、内分泌科、妇科、老年科、中医科基础和临床研究工作者，特别是从事骨质疏松症研究的医师和研究生参考。

目 录

第一章 骨质疏松症的基础知识

第二章 骨代谢及其调节

第三章 骨生物力学

第四章　中医关于骨质疏松症的理论

第五章 中医药防治骨质疏松症的研究

第一章
骨质疏松症的基础知识

第一节　骨的结构与功能

一、骨的结构与功能

发育正常的成年人体有 206 块大小不等、形态各异的骨。按其所在的部位不同分为躯干骨、四肢骨和颅骨。这些骨依其不同的功能，按一定方式和力学结构，通过关节、肌腱、韧带或骨缝互相连接，构成完整的骨骼系统。

骨的外面包有骨膜，骨的内腔称为骨髓腔，含有骨髓组织。骨骼系统有其血液供应、淋巴回流和神经分布。

骨骼系统构成机体坚硬的骨架结构，构成并保持机体的形态，支撑体重。骨和关节是运动系统的主要组成部分，当骨骼肌收缩时与之相连的肌腱发生运动，骨在运动中起杠杆作用，关节起枢纽作用。骨髓腔内的骨髓组织，是主要的造血器官。骨能贮存钙和磷，对钙、磷代谢和调节起着重要作用。某些骨按一定方式互相连接构成一定形状的腔隙，对其内在器官起保护作用。如多块颅骨靠缝隙连接构成颅腔，以保护脑；胸椎、胸骨和肋骨互相连接围成胸腔，以保护心脏、肺脏和纵隔中的器官、组织；骶骨、髂骨、耻骨、坐骨互相连接围成骨盆腔，起到保护盆腔器官的作用；许多椎骨彼此连接构成长管状脊髓腔，脊髓在其管腔内受到保护。

用肉眼观察，骨可分为密质骨和松质骨两种类型。

密质骨（compact bone）又称皮质骨（cortical bone），它与松质骨具有相同的基本组织结构，即均由板层骨构成，两者主要差别在于骨板的排列形式和空间结构，密质骨的骨板排列十分规律，并且所有的骨板均紧密结合，仅在一些部位留下血管和神经的通道，需在显微镜下才能观察到其中的间隙，其骨孔占5%~30%，肉眼看致密无空隙，故得名密质骨。长骨骨干主要由密质骨构成，扁骨和短骨的表层也为密质骨。密质骨约占人体骨骼的80%，其总体积为1 400cm^3，密质骨与松质骨彼此逐渐移行，两者没有截然的界限。微细结构显示密质骨构成紧密堆积的骨单位（osteons），即哈弗斯系统，由包绕中心哈弗斯管的同心骨板、间骨板及内、外骨膜表面的环行骨板构成。骨单位是由破骨细胞的切割锥先在密质骨中切割出孔道，然后由成骨细胞的闭合锥围绕孔道进行的中心管的环形填充。换言之，骨单位的大小是在破骨细胞的切割锥形成孔道时即被决定的，而成骨细胞的功能只决定孔道被填充的速度及程度，因此，骨单位的大小主要由破骨细胞的功能调节。密质骨的致密结构被哈弗斯管及与其连接的伏克曼管所穿过，后者向周围放射，与相邻骨单位相连形成网络，借此血管和淋巴管可以走行，使骨内的血供与骨外膜相连。小梁骨的骨板成纵束排列，其方向受应力影响，有的与髓腔相连。

松质骨（spongy bone or cancellous bone）由大量针状或片状骨小梁相互连接的立体网格构成，骨小梁之间为相互通连的间隙，即骨髓腔，内含骨髓、血管和神经等。由于骨小梁的空间结构形式具有疏松特征，即有较多的骨孔（bone porosity），其所占比例为30%~90%，故得名松质骨。骨小梁厚度一般为0.1~0.4mm，结构简单，由数层不甚规则平行排列板和骨细胞构成，细小的骨小梁内无血管，然而较大的骨小梁可含有少数小的哈弗斯系统，哈弗斯管内血管较细或缺乏，骨小梁的表面都覆以薄层骨内膜。无血管进入的骨小梁，骨细胞的营养由骨髓腔血管供应，通过开口于骨内膜的骨小管运送。据推算，成人骨中的骨小梁占骨质总量的20%，总体积约为350cm^3，但表面积大，约占骨总面积的2/3。骨小梁生物力学性能和结构分析表明，骨小梁的连接和结构连续性对其承受载荷的能力是非常重要的。在相同的表现应变时，健康松质骨骨小梁的应力相对较高，但是应力分布区域相对狭窄，在骨小梁群中应力分布均匀，极高和极低应力骨小梁数量少。而骨质疏松骨的骨小梁情况则反之。松质骨位于骨的深部。

长骨骨骺主要由松质骨构成，骨干内表面即骨髓腔周围有少量松质骨，颅盖扁骨中的板障为松质骨，短骨的中心通常也为松质骨。松质骨的代谢一般比密质骨活跃，改建速率快，因此，由于局部病变或代谢异常引起的骨结构改变，往往首先由松质骨反映出。

密质骨的主要功能是机械和保护作用，而松质骨主要起代谢作用。密质骨主要位于长骨骨干，虽然占骨量 80%，但表面面积为 $3.2m^2$。松质骨位于椎骨、扁骨及长骨干骺端，仅占骨量 20%，但其表面面积为 $10m^2$，远较密质骨大。

细胞外有机骨基质可呈板层骨或交织骨排列。板层骨的胶原束排列高度有序，偏光显微镜下呈交替各向同性和各向异性，厚 2~3μm，骨细胞均匀分布，长轴与板层平行，在交织骨中，粗胶原束呈不规则分布，骨细胞排列杂乱。交织骨也称为不成熟或纤维骨，见于胚胎骨，正常在 2 岁后不再出现。骨折骨痂以及某些疾病如 Paget 病、纤维性骨炎，由于骨形成及骨重建加速，可出现交织骨。

骨为动力器官，从出生到生长停止经历着生长和塑建，以后在一生中又不断经历骨重建，在力学及其他调节因素下不断有骨形成和骨吸收，作为耦联以维持骨内平衡。骨同时是身体维持矿物盐内在平衡的重要器官，是钙的贮存器官，血清钙的调节可借骨细胞将骨钙释出至细胞外液而不发生基质降解。刺激骨形成或抑制骨吸收正是目前治疗许多骨代谢疾病的重要措施。

（一）长骨

长骨分布于四肢，左右对称，成对存在，多呈长管状。其外面为骨质，内部为骨髓腔。长骨一般中部较细，称为骨干。骨骺两端是软骨被覆的光滑面，称为关节面，一个骺端可以有一个或几个关节面。

长骨由密质骨、松质骨和骨膜等构成。

1. 密质骨

密质骨的骨板有 3 种常见排列形式：环骨板、哈弗斯骨板和间骨板。在骨基质中，胶原纤维规律地成排排列，同时与骨盐晶体和骨基质紧密结合，构成的结构称为骨板。在骨重建过程中，新的哈弗斯系统可取代旧的，间骨板是旧的哈弗斯系统的残留。

（1）环骨板（circumferential lamella）：是指环绕骨干外、内表面排列的骨板，分别称为外环骨板（outer circumferential lamella）和内环骨板（inner circumferential lamella）。外环骨板居骨干的浅部，由数层到十多层骨板组成，比较整齐地环绕骨干平行排列，其表面由骨外膜覆盖。骨外膜中的小血管横穿外环骨板深入骨质中。贯穿外环骨板的血管通道称穿通管（perforating canal）或伏克曼管（Volkman canal），其长轴几乎与骨干的长轴垂直。穿通管在骨表面的开口即为滋养孔，内环骨板居骨干的骨髓腔面，仅由少数几层骨板组成，不如外环骨板平整。内环骨板表面衬以骨内膜，后者与被覆于松质骨表面的骨内膜相连续。内环骨板中也有穿通管穿行，管中的小血管与骨髓血管通连。从内、外环骨板最表层骨陷窝发出的骨小管，一部分伸向深层，与深层骨陷窝的骨管通连；一部分伸向表面，终止于骨和骨膜交界处，其末端是开放的。

（2）哈弗斯骨板（Haversian lamella）：介于内、外环骨板之间，是骨干密质骨的主要部分，它们以哈弗斯管（Haversian canal）为中心呈同心圆排列，并与哈弗斯管共同组成哈弗斯系统。哈弗斯管也称中央管（central canal），内有血管、神经及少量结缔组织。长骨骨干主要由大量哈弗斯系统组成，所有哈弗斯系统的结构基本相同，故哈弗斯系统又有骨单位（osteon）之称。

骨单位呈圆柱形，其长轴基本上与骨干的长轴平行，但改建的骨单位不总是呈单纯的圆柱形，可有许多分支互相吻合，具有复杂的立体构型。因此，可以见到由同心圆排列的骨板围绕斜行的中央管。中央管之间还有斜行或横行的穿通管互相连接，但穿通管周围没有同心圆排列的骨板环绕，据此特征可区别穿通管与中央管。哈弗斯骨板一般为4~20层，故不同骨单位的横断面积大小不一。每层骨板的平均厚度为3μm。骨板中的胶原纤维绕中央管呈螺旋形行走，相邻骨板中胶原纤维互成直角关系。每个骨单位最内层骨板表面均覆以骨内膜。

中央管长度为3~5mm，中央管的直径因各骨单位而异，差异很大，为20~110μm，其中通行的血管也不一致，有的中央管中只有一条毛细血管，其内皮有孔，胞质中可见吞饮小泡，包绕内皮的基膜内有骨细胞。有的中央管中有两条血管，一条是小动脉，或称毛细血管前微动脉；另一条是小静脉。骨单位的血管彼此通连，并与穿通管中的血管交通。与血管伴行的神经大多为无髓神经纤维，偶可见有髓神经纤维。

根据生理活动状态，可将骨单位分为发育中的骨单位、成熟的骨单位和被吸收的骨单位3种类型。

发育中的骨单位，其骨板正在沉积和逐步矿化，它们的中央管内表面有活跃的成骨细胞分布，可以不断地形成新骨，因尚未矿化而称为类骨质；成熟骨单位的骨板层数多，中央管的管壁由有突起的骨衬细胞被覆，这些细胞突起常伸入最内层骨板的骨小管内，与骨细胞的突起相连接；正被吸收的骨单位，其中央管管腔因骨板被侵蚀而变大，并可见侵蚀骨质的破骨细胞贴附于管壁。

根据骨盐沉积的情况，骨单位又可分为未完全矿化的骨单位和完全矿化的骨单位。前者正处于矿化期间，属发育中骨单位；后者已完全矿化，属成熟骨单位。通过显微放射自显影术测定动物长骨骨干中完全矿化的骨单位，发现其骨基质的矿化度低于 94% 者甚少。骨盐的多少还与骨板中胶原纤维的含量有关，胶原纤维含量高的骨板，其骨盐含量也较高。

所有骨单位表面都有一层黏合质，它是一层骨盐较多而胶原纤维很少的骨基质。在横断的骨磨片上，这层黏合质呈折光较强的骨单位轮廓线，称为黏合线（cementing line）。伸向骨单位表面的骨小管，都在黏合线范围以内返折，不与邻近骨单位的表层骨小管通连。骨单位最内层的骨小管末端均开口于中央管。

（3）间骨板（interstitial lamella）：位于骨单位之间或骨单位与环骨板之间，大小不等，呈三角形或不规则形，也由平行排列骨板构成，无血管穿过。间骨板与骨单位之间有明显的黏合线分界。间骨板是骨生长和改建过程中哈弗斯骨板被溶解吸收后的残留部分。

2. 松质骨

长骨两端的骨骺主要由松质骨构成，仅表面覆以薄层密质骨。松质骨的骨小梁粗细不一，相互连接而成拱桥样结构，骨小梁的排列分布方向完全符合机械力学规律。骨小梁的力学性能研究成为目前生物力学研究的热点问题之一。例如股骨上端、股骨头和股骨颈处的骨小梁排列方向，与其承受的压力和张力曲线大体一致；而股骨下端和胫骨上、下端，由于压力方向与它们的长轴一致，故骨小梁以垂直排列为主。骨所承受的压力均等传递，变成分力，从而减轻骨的负荷，但骨骺的抗压、抗张强度小于骨干的抗压、抗张强度。骨小梁之间的间隙相互连通，并与骨干的骨髓腔直接相通。骨小梁有 3 个主要的显微结构：板状结构、棒状结构以及它们的连接结构。研究表明骨质疏松症患者骨小梁体积分数下降时，其显微结构已发生明显改变。与性别及年龄相匹配的正常人比较，骨质疏松症患者骨小梁体积、表面密度和数目均下降，而骨小梁间距和骨髓间隙星状体积却增加。结构的变化可能与骨小梁穿孔有关，其结果是骨小梁网状连续性中断。结构变化引起的骨小梁强度下降比骨量丢失引起的强度下降要大。

3. 骨膜

骨膜由致密结缔组织组成。包在骨表面的较厚层结缔组织称骨外膜

（periosteum），被衬于骨内表面的薄层结缔组织称骨内膜（endosteum）。

除骨的关节面、股骨颈、距骨的囊下区和某些籽骨表面外，骨的表面都有骨外膜。肌腱和韧带附着于骨外均与骨外膜连续。成人长骨的骨外膜一般可分为内、外两层，但两者并无截然分界。骨外膜外层的细胞成分少，主要为较粗大的胶原纤维束，彼此交织成网，故又称纤维层（fibrous layer）。其中有些纤维束穿入骨质，称沙比纤维（Sharpey fiber）或穿通纤维（perforating fiber），其作用是使骨膜固定于骨。骨外膜内层直接与骨相贴，其纤维成分少，排列疏松，血管及细胞丰富，细胞贴骨分布，排列成层，一般认为它们是骨祖细胞。骨外膜内层的组织成分随年龄和功能活动而变化，在胚胎期和出生后的生长期，骨祖细胞层较厚，其中许多已转变为成骨细胞。成年后骨处于改建缓慢的相对静止阶段，骨祖细胞相对较少，不再排列成层，而是分散附着于骨的表面，继续参与终身缓慢进行的骨改建活动及骨折时的修复活动。由于骨外膜内层有成骨功能，故又称生发层（cambium layer）或成骨层（osteogenic layer）。有学者提出骨外膜可分为 3 层，即浅表的纤维层、中层和生发层。3 层结构有明显的年龄性变化。出生后，中层分化较差，血管甚少。在快速成长期，中层发育达高峰。成年后，中层结构开始退化，逐渐消失。

骨内膜被覆于骨干和骨骺的骨髓腔面以及所有骨单位中央管的内表面，并且相互连续。骨内膜非常薄，不分层，由一层扁平的骨祖细胞和少量结缔组织构成。近年来研究表明，非改建期骨的骨内膜表面覆有一层细胞，称为骨衬细胞（bone lining cell），细胞表型不同于成骨细胞。骨衬细胞分布密度低，每平方毫米约 375 个，然而仍超过该处的成骨细胞和破骨细胞总数。骨衬细胞具有 4 种功能：①它们形成骨表面功能性膜的大部分（其余部分由骨表面的其他细胞构成），此膜的作用是分隔骨组织液与骨间质液；②调节矿物质的动态平衡；③作为骨细胞的支持性细胞；④以 3 种方式参与正常骨组织形成和吸收耦联，这 3 种方式是：释放趋化因子以吸引破骨细胞的前体细胞，细胞退缩和暴露骨表面以吸引破骨细胞的前体细胞，移去骨表面未矿化的结缔组织层以利破骨细胞的前体细胞在该处附着。

骨外膜和骨内膜的主要功能是营养骨组织，为骨的修复或生长不断提供新的成骨细胞。骨膜具有成骨和成软骨的双重潜力，临床上利用骨膜移植，已成功治疗骨折延迟愈合或不愈合、骨和软骨缺损、先天性腭裂和股骨头缺血性坏死等疾病。骨膜内有丰富的游离神经末梢，能感受痛觉。

（二）短骨

短骨多分布在既承受重量、结合紧密，而又运动复杂、灵活性比较大的部位，如腕骨、跗骨等。短骨的外形多呈立方形，常有多个关节面，与邻近几块骨相连构成多个关节，以提供灵活运动的条件。

（三）扁骨

扁骨主要分布于头部、胸部等处，如颅骨、胸骨、肋骨和肩胛骨等，其外形多呈板状。这类骨常常围成体腔，保护内部脏器，如颅骨围成颅腔，胸骨和肋骨围成胸腔，骨盆诸骨围成盆腔等。

扁骨也有密质骨和松质骨。以颅骨为例，其内外两层都是密质骨，两者之间夹一层厚度不一的松质骨。如中间的松质骨缺如，则两层密质骨融合。内、外两层密质骨分别称为内板和外板：外板厚而坚韧，弧度较小，耐受张力；内板薄而松脆，较易折损。内、外板之间的松质骨称为板障，有迂曲的板障管穿行，是板障静脉通行的管道。

（四）不规则骨

不规则骨外形不规则，主要见于椎骨和颞骨等。人类脊柱由 33 块椎骨（颈椎 7 块，胸椎 12 块，腰椎 5 块，骶骨、尾骨共 9 块）借韧带、关节及椎间盘连接而成。脊柱上端承托颅骨，下连髋骨，中附肋骨，并作为胸廓、腹腔和盆腔的后壁。脊柱具有支持躯干、保护内脏、保护脊髓和进行运动的功能。

（五）含气骨

含气骨并不是根据外部形态分类，而是因为某些骨内具有天然含气的空腔而得名。这些具有含气空腔的骨主要与发音共鸣有关系，同时也有减轻骨重量的作用，如上颌骨、额骨、筛骨等，分别形成上颌窦、额窦、筛窦等。

二、软骨的结构与功能

软骨（cartilage）是软骨组织的习惯性简称，由软骨细胞和细胞外基质构成，是一种特殊类型的结缔组织。软骨细胞被细胞外基质包埋，基质呈凝胶状态，其中含有纤维成分。依所含纤维成分的不同，可将软骨分为透明软骨、弹性软骨和纤维软骨 3 种类型。软骨具有一定的硬度和弹性，是胚胎早期的主要支架成分，但随着胚胎发育软骨逐渐被骨所取代。胎儿出生后，机体的主要支架是骨。永久性软骨所占比例极小，散在分布于外耳、呼吸道、椎间盘、胸廓及关节等处。软骨的作用依所处部位而异，如关节的软骨具有支持重量和减少摩擦的作用，耳和呼吸道的软骨可防止管状器官塌陷。此外，软骨对骨的发生和生长也有重要作用。软骨内无血管、淋巴管和神经。软骨细胞的营养依赖基质的可渗透性软骨外获得。近年来的研究认为软骨组织中的细胞外基质提供给软骨细胞代谢所需的微环境，参与软骨细胞基因表达及代谢产物的顺利分泌；在有力学负荷的情况下，细胞外基质有保护软骨细胞不受损害，且在关节负荷中起着信号传导作用等。

（一）透明软骨

新鲜的透明软骨（hyaline cartilage）呈半透明的浅蓝色，故得名。它是体内分布最广泛的软骨类型。透明软骨基质的主要成分是水和蛋白多糖，此外还有一定量的蛋白质和糖蛋白（如纤维黏连蛋白、软骨黏连蛋白等）以及一些其他成分。软骨基质中蛋白多糖的浓度很高，使基质形成非常牢固的胶状，蛋白多糖（proteoglycans，PG）是软骨基质中蛋白质与多糖以共价和非共价键相连构成的多种巨大分子，而其中的多糖主要为酸性糖胺多糖（glycosaminoglycans，GAG）。蛋白多糖分子链组成以多糖链为主，蛋白质部分所占的比例较小，往往一条多糖链上联结许多条肽链，分子质量可达数百万。GAG 是一类以含有氨基己糖的双糖为基本单位聚合而成的长链化合物，包括透明质酸、硫酸软骨素、硫酸角质素和硫酸乙酰肝素等，其中硫酸软骨素的含量最高，硫酸角质素和硫酸乙酰肝素较少。上述分子均由透明质酸结合起来组成蛋白多糖聚集体。聚集体的结构形似瓶刷状，“刷轴”是长链形的透明质酸分子，在透明质酸链状分子轴上连着许多侧向排列的蛋白多糖分子，连接透明质酸和蛋白多糖的是连接蛋白（link protein）。由于蛋白多糖分子的 GAG 链都含有丰富的带负电荷的羧基和硫酸基，它们相互排斥，使蛋白多糖分子扩展到最大容积，从而提供无数的间隙以容纳水分子和离子。软骨基质的特点是含有大量水分，约占基质湿重的 75%，这是导致透明软骨呈半透明的重要原因。部分水分子位于蛋白多糖网的网眼内，部分水分子则通过氢结合于 GAG 链的负电荷基上。软骨基质的这种结构形式具有两种功能意义：一是保证营养物质随组织液渗透通过基质，为软骨细胞提供营养并带走其代谢产物；二是保证软骨具有一定的弹性。

根据其分布部位不同可将其分为骨架外和骨架内两部分。骨架外包括鼻软骨、喉软骨的大部分、气管与支气管树内的软骨等，骨架内的软骨则包括肋软骨和关节软骨。透明软骨的基质含量较多，纤维为胶原纤维，故其抗压性较强，略具弹性和韧性。关节软骨大体上看表面光滑，均匀一致，平均厚度 2~4mm，髌骨最厚，可达 6~7mm，一般在关节凸面中心和凹面周围最厚。儿童关节软骨发白，年轻人呈蓝白色，老年人呈黄棕色。扫描电镜下，关节软骨表面呈波纹状，有沟、峰交替结构，利于滑液在软骨表面滞留，更好地起到润滑的作用。关节软骨的胶原原纤维的排列顺序适合于功能需要，表面原纤维的直径较小，大致与表面呈切面，其所形成的小孔可让滑液中某些离子及葡萄糖通过，但较大的分子如蛋白、透明质酸盐则不能进入。关节软骨中间层的胶原纤维排列无序，最深层的原纤维直径最大，与关节面垂直。关节软骨的排列顺序可使软骨坚强地锚固在骨上。一旦软骨表面丧失致密的胶原编织结构，将使原纤维变薄，导致关节退变。

现代研究发现软骨细胞外基质结构的完整性对软骨功能起到重要作用，人的关节软骨主要由软骨细胞、多聚蛋白聚糖（AG）、胶原纤维和水构成，其中 AG 和纤维是细胞外基质的主要生物大分子。细胞外基质与软骨细胞代谢密切相关，正常情况下细胞外基质的合成与降解保持着动态平衡，这一动态平衡是保证软骨正常结构、维持软骨正常功能的关键。学者们在研究类风湿性关节炎（RA）和退行性骨关节炎（OA）时 AG 的过度降解（解聚）和丢失是软骨在这些关节疾病中最早发生的代谢变化，甚至早于关节软骨出现病理改变。

（二）弹性软骨

弹性软骨（elastic cartilage）的组成成分和结构形式与透明软骨近似，但弹性软骨的纤维成分是以弹性纤维为主，胶原纤维较少。弹性纤维有分支，相互交织排列。软骨中心的弹性纤维排列密集，软骨膜下的弹性纤维排列疏松，并与软骨膜的弹性纤维相连续。软骨细胞呈球形，单个或以同源细胞群的方式分布，同源细胞群的细胞数量为 2~4 个。弹性软骨的弹性纤维和胶原纤维均由软骨细胞产生。弹性软骨的基质较少，但对组织的机械特性仍有着重要作用。

弹性软骨分布于耳郭、外耳道、咽鼓管、会厌以及喉（如小角软骨、楔状软骨和杓状软骨的尖端），因有明显的可弯曲性和弹性而得名，新鲜时呈不透明黄色。

（三）纤维软骨

纤维软骨（fibrous cartilage）是透明软骨与致密结缔组织之间的一种过渡型组织。在成人及胚胎时期的组织发生过程中，可以看到一种软骨组织逐渐转化为另一种软骨组织，如在椎间盘处，它与椎骨相连接的透明软骨基质内可以看到明显的胶原纤维，这些纤维又结合为粗大的胶原纤维束，平行排列在软骨细胞之间，使透明软骨转变为纤维软骨；而纤维软骨又与附近的致密结缔组织相移行。因此，两种软骨之间并没有明显的分界。纤维软骨与上述两种软骨之间的主要差别是细胞间质内含有大量平行或交叉排列的胶原纤维束（Ⅰ型胶原蛋白构成），故新鲜时呈不透明的乳白色，有一定的伸展性。胶原纤维排列的密集程度和排列方向的一致性程度依不同部位而异。此外，某些纤维软骨中还可有少量的弹性纤维成分。

纤维软骨主要见于椎间盘、纤维环、关节盘和半月板的一部分，也分布在股骨头韧带、耻骨联合以及某些肌腱和韧带附着于骨的部位等处。半月板是膝关节内两块呈新月形的软骨组织，对膝关节的功能有着至关重要的作用，它能传导并分散应力至胫骨平台、吸收震荡、提高膝关节稳定性、增加膝关节运动幅度并促进关节液循环。发生于半月板内侧区的损伤由于没有血运，其自我修复的能力很差，损伤往往不愈合，从而引起疼痛和功能障碍。

三、骨基质

骨组织的矿化细胞间质又称骨基质（bone matrix）或骨质。骨基质含水较少，仅占湿骨质量的 8%~9%。骨基质由有机质和无机质两种成分构成。骨基质内的有机质和无机质的比例随年龄而不同，在儿童，两者各占骨干重的一半；在成人，有机质约占 1/3，无机质占 2/3；在老年人，无机质更多。

（一）无机质

无机质即骨矿物质（bone mineral），又称骨盐，占干骨质量的 65%，主要是钙 60%、磷 27% 和镁 0.8%，其中磷酸钙 84%、碳酸钙 10%、柠檬酸钙 2%、碳酸氢钠 2%、磷酸镁 1%。骨矿物质大部分以无定形的磷酸钙和结晶的羟基磷灰石 $Ca_{10}(PO_4)_6(OH)_2$（hydroxyapatite crystal）的形式分布于有机质中。无定形磷酸钙是最初沉积的无机盐，以非晶体形式存在，占成人骨无机质总量的20%~30%。无定形磷酸钙继而组建成结晶的羟基磷灰石。羟基磷灰石主要由钙、磷酸根（PO_4^{3-}）和羟基结合而成。结晶体还吸附许多其他矿物质，如镁、钠、钾和一些微量元素，包括锌、铜、锰、氟、铅、锶、铁、铝等。因而，骨是钙、磷和其他离子的储存库。这些离子可能位于羟基磷灰石结晶的表面，或能置换晶体中的主要离子，或者两者同时存在。例如当饮水内氟的含量过多时，晶体中的OH^-可被F^-取代，CO_3^{2-}可能取代晶体中的PO_4^{3-}，放射性核素^{45}Ca和^{32}P可取代晶体中稳定的^{40}Ca和^{31}P。Pb^{2+}、Sr^{2+}和Ra^{2+}（^{226}Ra）等阳离子被机体摄取，也可取代晶体中的Ca^{2+}。有些放射性元素一旦进入人体，便结合于骨内，其中^{90}Sr的危害性最大，它的放射性严重损害骨和骨髓内的造血细胞。

（二）有机质

有机质包括胶原纤维和无定形基质，其中胶原纤维占90%，人体的胶原纤维大约50%存在于骨组织。构成骨胶原纤维的化学成分主要是Ⅰ型胶原，占骨总质量的30%，还有少量Ⅴ型胶原，占骨总质量的1.5%。在病理情况下，可出现Ⅲ型胶原。骨的胶原纤维与结缔组织的胶原纤维的形态结构基本相同，胶原纤维的直径为50~70nm，具有64nm周期性横纹。Ⅰ型胶原由20多种氨基酸组成，其中甘氨酸约占33%，脯氨酸和羟脯氨酸约占25%。骨的胶原纤维和其他胶原蛋白的最大不同在于它在稀酸液中不膨胀，也不溶解于可溶解其他胶原纤维的溶剂中，如中性盐和稀酸溶液等。骨的胶原纤维具有这些特殊的物理性能，是由于骨Ⅰ型胶原蛋白分子之间有较多的分子间交联。随着骨代谢不断进行，胶原蛋白也不断降解和合成。

无定形基质仅占有机质的10%左右，是一种没有一定形态的胶状物，主要成分是蛋白多糖和蛋白多糖复合物，后者由蛋白多糖和糖蛋白组成，蛋白多糖中的多糖部分为氨基葡聚糖，故PAS反应阳性，某些区域呈弱的异染性。尽管骨有机质中存在氨基葡聚糖，但由于含有丰富的胶原蛋白，因此，骨组织切片染色呈嗜酸性。还有很少量的脂质，占干骨重0.1%，包括磷脂、非酯化脂肪酸等。无定形基质含有许多非胶原蛋白，已被分离出来的主要有以下几种：

1. 骨钙蛋白或称骨钙素（osteocalin）

骨钙蛋白是成熟骨和牙齿的成骨细胞分泌的一种体内最丰富的非胶原骨基质蛋白，经过羧基化后成熟的骨钙蛋白大部分沉积在骨基质中，小部分进入血液循环，当骨基质降解时其中的骨钙蛋白进入循环中，因此测定血清中的骨钙蛋白，很大程度上能反映骨转换速率。它是一种依赖维生素 K 的蛋白质，因此又称骨依赖维生素 K 蛋白，由 47~51 个氨基酸残基组成的多肽，其中的 2~3 个氨基酸残基中含有 γ- 羧基谷氨酸残基（G1A）链，相对分子质量为 5 900。骨钙蛋白是骨基质中含量最多的非胶原蛋白，在成人骨中约占非胶原蛋白总量的 20%，占骨基质蛋白质的 1%~2%。目前，骨钙蛋白的确切功能尚不清楚。一般认为骨钙蛋白对羟基磷灰石有很高亲和力，在骨组织矿化过程中，能特异地与骨羟基磷灰石结晶结合，主要通过侧链 G1A 与晶体表面的 Ca^{2+} 结合，每克分子骨钙蛋白能结合 2~3mol 的 Ca^{2+}，从而促进骨矿化过程。骨钙蛋白对成骨细胞和破骨细胞前体有趋化作用，并可能在破骨细胞的成熟及活动中起作用。骨钙蛋白还可能控制 Ca^{2+} 的进出，影响肾小管对 Ca^{2+} 的重吸收，提示它参与调节体内钙的平衡。骨钙蛋白受激素、维生素及细胞因子等多种因素的调节，其中钙调节激素、甲状旁腺激素、生长激素、维生素 D、维生素 K、胰岛素样生长因子、成纤维细胞生长因子和骨形态发生蛋白均能上调骨钙蛋白基因的表达，糖皮质激素、转化生长因子 -β 和血小板衍生生长因子则抑制骨钙蛋白基因的表达与合成。当成骨细胞受 1，25（OH）$_2$D$_3$ 刺激，可产生骨钙蛋白。此外，肾、肺、脾、胰和胎盘的一些细胞也能合成骨钙蛋白。

2. 骨桥蛋白（osteopontin）

又称骨唾液酸蛋白Ⅰ（bone sialoprotein Ⅰ，BSP Ⅰ），是在机体发育过程中或者某些病理状态下，由间叶组织细胞分泌到细胞外基质中的一种酸性糖蛋白。它是一种重要的细胞外基质组分，通过一定的信号途径参与细胞的黏附、迁移等多种细胞行为的调节，此外，骨桥蛋白在细胞免疫、创伤愈合、肿瘤转移等病理过程中也发挥重要调节作用。它是含有精氨酸 – 甘氨酸 – 天冬氨酸的磷酸蛋白，相对分子质量为 66 000。骨桥蛋白浓集在骨形成的部位、软骨成肌的部位和破骨细胞与骨组织相贴的部位，它是成骨细胞和破骨细胞黏附的重要物质，是连接细胞与基质的桥梁。骨桥蛋白不仅由成骨细胞产生，破骨细胞也表达骨桥蛋白 mRNA，表明破骨细胞也能合成骨桥蛋白。此外，成牙质细胞、软骨细胞、肾远曲小管上皮细胞，以及胎盘、神经组织及骨髓瘤的细胞也分泌骨桥蛋白。

3. 骨唾液酸蛋白

又称骨唾液酸蛋白Ⅱ（bone sialoprotein Ⅱ，BSP Ⅱ），是酸性磷蛋白，相对分子质量为 7 000，40%~50% 由碳水化合物构成，13%~14% 为唾液酸，有 30%

的丝氨酸残基磷酸化。BSP 基因序列分析结果显示，它是由 317 个氨基酸组成的分泌蛋白，包含一个由 16 个氨基酸组成的疏水信号序列，引导蛋白进入内质网并分泌到胞外。在电子显微镜下可观察到 BSP 呈小球形并连有丝状结构，推测球状部分是蛋白质缺乏聚糖的 C 端结构，丝状结构是蛋白质高度糖基化的 N 端结构。BSP Ⅱ在骨中占非胶原蛋白总量的 15% 左右。BSP Ⅱ的功能是支持细胞黏附，对羟基磷灰石有很高的亲和力，具有介导基质矿化作用。它由成骨细胞分泌。

4. 骨酸性糖蛋白 –75（bone acidic glycoprotein–75，BAG–75）

它含有 30% 的强酸残基，8% 的磷酸，是酸性磷蛋白，相对分子质量为 75 000。它存在于骨骺板中，其功能与骨桥蛋白和 BSP Ⅱ一样，对羟基磷灰石有很强的亲和力，甚至比它们还大。

5. 骨黏连蛋白或称骨连接素（osteonectin，ON）

它是一种磷酸化糖蛋白，由 303 个氨基酸残基组成，相对分子质量为 32 000，其氨基酸末端具有强酸性，有 12 个低度亲和力的钙结合位点和 1 个以上高亲和力的钙结合位点。骨黏连蛋白能同钙和磷酸盐结合，能使 I 型胶原与羟基磷灰石牢固地结合，它与钙结合后引起本分子构型变化。如果有钙螯合剂，骨黏连蛋白即丧失其选择性结合羟基磷灰石能力。骨黏连蛋白在骨组织中含量很高，由成骨细胞产生。但一些非骨组织也存在骨黏连蛋白，如软骨细胞、皮肤的成纤维细胞、肌腱的腱细胞、消化道上皮细胞及成牙质细胞也可产生。骨黏连蛋白的确切功能以及在不同组织的功能尚未完全清楚。

6. 钙结合蛋白（calbindin–D9k）

它是一种维生素 D 依赖蛋白，光镜及电镜免疫定位研究提示，它存在于成骨细胞、骨细胞和软骨细胞胞质的核糖体和线粒体上。在软骨，它只存在于成熟的软骨细胞；在骨，它存在于成骨细胞及骨细胞；在软组织，它绝对是一个细胞溶质蛋白质，但它在钙化组织中有特异的分布，甚至可以是细胞外的。成骨细胞和骨细胞突起内以及细胞外基质小泡内也有钙结合蛋白，表明钙结合蛋白沿突起传递，直至细胞外基质小泡。所以，钙结合蛋白是一种钙传递蛋白，基质小泡内的钙结合蛋白在矿化过程中起积极作用。此外，钙结合蛋白还存在于肠、子宫、肾和肺等，体内分布较广。钙结合蛋白的合成依赖于维生素 D。实验研究发现甲状旁腺素可能抵消或者抑制钙结合蛋白 D9k 基因的表达，而维生素 D_3 则能明显促进钙结合蛋白 D9k 基因的表达。

近年还发现，骨无定形基质中还有其他多种生物活性物质，如 β_1– 转移生长因子（$TGF\beta_1$）、骨形态发生蛋白（BMP）、胰岛素样生长因子（IGF）、成纤维细胞生长因子（FGF）、血小板源生长因子（PDGF）、骨趋化因子（BLF）、前列腺素（PG）等。骨组织是人体中细胞外基质蛋白分布最为集中的组织。据统计，骨组织内的非胶原蛋白多达 200 余种，这是骨组织的另一个重要特点。非胶原蛋白中 1/3 来自血液。骨基质的特异性是由有机质中的非胶原蛋白所决定，骨坚硬性取决于无机质，而其很强的韧性和弹性则有赖于它的有机质，特别是丰富的胶原纤维。有机质与无机质结合，使骨组织具有坚强的支持能力，并能适应物质代谢的要求。

第二节　骨骼系统的发育过程及影响因素

一、骨组织发生方式和基本过程

骨来源于胚胎时期的间充质。胚胎期有两种不同的骨发生方式：一种是膜内成骨（intramembranous ossification），即在原始的结缔组织内直接成骨；另一种是软骨内成骨（endochondral ossification），即在软骨内形成骨，但软骨主体必须被破坏才能开始形成骨。虽然这两种骨发生方式不相同，但骨组织发生的过程基本相同。

骨组织发生基本过程包括骨组织形成和吸收两方面的变化，两者在骨发生过程中总是同时存在，相辅相成，保持动态平衡，使骨的生长发育与个体的生长发育相适应。传统观点是成骨细胞只参与骨组织的形成，破骨细胞只参与骨组织的吸收，实际上，并非如此简单。目前认为，成骨细胞与破骨细胞通过相互调控机制，共同完成骨组织的形成和吸收，骨形成和骨吸收存在耦联。

（一）骨组织的形成

骨组织形成经过两个步骤，首先是形成类骨质（osteoid），然后类骨质矿化（mineralization）为骨组织。由成骨细胞合成和分泌前胶原蛋白分子，并在细胞外转变为 I 型胶原蛋白分子，它由 $[\alpha 1(1)]_2 \alpha 2(1)$ 三条多肽链相互缠绕而成，长约 300nm，直径 1.5nm，它们平行聚合而成胶原原纤维。相互平行的相邻分子之间纵向错开 1/4 分子长度，约 70nm，而同一直线上首尾相随的两胶原蛋白分子之间又相隔 40nm 距离。这种排列方式形成间隙区或称孔区（hole zone）和重叠区。胶原原纤维借黏合质连接组成胶原纤维，成骨细胞还分泌无定形基质，胶原纤维与无定形基质构成类骨质，当成骨细胞完全埋入类骨质就成为骨细胞。类骨质的矿化是无机盐有次序地沉积于类骨质的过程。类骨质矿化包括细胞内和细胞外的复杂生物化学过程，其中最关键的是由无定形的磷酸钙形成羟基磷灰石结晶。目前尚不能完全模拟骨有机质的形成与矿化的完整过程，对矿化的起始部位和矿化机制尚存在不同看法。一般认为，Ⅰ型胶原蛋白与骨钙蛋白等非胶原蛋白紧密结合，构成网格支架，为矿化提供结构场所，也就是说，如果没有骨有机质的形成，也就无从谈起矿化。Ca^{2+} 和 P^{3+} 是矿化的基本物质，其矿化形式是以羟基磷灰石结晶沉积于类骨质。Ca^{2+} 由成骨细胞、软骨细胞或血液提供。P^{3+} 主要来源于代谢产物焦磷酸的裂解，然后再与磷脂或磷脂蛋白相结合，构成血液循环中的 P^{3+}。正常人血浆中［Ca］×［Pi］=3~40mg/100mL（Pi 指全部游离的无机正磷酸盐如 HPO_4^{2-}、H_2PO^- 和 PO_4^{3+}），当此乘积大于 40 时，组织液中的 Ca^{2+} 和 P^{3+} 就在类骨质中先形成无定形的磷酸钙，然后进一步转变为羟基磷灰石结晶。生化实验研究表明，羟基磷灰石结晶体从溶液中析出与 3 个条件有关，即溶液的 pH、钙磷浓度比值及溶液的饱和状态。当溶液的 pH 在 7.4~7.8 时，羟基磷灰石饱和溶液中钙磷比值由 2∶1 开始下降，即磷浓度提高时，羟基磷灰石结晶开始出现。实验中还发现，当溶液中出现一粒粉尘或其他一个固体时，羟基磷灰石便会以它为中心迅速出现结晶，称为异源性集结；在此结晶基础上接着又有更多的羟基磷灰石分子附着，形成较大的结晶体，称为同源性集结。人体软骨显微穿刺研究表明，pH 7.58 是羟基磷灰石较易形成结晶的环境。Ⅰ型胶原蛋白具有介导矿化的作用，孔区被认为是羟基磷灰石结晶的成核部位。某些非胶原蛋白对羟基磷灰石有高度亲和力，既能促进又能抑制结晶的形成和生长。例如酸性磷蛋白包括骨桥蛋白、骨唾液酸蛋白和骨酸性糖蛋白 –75，通常仅分布于矿化组织，这些大分子是阴离子，能与钙和羟基磷灰石结合，参与结晶体形成。骨黏连蛋白能与羟基磷灰石结合，它与钙结合后本身构型发生变化，影响骨黏连蛋白与无机盐的相互关系。骨钙蛋白在二价阳离子（Ca^{2+}）的存在下对羟基磷灰石有极高的亲和力，它的作用很可能是调节无机盐形成。

至于一般结缔组织在正常情况下不发生矿化的原因，通常认为与它们的基质中含有天然形成的足以抑制晶核作用和抑制矿物质结晶增长作用的低分子物质有关，包括焦磷酸盐、核苷酸、柠檬酸和 Mg^{2+} 等。目前人工合成的二磷酸盐已被临床作为矿化抑制剂。此外，一般结缔组织中所含的某些高分子蛋白多糖和非胶原蛋白也能抑制矿化过程。一旦这些矿化抑制物被相应的酶如碱性磷酸酶分解时，就可在原具有矿化潜能的部位发生矿化。这种矿化称异位矿化，如心瓣膜、动脉壁及肾等都具有矿化潜能，此种异位矿化在临床上并不少见。

类骨质经矿化便成为骨组织，在形成的骨组织表面又有新的成骨细胞继续形成类骨质，然后矿化，如此不断地进行。新骨组织形成的同时，原有骨组织的某些部分又被吸收。

（二）骨组织的吸收

骨组织被侵蚀溶解称为骨组织吸收，它涉及骨矿物质溶解和有机物降解。骨组织吸收主要是破骨细胞的作用，称为破骨细胞性溶骨。破骨细胞性溶骨过程包括 3 个阶段：首先是破骨细胞识别并黏附于骨基质表面；然后细胞产生极性，形成吸收装置并分泌有机酸和溶酶体酶；最后使骨矿物质溶解和有机物降解。破骨细胞与骨基质黏附，是破骨细胞募集和骨吸收的关键步骤。功能活跃的破骨细胞，胞质亮区内肌动蛋白微丝的作用使细胞移向骨基质表面，并以皱褶缘和亮区紧贴骨基质表面，两者共同构成破骨细胞吸收装置。目前认为，骨吸收装置的形成有赖于破骨细胞表面整合素与特异的骨基质蛋白成分之间相互作用，整合素为连接细胞外环境与细胞内骨架之间的重要结构，是细胞膜表面黏附分子，也是细胞膜表面糖蛋白受体。整合素主要通过识别配体的“精氨酸－甘氨酸－天冬氨酸”三肽序列（简称 RGD）介导黏附的，骨基质中的骨桥蛋白、骨唾液酸蛋白和纤维连接蛋白均含 RGD 序列。破骨细胞膜上已鉴定出来的整合素主要有 $\alpha v\beta_3$、$\alpha_2\beta_1$ 和 $\alpha v\beta_1$ 三种。其中以整合素 $\alpha v\beta_3$ 的表达水平最强，$\alpha v\beta_3$ 分子即亲玻黏连蛋白受体，它是调节破骨细胞功能最重要的整合素，能介导破骨细胞与骨桥蛋白和唾液酸蛋白黏附，而膜内部分又可与 F－肌动蛋白结合，将细胞骨架与细胞外基质联系起来。此外，整合素参与破骨细胞的形成和募集过程。近年研究发现，破骨细胞存在泌 H^+ 体系，由液泡 H^+–ATP 酶（vacuolar H^+–ATPase，V–H^+ATP）、碳酸酐酶Ⅱ（Carbonic Anhydrase–Ⅱ，CA–Ⅱ）和 $C^-HCO_3^-$ 离子交换泵共同组成。破骨细胞存在碳酸酐酶Ⅱ异构体，它可催化 CO_2 和 H_2O 产生 H^+ 和 HCO_3^-，该酶的表达随破骨细胞功能状态的不同而变化，如在骨吸收状态下，破骨细胞 CA–Ⅱ呈高表达，若抑制该酶活性可降低破骨细胞性溶骨作用。细胞

排泌 H^+ 后，胞膜上的 $C^-HCO_3^-$ 离子交换将 HCO_3^- 泵出细胞外，维持细胞内环境稳定。V–H^+ ATP 酶主要分布在破骨细胞皱褶缘区细胞膜上，细胞内外离子的主动转运主要由 V–H^+ATP 完成，并参与 H^+ 的排泌。使用特异性抑制剂 bafilomycin A_1 和 concanamycin B 可显著抑制破骨细胞骨吸收，表明 V–H^+ ATP 酶在骨吸收中起重要作用。

骨有机质中的Ⅰ型胶原，主要由破骨细胞分泌半胱氨酸蛋白酶（CP）和基质金属蛋白酶（MMP）降解。CP 分布于溶酶体，CP 类中起作用的是组织蛋白酶，它在酸性条件下可作用于Ⅰ型胶原蛋白分子交联处的调聚肽段，使胶原蛋白解聚、变性、降解；同时还参与有机质及其他蛋白的降解。目前发现有 4 种组织蛋白酶能降解骨有机质：组织蛋白酶 L、B 直接参与有机质降解；组织蛋白酶 D 可能通过激活胶原酶间接参与骨吸收；组织蛋白酶 K，在酸性环境下可降解Ⅰ型胶原。MMP 是参与降解有机质的另一类重要蛋白酶，包括胶原酶、明胶酶和基质分解素 3 类。胶原酶中的间质胶原酶（interstitil collagenase，MMP–1）直接参与Ⅰ型胶原降解。基质分解素中的基质分解素 –1（stromelysin–1，S1–1，MMP–3）参与 MMP–1 和明胶酶（gelatinase，GL）的激活，从而加强骨吸收。破骨细胞中呈特异性高表达相对分子量为 92 000 的明胶酶（GL–B，MMP–9），它可降解Ⅰ、Ⅲ、Ⅳ、Ⅴ型胶原和明胶，且在酸性条件下仍可保持较高活性。因此，MMP–1 与 MMP–9 和 CP 共同参与Ⅰ型胶原及其片段（Ⅰ型明胶）的降解吸收，也可能降解Ⅳ型和Ⅴ型胶原，有利于破骨细胞在骨组织中聚集。MMP 活性可被特异性金属蛋白酶组织抑制剂（TIMP）抑制，某些组织破损的发生可能与局部 MMP 和 TIMP 失衡有关。

有一种观点提出，酶的激活有赖于称之为“半胱氨酸开关”的机制。破骨细胞皱褶缘还能以胞吞作用摄取细胞外溶解的矿物质和降解的有机物，内吞小泡与初级溶酶体融合，成为次级溶酶体进行细胞内消化。研究还发现，破骨细胞可通过细胞内转运，将降解的骨基质蛋白和无机盐运送到游离侧细胞膜顶端区并释放出，其机制可能是通过可溶性 N– 乙基马来酰胺敏感因子吸附蛋白受体（SNARE）实现的。这种胞内转运过程是细胞清除降解产物和骨吸收作用的重要调节机制。清除产物有利于维持骨吸收微环境的稳定，促进骨基质进一步降解，而且通过转运释放出骨基质的活性蛋白如转化生长因子（包括骨形态发生蛋白），调节成骨细胞活性和骨改建。破骨细胞活跃移动，故其吸收面积大于其附着面积。

研究观察到在破骨细胞游走之后的区域仍可持续产生数小时的骨吸收。1个破骨细胞吸收骨基质的量等于50~100个成骨细胞形成的骨基质；此外每个破骨细胞的核数与吸收能之间有明确的关系，每个细胞的骨吸收体积随核数而呈减少趋势。破骨细胞沿着与骨基质表面垂直的方向进行吸收，但它的空间行走途径还不清楚，可能沿胶原纤维方向平行移动。骨小梁处的破骨细胞的骨吸收深度至60~100μm时停止，在密质骨外的深度达400~10 000μm才停止。骨组织吸收过程中，有些骨细胞发生凋亡，凋亡的细胞被破骨细胞吞噬。

体外实验证明，在骨吸收中成骨细胞也具有重要作用。骨基质表面有一薄层未矿化的类骨质，被成骨细胞分泌的酶降解后破骨细胞才能黏附在矿化基质上。成骨细胞可分泌破骨细胞刺激因子（osteoclast-stimulating factor），使附近的静止破骨细胞活跃；成骨细胞还分泌前胶原酶（procollagenase）和胞质素原激活剂（plasminogen activator），后者使血清胞质素原成为胞质素（plasmin）即中性蛋白酶；同时成骨细胞使前胶原酶转变为胶原酶。中性蛋白酶和胶原酶使类骨质降解，因此，破骨细胞的活动似乎直接依赖于成骨细胞释放的破骨细胞刺激因子和分泌的这些酶。目前已证实，骨形成和骨吸收之间存在耦联，例如成骨细胞产生的IGF-Ⅰ，一方面，以自分泌方式作用于成骨细胞前体细胞，分化为成骨细胞，并刺激成骨细胞分泌胶原蛋白分子，合成胶原纤维，促进骨形成。成骨细胞合成IGF-Ⅱ，其作用与IGF-Ⅰ相似，但较IGF-Ⅰ弱；另一方面，IGF-Ⅰ还可刺激破骨细胞分化、形成和功能活性。

（三）膜内成骨

颅的一些扁骨如额骨和顶骨，以及枕骨、颞骨、上颌骨和下颌骨的一部分，还有长骨的骨领和短骨等，这些骨的生长都是膜内成骨方式。现以颅顶骨为例，叙述膜内成骨的过程。

间充质聚集成富含血管的原始结缔组织膜，间充质细胞以细长突起相互接触。膜内某些部位的未分化间充质细胞即骨祖细胞分化为成骨细胞，彼此通过短突互相连接。成骨细胞产生胶原纤维和基质，细胞间隙充满排列杂乱的纤细胶原纤维束，并包埋于薄层凝胶样的基质中，即类骨质形成。嗜酸性的类骨质呈细胞条索状，分支吻合成网。由于类骨质形成在血管网之间，靠近血管大致呈等距离的沉积，不久类骨质矿化，形成原始骨组织，即称骨小梁。最先形成骨组织的部位，称为骨化中心（ossification center）。颅顶骨通常有两个骨化中心，发生在胚胎第 8 周。骨小梁形成后，来自骨祖细胞的成骨细胞排列在骨小梁表面，产生新的类骨质，使骨小梁增长、加粗。一旦成骨细胞耗竭时，立即由血管周围结缔组织中的骨祖细胞增殖、分化为成骨细胞。膜内成骨是从两个骨化中心各向四周呈放射状地生长，最后融合起来，取代了原来的原始结缔组织，成为由骨小梁构成的海绵状原始松质骨。在发生密质骨的区域，骨小梁表面持续不断产生新的骨组织，直到血管周围的空隙大部分消失为止。与此同时，骨小梁内的胶原纤维由不规则排列逐渐转变为有规律地排列。在松质骨将保留的区域，骨小梁停止增厚，位于其间的具有血管的结缔组织，则逐渐转变为造血组织，骨周围的结缔组织则保留成为骨外膜。骨生长停止时，留在内、外表面的成骨细胞转变为成纤维细胞样细胞，并作为骨内膜和骨外膜的骨衬细胞而保存。在修复时，骨衬细胞的成骨潜能再被激活，又再成为成骨细胞。胎儿出生前，顶骨的外形初步建立，两块顶骨之间留有窄缝，由原始结缔组织连接。顶骨由一层初级密质骨和骨膜构成。

（四）软骨内成骨

软骨内骨化与膜内骨化的本质区别是在软骨内骨化的过程中，间叶组织中具有一个软骨的雏形。在胚胎的发育过程中，形成初级骨化中心时，在软骨雏形中的细胞首先变得肥大并且合成糖原。透明软骨基质仍然存在于肥大细胞开始骨化的区域。与此同时，在骨干的中央部分，骨化开始在软骨周围的环状区域形成，成为骨外侧形成带，血管从间质组织通过外侧新形成的壳状骨组织长入骨干，并且侵入肥大的软骨细胞的周围区域。成骨细胞来源于这些间质成分，并且开始在软骨基质中形成骨样组织及胎骨。干细胞出现于侵入的组织中，并且红骨髓也开始形成。长骨的形成即是软骨内成骨的典型过程，具体可分为以下几个步骤：

1. 软骨雏形形成

在将要发生长骨的部位，间充质细胞特别密集，但无血管形成。随后间充质细胞即骨祖细胞分化为软骨细胞。软骨细胞分泌软骨的细胞间质，周围的间充质分化为软骨膜。于是形成一块透明软骨，其外形与将要形成的长骨相似，故称为软骨雏形（cartilage model）。已成形的软骨雏形通过间质性生长不断加长，通过附加性生长逐渐加粗。骨化开始后，雏形仍继续其间质性生长使骨化得以持续进行，因此软骨的加长是骨加长的先决条件。软骨的生长速度与骨化的速度相适应，否则可能导致骨的发育异常。

2. 骨领形成

骨领（bone collar）开始形成的部位是在软骨雏形中段的软骨膜下，其必备条件是软骨外的血管长入软骨膜，在氧充足的微环境诱导下，软骨膜深层的骨祖细胞增殖分化为成骨细胞，后者以膜内成骨的方式在软骨膜下形成薄层原始骨组织。这层骨组织呈领圈状围绕着雏形中段，故名骨领。骨领形成后，其表面的软骨膜即改名骨外膜。

3. 干骨化中心形成

干骨化中心（diaphyseal ossification center）又称初级骨化中心（primary ossification center），出现的部位在软骨雏形中央。此区软骨细胞停止分裂，逐渐蓄积糖原，细胞体积变大而成熟。成熟的软骨细胞能分泌碱性磷酸酶，由于软骨细胞充大，占据较大空间，其周围的软骨基质相应变薄。当成熟的软骨细胞分泌碱性磷酸酶时，软骨基质钙化，成熟的软骨细胞可缺乏营养而退化死亡，软骨基质随之崩溃溶解，出现大小不一的空腔。随后，骨外膜的血管主干连同骨外膜中的骨祖细胞等共同构成骨膜芽［periosteal bud，又称成骨芽（osteogenic bud）］侵入这些空腔。侵入的血管主干随即分为上、下两支，分别向雏形两端延伸，沿途发出小支，并形成毛细血管襻分布于这些空腔内。在营养和氧供充足的前提下，骨祖细胞不断分化为成骨细胞，附于钙化的软骨基质残片表面成骨。上述过程是原始骨干先发生骨化的部位，与骨干的发生有关。并且骨化过程将继续向雏形两端扩展，因此称为干骨化中心或初级骨化中心。有些学者对骨领也使用初级骨化中心这个术语有异议，因为骨领是最先形成的骨组织。长骨的初级骨化中心出现在胚胎第 7~8 周。

4. 骨髓腔形成

不久，初级骨化中心的过渡型骨小梁被破骨细胞吸收，使许多初级骨髓腔融合成一个较大的腔，称为骨髓腔，其内含有血管和造血组织。因此，在胎儿长骨的纵切面上，从骨的两端至骨干中段骨髓腔，可观察到软骨内成骨的连续过程，依次分为下列五区：软骨储备区、软骨增生区、软骨肥大区、软骨钙化区和成骨区。

5. 骺骨化中心出现与骺板形成

骺骨化中心（epiphyseal ossification center）的发生比初级骨化中心晚，故又称次级骨化中心（secondary ossification center），它出现在软骨两端的中心。发生的时间因骨而异，大多在出生后数月或数年，少数在出生前。每个长骨有 2 个或

2 个以上的骺骨化中心，如胫骨、腓骨、桡骨和尺骨各有 2 个，股骨有 4 个，肱骨有 8 个。同一长骨中，各骨化中心出现的时间和骨化完成的时间均不相同，并且存在着性别的差异。由于次级骨化中心出现的时间不同，且相对稳定，它的 X 线影像可以作为判断骨骺发育是否延迟的标志，也可作为骨龄测定的标志。骨化完成后，表面残存的薄层软骨即为关节软骨，因为关节软骨没有软骨膜，所以不形成相当于骨领的组织。关节软骨终身存在，不参与骨的形成。当骺骨化中心形成骨骺后，在骨骺与骨干之间仍保存一片盘形板，称为骺板（epiphyseal plate）。

二、长骨的增长、增粗和外形改建

（一）长骨的增长

长骨的变长主要是由于骺板的成骨作用，是典型的“软骨内成骨”的过程。此处的软骨细胞分裂增殖，并从骨骺侧向骨干侧不断进行软骨成骨，使骨的长度增加，故骺板又称生长板（growth plate）。骺板软骨细胞的变化与初级骨化中心的形成过程相同，但变化顺序更明显。从骨骺端的软骨开始，到骨干的骨髓腔，骺板依次分为 5 个区。

1. 软骨储备区（zone of reserve cartilage）

此区又称为静止区或小软骨细胞区，位于骨骺的骨干侧，并与之相邻接。软骨细胞较小，呈圆形，单个或成对分布，总的数量比其他区的少。胞质内粗面内质网丰富，还有较丰富的脂滴和少量糖原。软骨基质呈弱嗜碱性，含有类脂和蛋白多糖，水分较多。软骨细胞含较丰富的类脂等营养物质，是为软骨增生区的细胞增殖做准备。软骨储备区基本上不存在间质性生长，新生软骨源于周围软骨膜的附加性生长。

2. 软骨增生区（zone of proliferating cartilage）

位于软骨储备区深面。软骨细胞迅速分裂并呈扁平形，细胞的长轴垂直于骨的长轴，细胞沿骨的长轴形成多行并列的纵行软骨细胞柱（column of cartilage cell），细胞柱是由紧邻软骨储备区的软骨细胞分裂增殖而成。软骨细胞柱间的基质在纵切面上呈索状，称为基质纵隔，其中的胶原纤维是纵行的。

3. 软骨成熟区（zone of maturing cartilage）

位于软骨增生区深面，又称软骨肥大区。从增生区到肥大区，软骨细胞几乎突然变成圆形，体积明显增大，细胞仍呈柱状排列，但细胞不再分裂。细胞柱之间的软骨基质甚薄，纵切面上呈窄条状。柱上半部的软骨细胞糖原含量很多，内质网、溶酶体和线粒体都比较丰富。有研究用原位杂交术检测不同年龄兔股骨头骺板的细胞，发现骺板静止区、增生区和成熟区的软骨细胞都有凋亡现象，以成熟区最多。从而证实软骨内成骨过程中软骨细胞主要以凋亡方式消亡。软骨细胞凋亡是软骨内成骨中实现由软骨向骨形成转换的主要步骤，过度凋亡或延迟凋亡都将导致骨骼发育异常。

4. 软骨钙化区（zone of calcified cartilage）

此区紧接软骨成熟区，软骨基质纵隔有钙盐沉积，呈强嗜碱性，软骨细胞死亡，细胞膜和核膜全部破裂，细胞膜和线粒体上的钙完全消失。退化死亡的软骨细胞留下较大的软骨陷窝。

软骨钙化的机制和代谢过程不同于骨的矿化。软骨基质钙化的机制尚不十分清楚，一般认为是无机盐与有机基质相互作用的结果。Ⅱ型胶原为无机盐沉积提供框架，胶原网架之间含非胶原蛋白－蛋白多糖多聚体最丰富，由蛋白多糖和连接蛋白组成，这些强阴离子能结合钙，与羟基磷灰石有相当高的亲和力。研究表明，蛋白多糖多聚体可吸附到无机盐结晶的界面上，从而抑制结晶体的生长。因此，蛋白多糖多聚体不涉及无机盐结晶形成的开始，可能与无机盐结晶的生长有关。

5. 成骨区（zone of ossification）

位于骺板的最深部，有骨组织形成。来自软骨外的干骺动脉和骨外膜的骨祖细胞侵入死亡软骨细胞遗留的腔隙，骨祖细胞分化成为成骨细胞，在残存钙化软骨基质表面形成过渡型骨小梁。骺板增生区和成熟区的软骨细胞都呈纵行排列，这些细胞退化死亡后残留下相互平行的管状隧道，因此过渡性骨小梁均呈条索状，呈钟乳石样悬挂在钙化区的底部。骨小梁之间为隧道样初级骨髓腔，内有血管、造血组织、骨祖细胞和破骨细胞等。

上述骺板各区的变化是连续进行的，在正常情况下，骺板增生区内软骨细胞的增殖速度，与钙化区内软骨细胞变性和消除的速度相平衡。因此，骺板几乎保持稳定的厚度。骨干长度的增加，就是由于骺板增生区软骨细胞不断分裂增殖，并且当它们退化时又被骨组织取代的结果。到 17~20 岁时（存在个体差异）增生区内软骨细胞的增生减慢，最后停止，骺板软骨逐渐被骨组织取代，最终骺软骨完全消失，使骨骺的松质骨与干骺端的骨小梁连续，骨骺的骨髓腔与骨干的骨髓腔相通。骺板的消失过程称骺闭合（closure of the epiphysis）。骺板消失后，在长骨的干骺之间留下线性痕迹，称为骺线（epiphyseal line）。此后，骨不能再进行纵向生长。一个长骨的两个骨骺的闭合时间可能不相同，如胫骨的生长主要在近端骨骺，而股骨长度的增加主要发生在远端骨骺，这些知识对放射学和矫形外科学具有临床意义。

一旦骨骺的生长部建立起来，外侧骨形成环就会停止向骨骺继续延伸，从而保持了骨骺的生长部区域增生的软骨。这一外侧壳状骨组织环也被称作 Lacroix 环。在紧靠近 Lacroix 环的区域，保留有相对原始的间质细胞，这些细胞对保持骨干进一步向侧方生长具有重要作用。骨化环、间质细胞以及骨骺生长部的外侧部分被称为 Ranvier 区。Ranvier 区的间质细胞的分化对骨干水平骨向外侧的生长及骨干的增粗起主要作用，骨干的增粗主要由骨膜下成骨完成。

（二）长骨的增粗

长骨骨干横径的增大是由于骨外膜不断形成骨领所致。骨外膜内层骨祖细胞分化为成骨细胞，以膜内成骨的方式，使骨领不断加厚，骨干不断变粗；与此同时，在骨干的内表面，破骨细胞吸收骨小梁，使骨髓腔扩大。骨领表面的新骨形成与骨干内部的骨吸收速度十分协调，故骨干增长迅速，而骨干壁厚度的增大则比较缓慢。长骨骨骺的增大则与骨干不同，早在软骨雏形阶段，其两端依靠软骨间质性生长，使其迅速伸长变粗，骨干的两端已变得较大。大约至 30 岁长骨不再增粗。

（三）长骨的外形改建

长骨的骨骺和干骺端（骺板成骨区）呈圆锥形，比圆柱形的骨干粗大得多。因此，改建的关键是干骺端的直径如何从大变小。干骺端的骨外膜和骨内膜的活动与骨干的有所不同，骨外膜深层的破骨细胞十分活跃，进行骨吸收；而骨内膜面的骨组织生成比较活跃。干骺端改建的结果是其近骨干一侧的直径渐变小，成为新一段圆柱形骨干，新增的骨干两端又形成新的干骺端，如此持续不断地进行，直到长骨增长停止。

（四）长骨的内部改建

胎儿出生时，骨干初级密质骨由原始骨单位构成，且无内、外环骨板。原始骨单位或称原始哈弗斯系统，骨板仅有几层，大致呈同心圆排列在血管周围。其中的胶原纤维走向散乱，分层不明显，与改建后骨单位结构有所不同。原始骨单位的形成，是骨领在膜内成骨过程中，由于骨小梁逐渐加粗，并相互连接环绕血管周围，致使大部分间隙消失的缘故。此外，在骨领表面也形成临时性外环骨板，因为原始骨单位不断改建，外环骨板也不断遭到破骨细胞的侵蚀。大约 1 岁以后，原始骨单位渐被次级骨单位取代，初级密质骨改建为次级密质骨。在长骨原始骨单位改建中，骨干表面与中央管之间留下的一些来自骨外膜血管的通道，即为穿通管，其周围无环行骨板包绕。在次级骨单位最先形成的一层骨板与吸收腔之间总是存在一条明显的界线，即黏合线。最后形成的一层骨板为未矿化的类骨质，它与相邻已矿化的骨板之间显示一条线，称边界线（frontier line），类骨质矿化后边界线消失。类骨质矿化经历时间较长，初期的矿化程度不高，与钙、磷结合不牢，以致 Ca^{2+} 和 P^{3+} 容易从此层骨板中释放出来，因此该层骨板称代谢骨。骨板形成的速率可通过放射自显影或荧光物质（四环素等）予以测定，形成的速率因年龄而异。当骨单位接近完全形成时，骨板形成的速率均减慢。成人 1 个骨单位形成需 4~5 周。成年时，长骨不再增粗，其内、外表面分别形成永久性内、外环骨板。骨单位的改建，一般在内、外环骨板之间进行。

三、膜内成骨的改建

颅的一些扁骨如额骨和顶骨，以及枕骨、颞骨、上颌骨和下颌骨的一部分，还有长骨的骨领和短骨等，这些骨的生长都是膜内成骨方式。膜内成骨是由间充质细胞直接分化为成骨细胞，再由成骨细胞产生骨基质和充于基质中的纤维。成骨细胞被包埋在基质中成为骨细胞，接着骨基质钙化而形成骨小梁。膜内成骨的骨也需不断改建，此改建过程持续终生，成年以前的改建活动比较旺盛。以颅顶骨为例，胎儿出生后，头颅顶骨的形成并不完善，随着机体和大脑的发育，颅顶骨在不断扩大。其改建过程主要表现在 3 个方面：一是骨外膜的成骨细胞不断形成新骨，使骨板不断增厚，骨内膜某些部位进行着骨质重吸收过程，二者互相协调，使颅顶骨逐渐扩大，顶的曲度变小，颅腔也随着变大。二是从出生至 8 岁的改建过程中，颅顶骨单层的原始密质骨改建成双层成熟的密质骨，即形成外板和内板以及两骨板之间的板障。板障由薄层松质骨构成。三是由于颅顶骨的不断生长和改建，骨质逐渐向周围扩大，使骨缝中原始结缔组织膜逐渐被骨质取代，至成年时，完全被骨组织取代，骨缝完全融合，形成骨的缝隙连接。成年以后，颅顶骨停止生长发育，但内部改建活动仍然持续进行，且保持终生，但改建的速度较慢，处于动态平衡状态。

四、软骨组织的发生

软骨由间充质分化而来。人软骨的发育大约从胚胎第 5 周开始，在将要形成透明软骨的部位，间充质密度增大，未分化的骨祖细胞（undifferentiated progenitor cells）分裂增生，细胞突起消失，细胞形态由星形转变为球形，并聚集成团，称软骨形成中心（center of chondrification）。此处细胞高度密集，细胞界限不清，细胞经分裂分化后转变为幼稚的软骨细胞。随着细胞的生长，软骨细胞产生细胞外基质的能力逐渐增强，所产生的基质包围细胞，细胞被分隔在各自的陷窝内，以后再逐步分化为成熟的软骨细胞，软骨形成中心周围的间充质则分化为软骨膜。

在软骨形成中心的基础上，软骨同时以两种不同的方式进行扩展。

一种方式为间质性生长（interstitial growth）或称软骨内生长。此种方式表现为软骨细胞不断分裂增殖产生新的软骨细胞，新的软骨细胞产生新的基质，致使软骨从内部膨胀式扩展。

软骨生长的另一种方式叫附加性生长（appositional growth）或软骨膜下生长，即在整个胚胎时期，软骨膜内层（chondrogenic layer，也称软骨发生层）的细胞不断分裂分化为成软骨细胞，由成软骨细胞产生新的基质和纤维包围自身，成软骨细胞进而转化为新的软骨细胞，添加在原有软骨的表面，软骨的厚度得以增加。软骨膜这种形成软骨的能力可延续至出生后，并终身保持这种能力，但在成年期一般处于有潜能的相对静止状态。

纤维软骨可通过纤维性组织化生（metaplasia）形成，也可以由前软骨（precartilage）或透明软骨化生形成。前软骨（一种特化的胚胎性软骨）化生纤维软骨出现在椎间盘，而从透明软骨化生则出现在某些关节的关节软骨，如下颌关节、肩锁关节以及老化中的肋软骨。纤维性组织化生可出现在膝关节半月板、喙突锁骨关节以及异常或老化的韧带及其附着处等。

弹性软骨的发生源于纤维性结缔组织。胚胎时期，在将形成弹性软骨的部位，首先由间充质分化为原始结缔组织，其中含有成纤维细胞和波浪形的原纤维束。这些原纤维既没有胶原纤维和弹性纤维的染色特性，也没有网状纤维的染色特性。

近年研究发现多种细胞因子参与调节骨和软骨的生长过程。如成纤维细胞生长因子（FGF）、转化生长因子-β（TGF-β）、骨形态发生蛋白（BMP）、胰岛素样生长因子（IGF-Ⅰ）、血小板源性生长因子（PDGF）等。TGF-β 存在于多种组织，作用十分广泛。软骨中的 TGF 据认为是由位于软骨发育部位的生长板软骨细胞产生，它可调节软骨细胞表型的表达，促进软骨细胞的增殖，调节软骨细胞的代谢，刺激软骨基质蛋白的合成，甚至还可调节软骨基质的退行性变。FGF 能促进软骨细胞增殖，刺激软骨细胞合成基质。BMP 则可强烈刺激软骨细胞合成 DNA，与 FGF 共同作用时可迅速诱导软骨细胞成熟。IGF-Ⅰ在软骨基质中含量丰富，当软骨遭受破坏时，IGF-Ⅰ与 TGF-β 协同作用，促进细胞增殖及合成胶原和蛋白多糖。这些生长因子在调节软骨的生长和代谢中，既有各自的作用，也相互协调。

第三节　骨细胞学基础

一、骨单位

组成骨组织结构的最小功能单位称为骨单位，或骨结构单位（bone structure unit，BSU）。由于这一功能单位是骨重建过程中多种细胞功能的共同产物，因而又称为骨重建单位（bone remodeling unit，BRU）或基本多细胞单位（basic multi-cellular unit，BMU）。

在密质骨中骨单位以哈弗斯系统的形式存在，约占密质骨的 2/3。其余的 1/3 则由间骨板和内、外环骨板组成。内、外环骨板规则、分界明显、厚薄均匀，哈氏系统结构存在于内外环骨板间。典型的哈弗斯系统走向与骨的纵轴一致，由 20~30 层同心圆筒状骨板黏合而成，每层骨板厚度 7~10μm。中心管直径约为 40μm，为圆形或椭圆形，直径约占哈氏系统直径的 1/4，内通淋巴管、血管和神经。这些细小淋巴管、血管和神经通过横向行走的 Volkmann 管与其在骨内外的大分支接通。Volkmann 管横贯密质骨的内外骨膜之间，约每 2.5mm 就与 1 条垂直走向的哈弗斯管接通。无数的骨小管（canaliculi）呈放射状，从哈弗斯管向骨陷窝走行，使哈弗斯管与陷窝相通。其功能是使陷窝内的骨细胞经骨小管获得营养液，同时将代谢产物排出。陷窝是扁形或椭圆形结构，其内壁有无数小裂隙，与骨小管相通，骨细胞的许多细长的突起，经裂隙伸入骨小管内。哈弗斯系统的外缘称为黏合线（cement line），通常呈不规则形，其直径为 200~250μm。哈弗斯管的直径平均为 300μm，长 3~5mm，内壁衬附一层结缔组织，其中的细胞成分随着每一骨单位的活动状态而各有不同，在新生的骨质内多为成骨细胞，被破坏的骨单位则有破骨细胞。在松质骨中骨单位以小梁骨捆包（packet）形式存在。小梁骨捆包约长 1 000μm，厚 60μm。1 个小梁骨捆包相当于半个哈弗斯系统。

一般的骨单位为梭形细胞，许多较早期的骨单位，特别是新生儿的密质骨，缺乏环形排列的同心圆骨板层。骨沉积在骨外膜或骨内膜沟的表面形成的骨单位，或在松质骨格内形成的骨单位，称为原发性骨单位（primary osteon）。哈弗斯管被易变的延长了的同心圆骨板柱围绕，仅有几层骨板。原发性骨单位常见于幼骨，特别是胚胎骨和婴儿骨。随着年龄增长，原发性骨单位也相应减少。继发性骨单位（secondary osteon）与原发性骨单位相似，但是由原发性骨单位改建后形成。继发性骨单位，又称继发性哈弗系统，因为有一条粘合线，很容易辨认，并使其与邻近的矿质化组织分开来。每一骨单位的表面有一层粘合质，呈强嗜碱性，含有大量的骨盐，但胶原很少。在横断面的骨磨片上呈折光较强的骨单位轮廓线，称为粘合线（cementing line）。在骨单位之间，充填着一些不完整的骨单位，形状不甚规则，大部分缺乏哈弗斯管，称为间骨板（interstitial lamellae），是部分吸收后的骨单位，也是旧有的骨单位遗迹。

二、骨细胞系

在活跃生长的骨中，有 4 种类型细胞：骨祖细胞、成骨细胞、骨细胞和破骨细胞。其中骨细胞最多，25 000 个 /mm^3 骨组织，它们位于骨组织内，其余 3 种均分布在骨组织表面或附近。

（一）骨祖细胞

骨祖细胞（osteoprogenitor cell）或称骨原细胞、骨母细胞，胞体小，呈不规则梭形，突起很细小。胞体内有一个椭圆形或细胞长形的核，染色质颗粒细而分散，故核染色甚浅。胞质少，呈嗜酸性或弱嗜碱性，含细胞器很少，仅有少量核糖体和线粒体。骨祖细胞是成纤维细胞集落生成单位（fibroblast-colony-forming units，F-CFU）的未分化原始间充质细胞，具有多分化潜能，推测由于刺激的性质和程度不同，可分化为成骨细胞、成软骨细胞或成纤维细胞。骨祖细胞又可称成骨干细胞，以其自我维持和自我更新能力而命名。干细胞可以通过高度调控机制的方式，即干细胞按一定的概率分裂成两个干细胞或两个定向祖细胞，细胞的更新具有准确无误性，干细胞在整个增殖过程中处于相对静止状态，而由定向祖细胞完成 DNA 合成和细胞扩充的任务，在保留其原有遗传信息下，在不断产生祖细胞的同时，自己不增殖也不分化。在含有地塞米松、抗坏血酸、甘油磷酸盐的培养液诱导下能够向成骨细胞分化，在分化过程中可先后出现特征性的骨细胞特征：合成 I 型胶原，表达碱性磷酸酶，分泌骨钙素及有羟基磷灰石沉积。

骨祖细胞有两种类型：决定性骨祖细胞（determined osteoprogenitor cell，DOPC）和诱导性骨祖细胞（inducible osteoprogenitor cell，IOPC）。DOPC 位于或靠近骨的游离面上，如骨内膜和骨外膜内层、生长骨骺板的钙化软骨小梁上和骨髓基质内。在骨的生长期和骨内部改建或骨折修复以及其他形式损伤修复时，DOPC 很活跃，细胞分裂并分化为成骨细胞，具有蛋白质分泌细胞特征的细胞器逐渐增多。IOPC 存在于骨骼系统以外，几乎普遍存在于结缔组织中。IOPC 不能自发地形成骨组织，但经适宜刺激如骨形态发生蛋白（BMP）或泌尿道移行上皮细胞诱导物的作用可形成骨组织。

骨祖细胞的特征：①骨祖细胞的分化阶段特征。来源于间充质骨祖细胞的成骨细胞在成骨过程中发挥着主要作用，当这些细胞被引入成年动物的骨缺损区可促进骨形成，因此弄清楚骨祖细胞的功能和分化过程能让我们对骨组织的新陈代谢有更深刻的理解。有报道称，利用定时的和连续的酶消化胎鼠颅骨获得骨祖细胞。骨祖细胞对地塞米松具有高度的敏感性，在地塞米松的诱导下骨形成标志物的表达加强。通过对碱性磷酸酶活性和钙沉积的检验证实第 1 代到第 3 代酶消化胎鼠颅骨细胞对地塞米松反应良好。这表明它们是位于骨膜和骨表面的骨祖细胞及不成熟的成骨细胞。而第 3 代酶消化胎鼠颅骨细胞可形成最大数量的骨结节，说明这是数量最多的骨祖细胞。第 1 代酶消化胎鼠颅骨细胞是增殖能力最强的骨祖细胞。相反的，第 4、第 5 代酶消化胎鼠颅骨细胞对地塞米松诱导反应较差，实验表明骨细胞中糖皮质激素受体表达较骨祖细胞、成骨细胞低，这说明第 4、第 5 代酶消化胎鼠颅骨细胞主要包括的是骨细胞。②骨祖细胞的增龄性变化。在成骨质细胞的增龄性变化的研究中发现，人类骨髓基质细胞的成骨能力与年龄无关。老年人和青年人的基质细胞进行体外培养成骨数量基本相似。老人骨形成能力降低是由于个体内环境的改变降低了骨祖细胞的成骨潜能。随着年龄的增长，骨祖细胞的增殖能力逐渐减弱，但数目并无明显减少。

（二）成骨细胞

成骨细胞（osteoblast）是骨形成的主要功能细胞，负责骨基质的合成、分泌和矿化，对骨组织的生长发育、损伤修复、骨代谢平衡与骨量维持起着重要作用。其起源于骨髓间充质干细胞（bone marrow derived mesenchymal stem cells，BMSC），主要来源于骨祖细胞，骨祖细胞又称前成骨细胞，能定向分化成成骨细胞，具有合成和增殖能力。成骨细胞由多能的间质干细胞在体内的各种调控因素的调节下发展而来，调控因素主要有 BMP-2，BMP-2 能诱导基质细胞向成骨细胞分化，具体就是诱导间质干细胞分化形成骨祖细胞，进而形成成骨细胞。

成骨细胞的形态与其功能状态有关：骨形成期间，成骨细胞覆骨组织表面，活跃的成骨细胞胞体呈立方形或矮柱状，像单层上皮样地排列，并借细短的突起彼此连接。成骨细胞高 50~80μm，核大而圆，位于细胞远离骨表面的一端，核仁清晰。胞质强嗜碱性，高尔基复合体发达，位于胞核与细胞基部之间的浅染区，线粒体丰富，大多呈细长形。胞质呈碱性磷酸酶强阳性，可见许多糖原染色（PAS）阳性颗粒，一般认为它是骨基质的蛋白多糖前身。当新骨形成停止时，这些颗粒消失，胞质碱性磷酸酶反应减弱，成骨细胞转变为扁平状，被覆于骨组织表面，其超微结构类似成纤维细胞。然而在骨形成非常活跃处，如骨折、骨痂及肿瘤或感染引起的新骨中，成骨细胞可形成复层，堆积在骨组织表面。

在成骨细胞表面有甲状旁腺激素受体、雌激素受体、1，25（OH）$_2D_3$ 受体、白细胞介素-1 受体、白血病抑制因子（LIF）受体和整合素（integrin）等，它们影响骨组织的形成吸收。此外，虽然成骨细胞上存在降钙素受体，但尚未发现其对成骨细胞的直接作用。

成骨细胞有活跃的分泌功能，能合成和分泌骨基质中的多种有机成分，包括Ⅰ型胶原蛋白、蛋白多糖、骨钙蛋白、骨黏连蛋白、骨桥蛋白、骨唾液酸蛋白等；还分泌胰岛素样生长因子Ⅰ、胰岛素样生长因子Ⅱ、成纤维细胞生长因子、白细胞介素-1 和前列腺素等，它们对骨生长均有重要作用。此外，成骨细胞还分泌破骨细胞刺激因子、前胶原酶和胞质素原激活剂（claminogen activator），它们有促进骨吸收的作用。

成骨细胞的主要功能概括起来有：①产生胶原纤维和无定形基质，即形成类骨质。②分泌骨钙蛋白、骨黏连蛋白和骨唾液酸蛋白等非胶原蛋白，促进骨组织的矿化。③细胞表面存在多种骨吸收刺激因子的受体，细胞并能分泌一些细胞因子，调节骨组织形成和吸收。总之，成骨细胞是参与骨生成、生长、吸收及代谢的关键细胞。

成骨细胞在分化和增殖过程中受到多种因素调控：

1. 转录因子的调控

成骨细胞的合成、分泌和矿化过程依赖于转录因子调节通路，其中核心结合因子 a1（core-binding factor a1，Cbfal）和 Osterix（Osx）是成骨细胞分子和骨形成的关键调控转录因子，若 Cbfal 和 Osx 缺失则无成骨细胞形成。调控成骨细胞的转录因子除 Cbfal 和 Osx 外，研究发现，β-连环蛋白（β-catenin）和转录激活因子氨基末端片段（activating transcirption factor，ATF）位于 Runx2 及 Osx 下游发挥作用。另外，已发现调控成骨细胞形成的其他转录因子还包括过氧化物酶增殖物激活受体 γ（peroxisome proliferation activated receptor γ，PPARγ）及其同源结构体激活蛋白 1（activator protein 1，AP-1）和 CCAAT-增强子结合蛋白（CCAAT-enhancer-binding proteins，C-EBPs）。

2. 细胞因子的调控

成骨细胞的增殖及分化还受细胞因子的调控，包括：转化生长因子 β（transformation growth factor-β，TGF-β）、胰岛素样生长因子（insulin-like growth factors）、瘦素（leptin，LEP）、Nel 样 1 型分子（Nell-1）、降钙素基因相关肽（calcitonin gene related peptide，CGRP）、溶血磷脂酸（lysophospholipids acid，LPA）、结缔组织生长因子（connective tissue growth factor，CTGF）、肿瘤坏死因子 α（TNFα）、白细胞介素 1（IL-1）等。这些因子相互作用和影响，共同调节成骨细胞的分化与增殖。

3. 激素的调控

成骨细胞在产生、发展的各个阶段均需借助于精细的调控，以最终完成正常的骨形成。已知很多全身激素和骨组织局部调节因子，如甲状旁腺激素（PTH）、糖皮质激素、生长激素、甲状腺激素、性激素等都对成骨细胞发挥作用并影响成骨细胞发展的各个阶段，调节成骨细胞分化和增殖功能。

成骨细胞可能有 3 种不同的归宿：分化成为骨细胞、转移至骨表面成为暂不活动的成骨细胞、进入程序死亡过程（凋亡）。

（三）骨细胞

骨细胞（osteocyte）是成熟骨组织中的主要细胞，相当于人的成年期，由骨祖细胞转化而来。当新骨基质钙化后，细胞被包埋在其中。此时细胞的合成活动停止，胞浆减少，成为骨细胞。骨细胞能产生新的基质，改变晶体液，使骨组织钙、磷沉积和释放处于稳定状态，以维持血钙平衡。骨细胞对骨吸收和骨形成都起作用，是维持成熟骨新陈代谢的主要细胞。

它是一种多突的细胞，埋于骨基质内，细胞体位于的腔隙称骨陷窝（bone lacuna），每个骨陷窝内仅有一个骨细胞胞体。从骨陷窝向四周伸出骨小管（bone canaliculus），骨细胞突起位于其中。骨细胞遍布骨基质，通过细胞膜的多个突触结构互相连接并与骨基质表面的细胞连接形成庞大的网状结构。人骨细胞胞体长轴的直径大约 20μm、短轴的直径大约 10μm；突触的直径被认为大约是骨小管直径的一半，而骨小管的直径在 50~100nm。

骨细胞的形态结构和功能随细胞年龄而不同。最年轻的骨细胞位于类骨质中，它们的形态结构与成骨细胞非常近似。胞体为扁椭圆形，位于比胞体大许多的圆形骨陷窝内。突起多的细胞，通常各自位于一个骨小管中，有的突起还有少许分支。核呈卵圆形，位于胞体的一端，核内有一个核仁，染色质贴附核膜分布。H–E 染色时胞质嗜碱性，近核处有一浅染区。胞质呈碱性磷酸酶阳性，还有 PAS 阳性颗粒，一般认为这些颗粒是有机基质的前身物。电镜下可见广泛分布的粗面内质网、散在的游离核糖体、中等量的线粒体和较发达的高尔基复合体。还有一些分散存在的大型囊泡，推测它们即光镜下的 PAS 阳性颗粒。这类骨细胞具有产生细胞间质（有机质）的能力，已有许多电镜研究证实，它们产生的细胞间质填充到骨陷窝壁上，使原来较大的圆形骨陷窝变为较小的双凸扁椭圆形骨陷窝。随着骨陷窝周围细胞间质的矿化，年幼的骨细胞成为较成熟的骨细胞。

较成熟的骨细胞位于矿化的骨质浅部，其胞体也呈双凸扁椭圆形，但体积小于年幼的骨细胞。核较大，呈椭圆形，居胞体中央，在 H–E 染色时着色较深，仍可见有核仁。胞质相对较少，H–E 染色呈弱嗜碱性，甲苯胺蓝着色甚浅。电镜下其粗面内质网较少，高尔基复合体较小，少量线粒体分散存在，游离核糖体也较少。

成熟的骨细胞位于骨质深部，胞体比原来的成骨细胞缩小约 70%，核质比例增大，胞质易被甲苯胺蓝染色。电镜下可见一定量的粗面内质网和高尔基复合体，线粒体较多，此外尚可见溶酶体。线粒体中常有电子致密颗粒，与破骨细胞的线粒体颗粒相似，现已证实，这些颗粒是细胞内的无机物，主要是磷酸钙。成熟骨细胞最大的变化是形成较长突起，其直径 85~100nm，为骨小管直径的 1/4~1/2。相邻骨细胞的突起端对端地相互连接，或以其末端侧对侧地相互贴附，其间有缝隙连接。成熟的骨细胞位于骨陷窝和骨小管的网状通道内。骨细胞最大的特征是细胞突起在骨小管内伸展，与相邻的骨细胞连接，深部的骨细胞由此与邻近骨表面的骨细胞突和骨小管相互连接和通连，构成庞大的网样结构。成人全部骨陷窝和骨小管的总面积为 1 000~5 000m^2。骨陷窝—骨小管—骨陷窝组成细胞外物质运输通道，是骨组织通向外界的唯一途径，深埋于骨基质内的骨细胞正是通过该通道运输营养物质和代谢产物。而骨细胞—缝隙连接—骨细胞形成细胞间信息传递系统，是骨细胞间直接通讯的结构基础。据测算，成熟骨细胞的胞体及其突起的总表面积占成熟骨基质总表面积的 90% 以上，这对骨组织液与血液之间经细胞介导的无机物交换起着重要作用。骨细胞的平均寿命为 25 年。

骨细胞具有活跃、多样、复杂的功能，它是骨组织中含量最丰富 、分布最广泛的细胞。 其功能主要包括作为机械应力的直接感受器、促进骨形成、抑制骨形成、作为信号传递的桥梁枢纽 、调节矿物平衡 、调节胞外环境等。

1. 骨溶解及形成功能

即“骨细胞性溶骨”和“骨细胞性成骨”。早在 1881 年 Rigal 等就观察到骨细胞参与骨吸收过程，提出了“骨细胞性溶骨（osteocytic osteolysis）”。大量研究报道，骨细胞可能主动参加溶骨过程，并受甲状旁腺激素（PTH）、降钙素（CT）和 1，25（OH）$_2$D$_3$ 的调节以及机械性应力的影响。骨细胞性溶骨的形态变化为骨陷窝扩大，陷窝壁粗糙不平。电镜观察可见，陷窝壁表层骨质先失去骨盐，继而胶原纤维溶解，最后仅残存少量无定形的低电子密度有机基质。骨细胞性溶骨也可类似破骨细胞性骨吸收，使骨溶解持续地发生在骨陷窝的某一端，从而使多个骨陷窝融合。细胞化学研究证实，骨细胞性溶骨的水解酶与破骨细胞溶骨的酶有所不同。在骨细胞性溶骨活动中，骨细胞形态变化主要是参与物质合成的细胞器明显减少，而初级溶酶体和次级溶酶体增多。虽然骨细胞性溶骨作用仅为破骨细胞的 1/10，但骨细胞因其巨大表面积可释放较多的骨钙血。因此，在骨吸收过程中，骨细胞性溶骨与破骨细胞性骨吸收起着相辅相成的作用。当骨细胞性溶骨活动结束后，成熟骨细胞又可在较高水平的降钙素作用下进行继发性骨形成，使骨陷窝壁增添新的骨基质。生理情况下，骨细胞性溶骨和骨细胞性成骨（osteocytic osteogenesis）是反复交替的，即平时维持骨基质的成骨作用，在机体需提高血钙量时，又可通过骨细胞溶骨活动从骨基质中释放钙离子。有一种看法认为，骨细胞可以去除骨陷窝壁内的钙和磷，而不溶解基质和明显改变骨陷窝大小，因此，骨细胞可能加速钙的释放，从而维持血钙的平衡。

2. 信号传导功能

骨细胞遍布骨基质内并构成庞大的网样结构，成为感受和传递应力信号的结构基础。骨细胞的网络状结构是其感受外界应力刺激的重要基础。骨细胞发出的大量突触在骨小管中走行，并通过缝隙与细胞体或其他突触连接。在骨小管中充满了富含蛋白多糖的液体，并有横行的纤维将突触连接在骨小管壁上。细胞外骨陷窝—小管系统内液体的流动不仅能够输送营养物质、带走代谢产物，还能够对骨细胞产生应力刺激。当应力刺激经过前述方式传导至骨细胞水平后，骨细胞通过特定的方式感知应力刺激，将其转化为生物化学信号。研究表明，生理应变范围（1 000~3 000ms）内间隙性负荷或更大的负荷，均可迅速引起与应变相当的骨细胞代谢活性变化，提示骨细胞确实具有感受骨组织局部应变的功能。不同部位的骨细胞对循环应变的反应也不相同，不同时期骨细胞对应力刺激反应也有差别。幼稚的骨细胞对低水平或生理水平应变的反应更为敏感，且不同于成骨细胞。骨细胞传导力学信号的方式尚不清楚，学界对骨细胞感觉力学信号的机制尚无一致看法。其一认为，骨基质应变牵拉细胞膜并激发细胞反应，即骨细胞直接感受应变；其二认为，机械应力刺激产生应变，引起骨组织内液体流动，并不是应变本身。不论骨细胞以何种方式感受力学刺激，均有赖于骨细胞与骨质的紧密接触，特别是骨细胞骨架与骨基质间的连接有重要作用。此外，激素或局部生长因子对骨细胞应变反应可能也有影响。

骨细胞位于矿化的骨基质中，但它并非静止地存在，它与相邻的骨细胞，甚至骨基质中的其他细胞，如成骨细胞、破骨细胞、骨髓细胞、骨髓间充质干细胞等，都有着活跃的紧密的联系。骨细胞是骨组织中信号传递的桥梁枢纽，它可以影响成骨细胞分化。已证实，骨细胞接受机械信号时，释放出细胞内信号PGE2、ATP 和 NO 等，均可作用于成骨细胞，调节其功能，促进成骨细胞向骨细胞分化。破骨细胞也受骨细胞信号传导的影响，在不同条件下接受骨细胞的信号传递，破骨细胞的形成表现出受诱导或受抑制两种不同的表象，例如当骨细胞遭受流体剪切力时，则通过释放可溶性因子抑制破骨细胞的形成，抑制骨吸收。而骨细胞的自身凋亡也可作为另一种信号传导机制，它表现为诱导破骨细胞的形成，增加骨吸收。

3. 参与调节钙、磷平衡

已经证实，成骨细胞膜上有钙泵存在，并已弄清钙泵的 cDNA 序列。骨细胞由成骨细胞分化而来，可推测骨细胞也可能存在离子交换机制，这在离体的骨细胞上得到证实。骨细胞可能通过摄入和释放 Ca^{2+} 和 P^{3+}，并可通过骨细胞相互间的网样连接结构进行离子交换，参与调节 Ca^{2+} 和 P^{3+} 的平衡。骨细胞还可以去除骨陷窝壁内的钙和磷，而不溶解基质和明显改变骨陷窝大小，因此，骨细胞可能加速钙的释放，从而维持血钙的平衡。在骨细胞中，牙本质基质蛋白1（DMPl）、X 染色体上磷酸盐调节中性肽链内切酶（PHEX）和成纤维细胞生长因子 23（FGF23）这 3 个分子的表达对体内矿物质平衡起重要作用。DMPl 是一种骨细胞选择分泌的，与细胞外基质相关的磷酸化蛋白，在骨细胞中有很高的表达。DMPl 是通过结合葡萄糖调节蛋白 78（glucoseregulated protein 78 kDa，GRP78）促进钙磷沉积。PHEX 在骨细胞中表达较高，它被认为是促进矿化的因子，参与调节成骨细胞的分化，可能参与调节磷的代谢和骨骼矿化。FGF23 主要来源于骨细胞，是一个调节磷的平衡和骨骼生长发育的关键的激素类因子。

4. 骨细胞对细胞外环境的调节作用

骨细胞周围的骨间隙液由尚未确定的蛋白聚糖和组织液构成，被称为“限制膜”（grenzscheide），是骨细胞存在于体内不可或缺的微环境。骨细胞具有酸性磷酸酶活性、溶酶体水解酶活性，可以消化蛋白质和氨基葡聚糖，因此骨细胞也是决定细胞所在局部环境的生化特征的参与者。“限制膜”为骨细胞提供了局部生化环境，同时，骨细胞经典的骨陷窝—小管系统亦为“限制膜”提供了微循环系统。骨间隙液确切的生化组成和黏度有待进一步明确，但骨细胞的代谢活性影响了骨间隙液的生化环境的观点已得到证实。此外，骨陷窝中的基质蛋白，如骨钙素、骨连接素和骨桥蛋白等，也可以调节骨间隙液，从而为骨细胞感知机械刺激提供生化环境。

（四）破骨细胞

破骨细胞（osteoclast）是一类由骨髓造血干细胞来源的单核或巨噬前体细胞融合分化而来的多核巨细胞，含有大量的抗酒石酸酸性磷酸酶（tartrate resistant acid phosphatase，TRAP）和组织蛋白酶 K（cathepsin K），具有吸收骨、牙本质等矿化组织的能力，它在骨重塑过程中发挥重要作用，还有调节骨形成、造血和血管生成的作用。目前认为，破骨细胞来源于骨髓造血干细胞，在粒细胞 - 巨噬细胞集落刺激因子（GM–CSF）、巨噬细胞集落刺激因子（M–CSF），可能还有破骨细胞集落刺激因子（O–CSF）的作用下，造血干细胞分化为粒细胞 - 巨噬细胞系集落形成单位（GM–CFU），然后再分化为单核前破骨细胞或称具有破骨细胞表型的单核细胞，后者经血液循环运输到骨组织，逐渐融合为成熟的多核破骨细胞。

破骨细胞的直径一般为 30~100μm，最大可达 150μm。胞核数一般为 10~15 个，其数目变动范围为 2~100 个。核的形态与成骨细胞、骨细胞的类似，呈卵圆形，染色质颗粒细小，着色较浅，有 1~2 个核仁。破骨细胞常位于骨组织吸收的表面，该处呈浅的凹陷称吸收腔或豪希普陷窝（Howship lacuna）。功能活跃的破骨细胞具有明显的极性，在电镜下分为 4 个区域，紧贴骨组织侧的细胞膜和胞质分化成皱褶区和亮区。①皱褶缘区（ruffled border region）：此区位于吸收腔深处，是破骨细胞表面高度起伏不平的部分，光镜下似纹状缘，电镜观察是由内陷很深的质膜内褶组成，呈现大量的叶状突起或指状突起，粗细不均，远侧端可膨大，并常分支互相吻合，故名皱褶缘。②亮区（clear zone）或封闭区（sealing zone）：环绕于皱褶缘区周围，微微隆起，平整的细胞膜紧贴骨组织，好像一堵环行围堤，造成一个特殊的微环境。封闭区有丰富的肌动蛋白微丝，但缺乏其他细胞器。电镜下观察封闭区电子密度低故又称亮区。破骨细胞若离开骨组织表面，皱褶缘区和亮区均消失。③小泡区（vesicular region）：此区位于皱褶缘的深面，内含许多大小不一、电子密度不等的膜被小泡和大泡。小泡数量多，为致密球形，小泡是初级溶酶体或内吞泡或次级溶酶体，直径 0.2~0.5μm。大泡数目少，直径 0.5~3μm，其中有些大泡对酸性磷酸酶呈阳性反应。④基底区（basal region）：位于亮区和小泡区的深面，是破骨细胞远离骨组织侧的部分。细胞核聚集在该处，胞核之间有一些粗面内质网、发达的高尔基复合体和线粒体，还有与核数目相对应的中心粒。破骨细胞膜表面有丰富的降钙素受体和新玻黏连蛋白或称细胞外黏连蛋白受体等参与破骨细胞的活动。破骨细胞表型的标志是皱褶缘区和亮区，以及溶酶体内的抗酒石酸酸性磷酸酶、细胞膜上的 ATP 酶和降钙素受体和降钙素反应性腺苷酸环化酶活性。

破骨细胞移动活跃，细胞能分泌有机酸，使骨矿物质溶解和羟基磷灰石分解。它还可分泌多种蛋白分解酶，主要包括半胱氨酸蛋白酶和基质金属蛋白酶两类，可降解基质中的Ⅰ型胶原蛋白。故破骨细胞具有很强的溶骨能力，破骨细胞完成吸收活动后，在原来骨组织边缘处留下一个吸收腔，其机制尚不清楚。同时，破骨细胞可吞噬上述矿物质和残余物，进一步进行细胞内消化，并释出其中可溶性有机物质。此外，破骨细胞能产生一氧化氮（nitric oxide，NO），NO 对骨吸收具有抑制作用，与此同时破骨细胞数量也减少。

破骨细胞分化、发育的确切机制尚不清楚。破骨细胞能存活多久，各家意见不一，可能存活数天或 2 周或更长时间，但是它们不能连续不断地活动。破骨细胞发生凋亡时，其核染色质浓聚、皱褶缘消失并从骨基质表面脱离。由于破骨细胞较大、多核，在骨切片中容易识别。用 TRAP 组化染色，凋亡破骨细胞染色较活破骨细胞深，有助于识别凋亡的破骨细胞。

骨的生长过程是不断地重建过程，骨重建过程包括：破骨细胞贴附在旧骨区域，分泌酸性物质溶解矿物质，分泌蛋白酶消化骨基质，形成骨吸收陷窝；其后，成骨细胞移行至被吸收部位，分泌骨基质，骨基质矿化而形成新骨。破骨与成骨过程的平衡是维持正常骨量的关键。而破骨细胞体积大小是衡量破骨细胞骨吸收能力的重要指标。有研究表明，破骨细胞越大，其所含的骨降解相关酶就越多，骨吸收能力越强。目前，衡量破骨细胞大小的指标有破骨细胞表面积（osteoclast surface，Oc.S）、单位骨面积的破骨细胞表面积（osteoclast surface bvbone surface，Oc.S/BS）、破骨细胞核的数量等。而破骨细胞的大小，受细胞（包括破骨前体细胞、成骨细胞等）、基因（包括 Fosl2 基因、Gpnmb 基因等）、咖啡因、二磷酸盐、雌激素等因素影响。

破骨细胞主要功能是骨基质的吸收、骨矿物质的溶解，成骨细胞主要功能是骨基质的合成、分泌和矿化。所以，骨质疏松的基本发病机制是破骨细胞的骨吸收功能超过成骨细胞的骨形成功能，因此既往研究骨质疏松主要针对这两种细胞。

三、骨细胞的凋亡

细胞凋亡（cell apoptosis）是借用希腊语表示细胞像秋天的树叶一样很快凋落死亡。早在 20 世纪 60 年代就有人描述过细胞凋亡现象，直到 1972 年，Kerr 等人才首先提出细胞凋亡的概念。他们指出细胞凋亡是一种主动的、由遗传控制的程序性现象（inherently programmed phenomenon）。其概念已由最初形态学的单一性发展为形态学、生物化学和分子生物学多学科综合特征研究，包括凋亡信号传导、DNA 断裂片段，相关基因以及与基因相关的酶和蛋白质表达。细胞凋亡对群体细胞的调控机制、生物体发育、发育后细胞群修饰以及生物体自身稳定等均有重要意义。

细胞凋亡的生物学作用表现为：①在胚胎发育中清除多余的，发育不正常及已完成任务的细胞；②仅对活组织中有害的、破损的细胞予以清除，而不破坏整个组织结构，以维持机体在正常或疾病状态下的自身稳定；③作为机体一种有效防御机制，清除被微生物感染的细胞，防止其复制 DNA 复制、繁殖。

细胞死亡的形式包括凋亡、坏死和凋亡—坏死杂合等。虽然凋亡与坏死的最终结果极为相似，但它们的过程与表现却有很大差别。细胞坏死（necrosis）是细胞受到强烈理化或生物因素作用引起细胞无序变化的死亡过程。表现为细胞胀大，胞膜破裂，细胞内容物外溢，核变化较慢，DNA 降解不充分，引起局部严重的炎症反应。细胞凋亡是基因调控的程序性死亡方式，与细胞坏死不同，机体常以这种方式进行新旧细胞的更替。它是极度复杂的一个过程，整个通路包括半胱天冬酶-3 的裂解、DNA 片段断裂、细胞骨架和核蛋白降解、蛋白交叉耦合、凋亡小体的产生、噬菌细胞受体的配体的表达和最终噬菌细胞的吞噬这一系列的过程。细胞凋亡过程涉及精确基因转录和蛋白质合成，一方面维持机体内环境稳定，另一方面也参与许多疾病，如退变性疾病、畸形或肿瘤的发生。

细胞凋亡在多种因子调控下完成，参与调控细胞凋亡的基因有 Bcl-2 家族、caspase 家族、癌基因如 C-myc、抑癌基因 P53 等。而线粒体在细胞凋亡起中央调控作用。线粒体是细胞生命活动的控制中心，它不仅是细胞呼吸链和氧化磷酸化的中心，而且是细胞凋亡的调控中心。研究表明细胞色素 C 从线粒体释放是细胞凋亡的关键步骤。线粒体是所有真核细胞内腺苷三磷酸（ATP）的产生中心，对维持细胞能量代谢和正常功能活动起重要作用。研究发现，线粒体内包含一些与细胞凋亡有密切关系的物质，如细胞色素 C（CytC）、凋亡诱导因子（apoptosis inducing factor，AIF）、Ca^{2+} 和活性氧自由基（reactive oxygen species，ROS）等。不同信号的传导最终集中到线粒体上激活或抑制这些事件的发生，再经相应的信号传导通路调控细胞凋亡。

典型的细胞凋亡表现为细胞核异染色质凝聚、集中靠近核膜，细胞还可出现鼓泡及出芽等改变。在机体发育和维持过程中的细胞死亡一般归为程序细胞死亡

（programmed cell death，PCD）。这个用词不仅指在发育时同一部位同一阶段的细胞死亡，也指多余或不完全细胞，根据细胞内程序 PCD 而执行死亡，与病理性或意外性因急性损伤死亡有所不同。

在大部分情况下，细胞经凋亡而消除，具有明显形态及生化特点，表现为细胞核浓聚及节裂。另一基本情形是细胞残骸迅速被周围细胞或巨噬细胞吞噬，此前并无细胞质内容物溢出，也无炎症反应。凋亡是一种有规律的过程，而意外细胞死亡则进程不够精确，常见细胞溶解引起细胞内容物溢出至细胞外间隙。凋亡以死亡细胞被异体吞噬及死亡细胞的迅速消除为显著特征。对需要迅速排除整个组织，如昆虫的变态或细胞外基质彼此分离的细胞消除不够有效，凋亡体将难以被异体吞噬作用消除。在第一种情况下，细胞部分为自体吞噬造成自身破坏。现研究证明，以长骨发育的软骨骨骺的软骨细胞为例，这些骨骺软骨细胞小，不成熟，处于分化早期，包埋于软骨基质中，但细胞继续分裂，常见细胞成对。这些骨骺软骨细胞进一步分化，在次级骨化中心周围及骺生长板变为肥大软骨细胞。由于细胞在分裂时发生错误的可能性增加，细胞周期与凋亡相联系，缺陷细胞能被消除。在不同发育阶段转变也能看到相同情况，在软骨骨骺不仅在终末肥大软骨细胞，在关节软骨也能看到 PCD 证据。

诱导骨细胞凋亡的因素：雌激素缺乏可致骨细胞异常凋亡而引起骨质疏松。研究发现切除卵巢（OVX）大鼠骨细胞凋亡数目明显较假手术组增加，用雌激素替代治疗（HRT）可明显降低骨细胞凋亡指数，说明雌激素可抑制骨细胞的凋亡和保持骨细胞的网络活性。相反，雌激素缺乏可促进骨细胞凋亡，降低骨对应力载荷的反应性，使骨脆性增加。糖皮质激素也是细胞凋亡的影响因素之一，它通过多条途径影响骨形成和骨吸收，增加骨细胞凋亡，这也是其导致骨质疏松的一个重要机制。有研究者给 7 个月龄的小鼠连服泼尼松 27 天，结果发现在干骺端骨皮质有 28% 的骨细胞凋亡，而服安慰剂的小鼠没有发现骨细胞凋亡的特征。还有肿瘤坏死因子（TNF-α）也可以诱导骨细胞凋亡。

大量研究表明骨细胞是机械应力感受细胞。Tatsumi 首次在体内证实了骨细胞是机械应力感受细胞，并可以调控骨细胞凋亡，机械应力在骨细胞的凋亡中起到了不可或缺的重要作用。应力对于骨重建起一定作用。骨细胞及位于骨组织表面的成骨细胞和破骨细胞通过骨小管相互连接，形成庞大的网络系统。骨细胞利用网络结构通过细胞间信号如 cAMP 或细胞外信号如 PGE_2 将信号传至骨表面，激活成骨细胞和破骨细胞进行重建；骨细胞还通过感受力学刺激产生 EGF-Ⅰ 等以旁分泌方式作用于骨表面的成骨细胞。当骨细胞凋亡率增加，空骨陷窝通过扩大的骨小管相互融合，致骨小梁间空隙加大，导致力学性能下降和骨量减少，并使骨组织对应力刺激感受降低，整个网络活性下调，结果骨吸收和骨形成拆耦联，骨吸收大于骨形成。近年来还有研究表明，间断性注射 PTH 增加骨量是由于抑制成骨细胞和骨细胞凋亡所致。骨细胞凋亡率的增加，是引起骨质疏松重要发病机制之一。

此外，在对出生前及新生兔股骨、肱骨的软骨骨骺通过超微结构研究，发现一种不常见的软骨细胞，其核染色很深，有不规则浓缩染色质片及皱缩的核膜。细胞溶质有极度扩张的内质网孔，含细胞质及细胞器“岛”。因为这些细胞外观处于边缘状态，既不存活，也未死亡，称为“瘫痪”细胞（“paralyzed” cells）。这种瘫痪说明骨骺软骨细胞处于生理性死亡的中间阶段，破坏有规律，可除外炎症或可能局部破坏反应，细胞在功能上表现瘫痪，对损害后果无能为力。瘫痪与凋亡、自体吞噬作用及坏死均不相同，是另一种程序性细胞死亡，细胞不成熟，难以被邻近细胞吞噬。

四、骨的转换与骨转换率

骨转换（bone turnover）有广义与狭义之分。广义的骨转换是指包括骨的生长、发育、形成以及不断地新陈代谢的整个过程；狭义的骨转换则仅仅是指骨组织的更新替代，这一概念也相当于骨重建，骨重建就是指骨的表面活性，是成熟骨进行骨转换的一种特异形式。

广义的骨转换包括了骨的发生、塑建（modeling）及重建等过程。

（一）骨塑建

塑建如同在黏土上雕塑，也称漂移（drifts），是指骨表面在组织间隙单方向运动，引起骨几何形状、大小及所含骨量的改变，达到一定外部形态及内外直径。骨塑建包括成骨塑建和破骨塑建（catabolic modeling）两种骨生理过程。这种塑建是在一些表面呈间断进行性成骨塑建而使骨面形成，另一些表面呈间断进行性破骨塑建使骨面削减，直到骨成熟为止（人类为 18~20 岁）。成骨塑建使密质骨生长，骨干增粗或形成骨凸面；破骨塑建则吸收原有骨质，使局部缩小、凹陷或形成骨髓腔。两种塑建分别在不同的骨表面进行，相互独立。通过两种塑建的高度协调运作，使得长骨的外径和内径不断增大，骨组织的特殊外形得以形成，松质骨和密质骨逐渐向其受力轴心漂移，以满足骨骼受力的需要。骨面在生长期有塑建活动，骨内、外膜面经组织间隙建立及维持构筑，在宏观上完成骨的“雕塑”，至18~20岁骨成熟后即停止。骨塑建只涉及骨的内膜和外膜改变骨的大小和形态，并且伴有骨量的变化，其调节机制尚不明确。至少有3组细胞参与骨塑建活动：纵行组细胞，见于软骨内骨化带和关节软骨中，通过塑建，确立骨的长度、几何形态及骨骼尺寸；横行组细胞，发生于骨组织的实际面，与骨的纵轴垂直，通过骨塑建，建立骨的横径和两个骨端之间的骨组织；成纤维组细胞，参与所有胶原的代谢与更新，并形成肌腱、筋膜、韧带等骨骼附件。

从儿童开始，整个一生还存在骨的重建。骨重建是贯穿生命始终的一种骨生理现象，是骨组织赖以适应外界环境的主要生物调控机制。在生长期中，骨重建的主要功能是把骨生长和骨塑建过程中形成的网状骨转换为板层骨，使其具有相应的代谢和生物力学功能。成年后，骨重建的主要功能是通过更新微损伤骨质来维持骨的力学功能完整性，并参与调节、维持体内钙、磷离子代谢的平衡。塑建与重建不同之处，在于前者有骨构筑及大小的改变，而后者只能转换，但不能改变构筑、大小及骨量。引起塑建的破骨及成骨活动在人发育完成后即停止，只影响骨的内外两种包被。因此，从功能意义上说，破骨细胞和成骨细胞都不可以单独作用，而是互相配合。

从幼儿到少年成熟期，在骺端与干骺端之间，骺板（生长板）的软骨柱分静止区、增殖区及肥大区。后者又分为成熟区、退化区及暂转化区。骺动脉分支穿越静止区抵达增殖区，由其发出的毛细血管分布于细胞柱的顶端，由于骺动脉及滋养动脉发出的众多的小支沿轴向分为血管襻或血管丛，止于骨与软骨交界处，但并不进入软骨，因此干骺端及骺板的骨性部分血供良好，细胞柱仅增殖区有血供，而肥大区则无。细胞从顶端接受的血供及氧合逐渐贫乏，其最下部的细胞将退化而死亡，周围软骨环及Ranvier骨化沟血供仍好，有一定生理意义。

骺板肥大层的底部开始矿化或成核，称为暂钙化区，位于基质纵隔内或小泡之上。基质小泡在肥大区最厚，直径100~150nm，由软骨细胞产生，包以3层膜，富含ALP，作用如焦磷酸酶，能破坏焦磷酸盐，以抑制钙、磷沉积。基质小泡开始在肥大区同一水平聚集从线粒体丢失的钙，说明线粒体中的钙在骺板最初钙化中起作用，最初钙化不管其在基质小泡之内或其表面，还是在胶原纤维或蛋白多糖解聚物，无定形磷酸钙，都很快形成羟基磷灰石，随结晶生长及融合，纵行隔即钙化，在暂钙化区的基质钙化使细胞间的基质对代谢产物相对不能渗透。

在胎儿及幼童时期，密质骨虽不断从骨外膜沉积，但同时有骨内膜骨吸收，即成骨细胞形成与破骨细胞吸收同时进行，因此密质骨并不增厚。在儿童及少年时期，骺板（生长板）最后愈合，纵向生长乃停止。在青年时期，骨内膜骨并非净吸收，而有相当骨内膜骨添加，使皮质变厚，一直延续到 36~40 岁；以后有短暂阶段，骨沉积及吸收维持平衡而处于稳定阶段；再以后，由于骨内膜骨吸收增加，骨量逐渐丢失，髓腔增宽，而长骨外径并不减少，甚至有轻度增加。在哈弗斯系统再建过程中，新的骨单位形成与骨吸收不相平衡，皮质出现吸收腔隙，最后小梁骨特别是椎骨的骨量严重丢失。

在骨塑建过程中，主要通过软骨内骨化，骨沿纵轴生长，骨干的骨外膜不断有新骨沉积，骨的周径不断增大。与此同时，在干骺端，新的骨小梁不断形成，直到骺板愈合为止。

（二）骨重建

骨骼成熟后，在一生中仍不断进行更新与改造，这就是骨重建。其过程先由破骨细胞移除一定量的骨组织，再在吸收区有新的骨组织形成。骨塑建和骨重建虽都有骨吸收和骨形成活动，但前者的骨吸收和骨形成并非耦联现象（coupling）。无论在空间上和时间上，彼此均无联系。在骨塑建过程中，骨吸收和骨形成在不同骨表面进行，活动彼此无关，调节机制也不同。在生长期，几乎在所有骨面都在进行骨吸收或骨形成，其骨外膜沉积新骨的量随生长快慢不同，最后的结果是皮质厚度增加，骨干横径也增大。骨重建则与此不同，骨吸收与骨形成彼此关系密切，有明显耦联现象。在所有骨重建表面，都要经过骨吸收、骨形成及静止几个阶段。30~40 岁后，骨形成的速率总慢于骨吸收，最后结果是骨量随年老而逐渐降低。（骨塑建与骨重建的区别见表 1–1）

表 1–1　骨塑建与骨重建的区别

项目	骨塑建	骨重建
破骨与成骨发生的位置	不同骨表面	同一骨表面
破骨与成骨是否耦联	高度协调但不耦联（激活—骨形成、激活—骨吸收）	高度耦联（激活—骨吸收—骨形成）
形式	连续	周期性循环
骨表面参与面积	大（＞90%）	小（＜20%）

（续表）

项目	骨塑建	骨重建
矿化沉积率	快（2~10μm · d^{-1}）	慢（0.3~1.0μm · d^{-1}）
黏合线类型	平滑	扇贝样凹凸不平
骨量变化	增加	不变或减少
一生中发生的时期	生长期为主，成年后为局部发生	持续终身
适用的观测方法	常规 X 线片可观测到	只能在显微镜下观测到

1. 骨重建的周期及循环

成人骨皮质占全部骨量或骨体积的 80%，约为 1 400cm^3，只有 20% 是骨小梁，约为 350cm^3。骨皮质与骨小梁结构不同，前者所含软组织明显较后者为少，骨小梁周围为骨髓腔，含有造血细胞和脂肪。在肉眼下的骨骼似乎是一种静止的组织；但在显微镜下，骨骼是一种代谢非常活跃的组织。骨代谢的主要方式是骨重建循环（bone remodeling cycle ）。骨重建发生于骨骼的基本多细胞单位（basic multicellular unit，BMU），又称骨重建单位（bone remodeling unit，BRU）。在 BMU 的骨重建腔（bone remodeling cavity）内含有成骨细胞、破骨细胞和骨细胞。松质骨的骨重建发生在骨小梁表面，正常情况下，一个骨重建周期时间约 200 天；但在病理情况下，可短至 100 天（如甲亢或甲旁亢时）或长达 1 000 天以上（如甲减或使用而磷酸盐治疗后）。一个骨重建周期以破骨细胞的骨吸收为起点，可大致分为 5 个阶段：①激活期（activation）：首先需要使骨重建单位被激活，并由破骨细胞找到重建位点。②骨吸收期（bone resorption）：破骨细胞溶解与吸收陈旧骨组织，形成骨吸收陷窝（Howship 吸收陷窝），深度 40μm（老年人）~60μm（年轻人），骨吸收持续 30~40 天后进入反转期。③反转期（reversal）：陈旧骨被吸收后，多形核破骨细胞随之消失，单核细胞取而代之，骨吸收陷窝内被富含糖蛋白和酸性磷酸成分的黏性物质沉积，7~10 天后陷窝被填平，但尚缺乏胶原成分的沉积。④成骨期（new bone formation）：此时骨重建单位中的成骨细胞内合成的原胶原离开细胞进入细胞外间隙，构成含有 3 个螺旋结构的 I 型胶原网络，形成类骨质以填充骨吸收陷窝，最后，类骨质被矿化，形成新骨。类骨质矿化又分为两期：A. 初始矿化期：为 5~10 天，最长可达 100 天，骨矿化盐晶体在有机质特定部位聚集，是新鲜的类骨质矿化阶段；B. 再次矿化期：不受时间限制，矿化晶体进一步增加，晶体体积进一步增大，矿化骨质进一步成熟。⑤静止期（silence）：单个骨重建单位完成上述 4 个阶段的改建过程后，进入静止期，当新骨发生老化后再次进入另一骨重建周期。

密质骨和松质骨的骨重建周期和过程基本相同，均以形成一个新的 BRU 为结局，松质骨的 BRU 相当于密质骨的 BRU 纵轴的一半。由于破骨和成骨能力的差异，形成形状和大小均不相同的新的骨单位。骨重建的快慢主要由 BRU 的重建速度决定。由于骨重建是骨代谢过程中骨形成与骨吸收的一种动态平衡变化，因而代谢因素可使骨量在经过一个或数个骨重建周期后发生变化，引起骨量降低或增高。随着增龄，被吸收的旧骨和骨重建形成的新骨之间出现失衡，临床表现密质骨和骨小梁变薄。

2. 骨重建的调控

在每一个骨重建周期中，破骨细胞介导的骨吸收持续 2~4 周，其活性受 RANKL/OPG 比值、IL-1、IL-6、CSF、PTH、1，25（OH）$_2$D$_3$ 和降钙素调节。破骨细胞吸收骨质时，通过 H^+ – ATP 酶质子泵和 CL^- 通道释放 H^+，使局部 pH 降至 4.5 以下，有助于溶解骨矿物质。破骨细胞分泌抗酒石酸酸性磷酸酶（TRAP）、组织蛋白酶 K、基质金属蛋白酶 9 和明胶酶降解骨基质；多核破骨细胞吸收骨质后，在骨小梁表面形成 Howship 吸收陷窝，在密质骨表面形成 Haversian 管。破骨细胞受 RANKL、OPG、CFS-1 等因子的调节。位于破骨细胞附近的膜结合型 RANKL 与 RANK 结合，而成骨细胞分泌的可溶性 RANKL 也与膜结合型 RANK 结合。OPG 以诱饵受体方式防止可溶性 RANKL 与 RANK 结合，因此，成骨细胞生成的 RANKL 和 OPG 相对比值调节破骨细胞生成。

在骨重建的反转期，由骨吸收转向骨形成；骨吸收陷窝内含有各种单核细胞、骨细胞、成骨细胞前身细胞。骨重建反转的具体机制未明确，可能与 TGF-β、IGF-1、IGF-2、BMP、PDGF 和 FGF 的共同调节和骨吸收陷窝的应变梯度（strain gradient）有关，破骨细胞对骨皮质进行骨吸收时，前方的应变降低而后方的应变升高；在 Howship 吸收陷窝内，底部的应变最高，周边的应变较低。应变梯度引起破骨细胞和成骨细胞的序列性活化，一般应变降低时破骨细胞被活化，而应变升高时成骨细胞被活化。成骨细胞合成和分泌有机基质，其中释放的小分子膜结合型基质囊泡（small membrane-bound matrix vesicle）浓缩钙和磷，无机焦磷酸盐（inorganic pyrophosphate，PPi）和蛋白聚糖类分子裂解矿化抑制因子，有利于矿化。成骨过程完成后，50%~70% 的成骨细胞凋亡，而埋入骨基质中的成骨细胞转化为骨细胞，居于骨表面的成骨细胞转化为骨衬细胞。

在人体中骨重建持续一生，但重建速度因年龄不同而异，其特点是：①儿童最快，骨成熟后较稳定，35 岁左右最慢，此后又有所加快；②所有骨的自然表面，包括密质骨的内、外膜表面、Haversian 管表面和骨小梁表面都存在骨重建；③骨重建量和速度决定了骨的转换率和类骨质总量；④骨重建不发生骨形态改变；⑤骨形成和骨吸收的相对速度、总量和偶联情况是判断骨代谢状态的重要指标。

（三）骨转换率

骨转换率是由骨吸收和骨形成的速率构成，而骨转换率异常可影响骨材料性能，特别是骨矿含量。在一个重建单位中，如果骨吸收多于骨形成，则骨重建单位出现负平衡，体内有骨量的丢失，这就是骨质疏松症骨量丢失的病理学基础。

正常成年人的骨转换率为每年 2%~3%，密质骨和松质骨的转换率基本相同。然而，密质骨的每年 2%~3% 的骨转换率即可维持适当的骨生物力学性能，而松质骨的每年 2%~3% 的骨转换率却高于维持骨生物力学性能所需，其目的主要是维持骨代谢平衡。

骨重建单位在骨重建的不同阶段其机械强度是不同的。女性更年期快速的骨转换造成时间与空间上快速的骨丢失，这必然使骨结构损伤，骨小梁变细、断裂、穿孔乃至连接骨小梁的缺失，骨小梁一旦缺失是很难得到修复的。最终因力学强度降低而增加骨折风险。因此，更年期妇女更容易发生肢体干骺端松质骨部位的骨折。

骨转换率过快（高速骨转换）还会使新骨形成不足，类骨质矿化不充分，骨内微损伤不能完全修复；骨的重建过程过度迟缓（低速骨转换）又会使陈旧骨得不到及时清除和更替，骨内积累的骨疲劳和微损伤增多，陈旧骨的矿化期延长，增加了骨基质的脆性，这两种结果都必然导致骨骼机械强度的降低。

总之，骨重建过程包括骨的重建形式和骨的转换速度（骨转换率）。骨的重建过程及其结果是骨量与骨质量消长的关键。骨重建过程不仅受到遗传、各种激素、细胞及生长因子、内环境及局部微环境因素等生物学因素的影响，而且在生长、发育和退化过程中，骨重建还不断受到力学因素的影响与调控。而骨重建的过程和结果直接影响到由骨的质和量所决定的骨强度。

参考文献：

[1]刘庆思，庄洪，黄宏兴．骨质疏松症中西医结合治疗［M］．北京：人民卫生出版社，2006．

[2]刘忠厚．骨矿与临床［M］．北京：中国科学技术出版社，2006．

[3]徐苓．骨质疏松症［M］．上海：上海科学技术出版社，2011．

[4]郭世绂．骨科临床解剖学［M］．济南：山东科学技术出版社，2010．

[5]卫小春．关节软骨［M］．北京：科学出版社，2007．

[6]丁海，朱振安，薛晶，等．骨质疏松症对松质骨骨小梁应力与微损伤关系的影响［J］．医用生物力学，2015，30（1）：68-73．

[7]孟志超，曹永平，刘恒，等．皮质骨骨单位形态研究［J］．中华骨质疏松和骨矿盐疾病杂志，2013，6（2）：156-160．

[8]段王平，孙振伟，李琦，等．兔膝关节软骨单位体外酶解法消化分离的实验研究［J］．中国药物与临床，2010，8：874-877．

[9]刘红，廖元，伍贤平．骨钙素与骨代谢性骨病［J］．国外医学：内分泌学分册，2004，24（4），239-240．

[10]范哲，李鸿雁，龙毅，等．骨桥蛋白的研究进展［J］．中国实验诊断学，2005，9（2）：307-309．

[11]董燕，杨连生，王捷．骨唾液酸蛋白（BSP）的结构与功能［J］．中国生物工程杂志，2002，22（3）：50-53．

[12]毛雪丹，毛泽斌，霍卓平，等．甲状旁腺素、维生素 D_3 对 Caco-2 细胞钙结合蛋白 D9k mRNA 表达的影响［J］．卫生研究，2007，36（3）：372-375．

[13]王勇平，欧阳元明，蒋垚，等．成骨细胞分化及增殖调控的研究进展［J］．上海交通大学学报（医学版），2011，31（10）：1465-1469．

[14]曾欢，白丁，韩向龙．骨细胞的生物学功能［J］．生理科学进展，2014，45（2）：100-104．

[15]吴飞飞，应航，何健能，等．骨细胞及其功能研究进展［J］．中国骨质疏松杂志，2010，16（12）：977-980．

[16]吴浩，曹永平．骨细胞［J］．中国骨质疏松杂志，2015，21（4）：486-498．

[17]吴兰芳，杨爱珍，刘和，等．线粒体调控细胞凋亡的研究进展［J］．中国农学通报，2010，26（8）：63-68．

[18]陈嵩，陈扬熙．颅面骨生长发育及正畸治疗中的 3 种骨调控机制及其概念［J］．华西口腔医学杂志，2009，27（5）：577-581．

[19]郑红，殷丽华，李秀华，等．骨转换率对大鼠正畸牙齿移动量及牙根吸收的影响［J］．口腔医学研究，2012，28（8）：783-785．

[20]肖恩，孟萍．骨质疏松骨代谢生化指标的研究进展［J］．中国骨质疏松杂志，2008，14（3）：212-216．

[21]SINGH I．The architecture of cancellous bone［J］．J Anat，1978，127：305-310．

[22]STEINICHE T．Bone histomorphometry in the pathophysiological evaluation of primary and secondary osteoporosis and various treatment modalities［J］．APMIS Suppl，1995，51：1-44．

[23]STEINICHE T, CHRISTIANSEN P，VESTERBY A，et al．Marked changes in iliac crest bone struture in postmenopausal osteoporotic patients without any signs of disturbed bone remodeling or balance［J］．Bone，1994，15（1）：73-79．

[24]PARFITT A M．Age-related structural changes in trabecular and cortical bone：cellular mechanisms and biomechanical consequences［J］．Calcif Tissue Int，1984，36：123-128．

[25]ALEXOPOULOS L G，HAIDER M A，VAIL T P，et al．Alterations in the mechanical

properties of the human chondrocyte pericellular matrix with osteoarthritis [J]. J Biomech Eng, 2003, 125 (3): 323-333.

[26] AIGER T, SOEDER S, HAAG T. IL-1β and BMPs-Interactive players of cartilage matrix degradation and regeneration [J]. Eur Cell Mater, 2006, 12: 49-56.

[27] AUFDERHEIDE A C, ATHANASIOU K A. Mechhanical stimulation toword tissue engineering of the knee meniscus [J]. Ann Biomed Eng, 2004, 32 (8): 1161-1174.

[28] GRONTHOS S, GRAVES S E, OHTA S, et al. The STRO-l+ fraction of adult human bone marrow contains the osteogenic precursors [J]. Blood, 1994, 84 (12): 4164-4173.

[29] YAMAMOTO N, FURUYA K, HANADA K. Progressive development of the osteoblast phenotype during differentiation of osteoprogenitor cells derived from fetal rat calvaria: model for in vitro bone formation [J]. Biol Pharm Bull, 2002, 25 (4): 509-515.

[30] BEAVAN S, HORNER A, BORD S, et al. Colocalization of glucocorticoid and mineralocorticoid receptors in human bone [J]. J Bone Miner Res, 2001, 16 (8): 1496-1504.

[31] MANOLAGAS S C. Birth and death of bone cells: basic regulatory mechanisms and implications for the pathogenesis and treatment of osteoporosis [J]. Endocr Rev, 2000, 21 (2): 115-137.

[32] DONAHUE H J. Gap junctions and biophysical regulation of bone cell differentiation [J]. Bone, 2000, 26 (5): 417-422.

[33] MULLENDER M G, VANDER MEER D D, HUISKES R, et al. Osteocyte density changes in aging and osteoporpsis [J]. Bone, 1996, 18 (2): 109-113.

[34] ZHANG P, SU M, TANAKA S M, et al. Knee loading stimulates cortical bone formation in murine femurs [J]. BMC Musculoskeletal Disord, 2006, 7: 73.

[35] HU Y, EK-RYLANDER B, KARLSTROM E, et al. Osteoclast size heterogeneity in rat long bones is associated with differences in adhesive ligand specificity [J]. Exp Cell Res, 2008, 314 (3): 638-650.

[36] BOZEC A, BAKIRI L, HOEBERTZ A, et al. Osteoclast size is controlled by Fra-2 through LIF/LIF-receptor signalling and hypoxia [J]. Nature, 2008, 454 (7201): 221-225.

[37] SUSAN ELMORE. Apoptpsis: a review of programmed cell death [J]. Toxicol Pathol, 2007, 35 (4): 495-516.

[38] TAN S D, KUIJPERS-JAGTMAN A M, SEMEINS C M, et al. Fluid shear stress inhibits TNFα-induced osteocyte apoptosis [J]. J Dent Res, 2006, 85 (10): 905-909.

[39] TATSUMI S, ISHII K, AMIZUKA N, et al. Targeted ablation of osteocytrs induces osteoporosis with defective mechanotransduction [J]. Cell Metab, 2007, 5 (6): 464-475.

第二章 骨代谢及其调节

第一节 骨 矿 物 质

一、钙（calcium，Ca）

钙是构成人体的重要元素之一，它在人体内含量非常丰富，仅次于氧、碳、氢、氮，居第五位，约占人体体重的 2%。正常成人机体内各种元素的含量详见表 2-1。

表 2-1 正常成人机体的元素组成

元素	占体重的百分比 /%	70kg 体重正常成人各元素的含量 /g
氧（O）	65.0	45 500
碳（C）	18.0	12 600
氢（H）	10.0	7 000
氮（N）	3.0	2 100
钙（Ca）	1.9	1 200
磷（P）	1.0	700
钾（K）	0.35	245

（续表）

元素	占体重的百分比 /%	70kg 体重正常成人各元素的含量 /g
硫（S）	0.25	175
钠（Na）	0.15	105
氯（Cl）	0.15	105
镁（Mg）	0.04	27
铁（Fe）	0.004	2.7
碘（I）	0.0004	0.27

（一）钙的体内分布

机体内大多数钙都储存在骨骼里，是骨矿物质重要的组成成分。成人体内总钙量约 1 200g，其中 99% 以 $Ca_{10}(PO_4)_6(OH)_2$ 的形式存在于骨的矿物质中，其余的 1% 的钙存在于血液、细胞外液和软组织中。以一个体重为 60kg 的成人计算，骨钙含量约为 1 180g；软组织含钙总量约为 7.0g，平均每千克湿重组织含 50~200mg；牙齿含钙量约为 7.0g；细胞外液钙约占体重的 0.0015%，总量约 1g，其中血浆含钙总量为 300~350mg，组织间液为 650~700mg。晶体在骨的机械负重性能中起关键作用，是体内多种钙依赖的生物体系的备用钙源，并使血钙离子浓度维持在正常范围。在总钙中，离子化钙（50%）是起化学作用的部分，在临床上能够测量；另外的 40% 的钙与白蛋白 pH 依赖性结合，剩余的 10% 的钙则以复合磷酸盐或者柠檬酸盐的形式存在。

正常人出生时体内总钙量 20~30g，至成人（20~25 岁）时达到峰值。在这 20~25 年的生长期间，钙量平均每天增加 130~160mg。

尽管钙在各组织包括骨组织中的含量相对稳定，但是机体组织的钙不断地代谢交换。在骨骼中，在多种骨细胞作用下，旧骨不断被吸收破坏，新骨又不断形成再建。在此过程中，钙在不断释放和沉积。正常情况下，骨钙中约有 99% 是相对稳定的，称为稳定性钙。约有 1% 是不稳定的，这部分钙可以自由地与细胞外液交换，称为可溶合钙。软组织钙、细胞外液钙和可溶合钙合称为不稳定钙。稳定钙和不稳定钙通过可溶合钙不断地进行着钙的交换，旧骨中不稳定钙不断进入血液循环和细胞外液，肠道吸收的钙又不断通过血液循环沉积在骨中。

（二）钙的生理作用及细胞内钙

1. 钙的生理作用

钙不仅是构成骨骼的重要矿物质元素，而且对机体内多种细胞的功能产生重大的作用，是人体生长发育所必需的。钙主要以钙离子形式发挥作用。钙离子的作用方式类似激素的第二信使，因此又有人称钙为生物学信使。Ringer（1884）首先发现钙离子对心脏的正常收缩是必需的。近年来人们进一步认识到钙离子作为生物学信使的重要生理作用。实验证实，在某些组织中，钙能影响 Na^+ 和 K^+ 所产生的电信号，钙离子能将信号带入靶组织细胞而引起细胞的一系列生物活动。在这一生物过程中，钙可能与某些特异性蛋白质（一种可溶性蛋白）结合发挥作用。

在细胞水平上，钙离子的正常浓度对维持细胞膜的完整性、肌肉的兴奋及细胞的多种功能均产生极为重要的影响。有研究者发现，钙离子可诱导磷脂双层膜结构的形成，磷脂双层膜对不同物质透过细胞的速率有很大的影响。在兴奋时，轴突膜构型的变化就是钙离子作用所致。研究者还证实，线粒体膜上唯一的磷脂与钙离子有高度亲和性，而且磷脂双层膜与具有高钙离子浓度的细胞外膜相对应，也就是说，细胞随时为钙离子发挥作用准备条件。

在免疫信息传递方面，钙参与了 T 细胞的激活。钙信息调制环嗜素配体（calcium-signal modulating cyclophilin ligand，CAML）通过钙离子内流下调 T 细胞受体（TCR）、上调钙神经硷（calcineurin）。TCR 可介导钙离子与 PKC 两种信息传导途径，提示 CAML 通过钙离子使 TCR 和 PKC 下调。钙离子在 B 细胞激活过程中也具有重要作用。

钙离子在神经细胞信息传递中，也具有重要功能。近来研究发现：神经胶质细胞内钙离子增加，可引起周围神经元中钙离子增加，故神经胶质细胞也参与信息传递。神经元中钙离子的增加，可能通过直接激活钙控制的离子通道，调节神经元电活动，或者通过细胞内信使系统控制离子通道的磷酸化，调节其电活动。

钙离子与血液凝固过程有密切关系，是血凝的重要辅助因子，被列为第Ⅳ因子；钙离子对肌肉的收缩和舒张，特别是心肌有很重要的作用。

2. 细胞内钙离子的浓度

在生理状况下胞浆内钙离子浓度为 10^{-7}mol/L，胞外钙离子浓度为 10^{-3}mol/L，胞浆内某些细胞器，主要是内质网和线粒体，其内钙离子浓度也为 10^{-3}mol/L。

这样胞质内钙离子和胞外以及胞内某些细胞器之间形成 10 000 倍的浓度梯度，在受到生理刺激时胞浆内钙离子浓度可升高到 10^{-5}mol/L，大约是静息浓度的 100 倍，但仍存在 100 倍的浓度梯度。这种不平衡的钙离子分布对维持细胞正常的生理功能是必需的，细胞需通过有效的耗能过程把钙离子从胞浆逆浓度梯度转运到胞外以维持细胞内低钙。

3. 人体钙的需要量

不同的年龄、性别和生理状态，对钙的需求量也各不相同。在生长发育的儿童，应提供足够的钙保证骨骼的生长和发育，此时的钙平衡是正平衡。成年人对钙的需要是维持钙的平衡状态，即每天摄入的量与尿钙、粪钙及汗液丢失钙的总和近似相等。妊娠和哺乳的妇女，要提供足量的钙保证胎儿或婴儿的生长发育。

（三）肠钙的吸收及其影响因素

1. 肠钙的吸收

钙主要从小肠吸收，肠钙的吸收是一种复杂的生理生化过程。许多因素包括激素因素、物理因素及化学因素均可以影响肠钙吸收。食物中的钙主要以化合物的形式存在，经过消化过程变成游离钙才能被小肠吸收。肠钙吸收过程是以主动转运过程即抗浓度梯度和抗电化学梯度的主动吸收为主，这是消耗能量的而且是依赖于维生素 D 及其代谢物 1，25（OH）$_2$D$_3$ 的转运过程。除主动转运外，肠钙的吸收还有被动弥散过程，即依赖浓度梯度的吸收过程。当小肠腔内钙浓度较低时，钙的主动转运过程占主要地位，几乎没有被动弥散吸收。当小肠腔内钙浓度高时，被动弥散吸收过程占主要地位。食物钙进入消化道后，主要在酸度较高的小肠上段，特别在十二指肠以主动和被动吸收的形式被吸收。其吸收能力依次为十二指肠、空肠和回肠。

2. 影响肠钙吸收的因素

影响肠钙吸收的因素很多，主要有：①维生素 D：肠钙吸收需要维生素 D 的作用。早在 1969 年 Wasserman 与 Taylor 证实维生素 D 在钙吸收上有 3 个作用：加速钙摄取进入细胞的比值；增加细胞内钙库；增加细胞内的钙转运。后来通过动物实验发现维生素 D 是通过肠钙结合蛋白的作用影响钙的吸收。②年龄：一般随年龄增加，肠钙吸收减少。正常老年人，随年龄增长而有进行性肠钙吸收减少。一方面可能是因为老年人从食物中摄取或内源性合成维生素 D 减少；另一方面也可能是老年人消化吸收功能减退，从而使肠钙吸收量也降低，这是老年人发生骨质疏松的原因之一。③激素：甲状旁腺激素（PTH）、生长激素（GH）、性腺激素（包括雌激素和雄激素）使肠钙吸收增加；肾上腺皮质激素和甲状腺激素可降低肠钙的吸收。④阳离子：低钠时十二指肠钙的吸收显著减少，但输液中的钠浓度并不影响钙吸收。钾可增加肠钙吸收的梯度，反之，高浓度钾有轻度抑制肠钙吸收作用，镁和锶可降低肠钙吸收。⑤食物成分：蛋白可增加食物钙的摄取，某些氨基酸如赖氨酸、精氨酸可促进肠钙吸收。碳水化合物可使肠钙吸收增加，脂肪饮食在肠钙吸收上的作用尚无定论。⑥药物：青霉素和氯霉素可增加钙的吸收；慢性长期摄入酒精，有增加钙吸收的作用。双氢克尿噻和氯噻嗪有降低肠钙吸收作用，长期用苯巴比妥和苯妥英钠也可降低肠钙吸收。⑦ H^+ 浓度：当肠道 pH 低时钙的溶解度增高，促进肠钙吸收；pH 高时存在于肠内的草酰乙酸、磷酸、脂肪酸和其他氨基酸与钙结合，形成钙的不溶性盐或钙复合物并使之沉淀，使钙吸收减少。⑧妊娠与哺乳：妊娠与哺乳时钙的需要量增加，因此，钙的吸收相应地增加。

（四）肾钙转运和尿钙及测定

肾脏是钙转运的重要器官之一。肾钙转运主要包括肾小球的滤过和肾小管的重吸收两个过程。肾小球滤液的钙浓度约为血浆钙的 60%，含有离子钙和复合钙，不含有蛋白结合钙。影响肾钙转运的主要因素有甲状旁腺激素、降钙素、维生素 D 及其活性代谢物、生长激素、甲状腺激素、肾上腺类固醇激素、利尿剂等。

肾小球滤过的钙一半以上在近曲小管被吸收。近曲小管钙的重吸收主要是继发于钠和水的转移，是被动的重吸收过程。近曲小管钙的重吸收占滤过总钙量的 50%~60%，主动钙转运约占滤过总钙量的 20%。

远曲小管和集合管的钙重吸收为主动转运过程，且受多种激素和因素的影响，是肾钙转运的重要调节部位。

尿钙的多少与肾小球的滤过和肾小管钙的重吸收密切相关。钙的滤过负荷增加，超过肾小管重吸收能力，多余的钙就从尿中排出。血钙的浓度增加和肾小球滤过率（GFR）增加均可使钙的滤过负荷增加。血清钙与肾小球滤过负荷成正相关，有研究证实，血钙每增加 10mg/L，每 100mL 肾小球滤液所排的钙就会增加 0.3mg。

尿钙是以多种形式存在的，其中 50% 是离子钙，其余是草酸钙、枸橼酸钙和硫酸钙的形式，测定尿中不同形式的钙，对了解体内钙的代谢过程有一定价值。不同年龄、性别以及季节，都会影响 24h 的尿钙量，凡是影响肾钙转运的因素均可影响尿钙排出量。

尿钙的测定是研究钙代谢和检查各种骨代谢疾病常用的重要手段之一。临床上常以每 24h 尿中的钙量（mg），或以每克尿肌酐中的钙量（mg）来表示，即以钙 / 肌酐比值表示。然而这样测定尿钙排出量并没有考虑饮食钙对尿钙的影响，也没有考虑体重与尿钙的关系。因此有人以钙 mg/（kg・d）来表示。也有人用空腹 2h 尿钙的排出量来表示，这样就减少了饮食钙对尿钙的影响。在肾钙排泄的研究中，钙的排出与肾小球清除率的变化有关，因此也可用每 100mL 肾小球滤液中的钙排出量来表示。

（五）血钙及其调节系统

1. 血钙

血钙主要有 3 种形式，即离子钙，与蛋白质结合的钙和与小分子阴离子结合的钙。其中只有离子钙才具有钙的生理功能，后两者没有生理活性。血钙的 3 种形式的比例在多种因素的影响下发生变化，这些因素包括血液酸碱度、血浆蛋白特别是血清蛋白的浓度、钙调节激素等。如当血 pH 下降时，离子钙浓度增加，与小分子阴离子结合的钙和与蛋白质结合的钙均减少；反之，当血 pH 上升即碱中毒时结合钙增加，离子钙减少。

正常情况下，血钙只在很狭窄的范围内波动，其正常值范围随测定方法的不同也稍有差异，一般在 2.1~2.7mmol/L。不同的性别随年龄变化血钙有不同的变化倾向。10 岁以下的儿童，男女血钙无明显差别，成年后，随着年龄的增加，血钙有下降趋势，同年龄男性血钙高于女性。血钙有昼夜节律，Talmage 和 Staub 测定血钙和钙离子昼夜节律，下午 2 时是血钙和钙离子的高峰期，最低值是在清晨 5 时。正常钙饮食和低钙饮食动物的血钙均有节律变化，低钙饮食的动物血钙变化更显著。

2. 血钙的平衡及其调节系统

血钙正常波动范围之所以很窄，主要是血钙对维持人体多种生理功能极为重要，因此血钙有极为精细的调节机制以维持其动态平衡。肠、骨和肾是人体内调节血钙和钙离子水平的三大器官，调节钙代谢的激素主要有甲状旁腺激素、降钙素及 1，25（OH）$_2$D$_3$，它们通过三大器官发挥作用。血钙调节系统是一个互相联系、互相制约的整体。血钙调节主要发生在3个环节，即胃肠道的吸收和排泄、肾小球滤过和肾小管重吸收、骨的矿化和再吸收。这3个环节，任何一个环节都是不可缺少的。当血钙下降时，甲状旁腺激素分泌增加，促进肾脏1-α羟化酶的活性，使1，25（OH）$_2D_3$合成增加。1，25（OH）$_2D_3$一方面使肠钙结合蛋白生成增加，促进肠钙吸收，另一方面和甲状旁腺激素一起动员骨钙释放入血，导致血钙升高。与此相反，当血钙高于正常值时，降钙素分泌增加，1，25（OH）$_2D_3$合成减少，肠钙吸收减少，骨钙动员减少，导致血钙下降。

临床上可用钙平衡法研究钙的代谢。平衡法主要是同时测定摄入钙量和排泄钙量（包括粪钙和尿钙）从而计算机体每天收入（正平衡）或支出（负平衡）钙的量。根据钙平衡的状态可以预测骨质丢失的速率，对骨质疏松症的治疗有一定价值。

（六）骨钙的沉积和释放

骨是机体最大的钙库，是调节钙平衡的重要器官。当机体摄入钙增加时，除一部分随粪便和尿排泄外，另一部分钙就存储在骨组织中，但骨钙存储是有一定限度的，可饱和的。当摄入不足，机体缺钙时，除尿及粪便钙的排泄减少外，一部分骨钙也动员出来释放入血以维持正常的血钙水平。骨钙的沉积和动员是通过骨的矿化和吸收两个过程来完成的。

1. 骨的矿化及其调节

骨的矿化是指钙、磷等无机矿物质以晶体的形式沉积在骨基质的过程。骨的矿化也是受细胞和多种因素调节的。

骨组织中含有3种固有的细胞成分，称为骨细胞系。它们是骨细胞（osteocyte）、成骨细胞（osteoblast）和破骨细胞（osteoclast）。它们与骨组织的生成和成熟过程密切相关。成骨细胞可向其周围产生胶原纤维及基质，当它们尚未钙化时称为类骨质。类骨质的微纤维间彼此侧向融合，骨盐结晶逐渐沉积，最后类骨质区完全骨化。成骨细胞在分泌类骨质的过程中逐渐被埋于其中并转变为骨细胞。

促使骨矿化的细胞主要是成骨细胞和骨细胞。许多因素可影响成骨细胞的活性，如甲状旁腺激素、维生素D及其活性代谢物。破骨细胞、骨细胞和成骨细胞之间也相互影响。当破骨活动增强时，也会代偿地使成骨活动增强。细胞外液中钙、磷和其他矿物质的含量及其比例对骨的矿化也有很大的影响。

2. 骨吸收及其细胞调节

骨吸收主要包括骨矿物质的释放和骨基质的降解两个过程，骨吸收过程是细胞调节的代谢过程，而细胞的调节主要是由激素控制的。

在某些条件下，成熟的骨细胞的代谢活动变得活跃起来，如在较高水平的甲状旁腺激素作用下，骨细胞能使骨质溶解，腔隙扩大，陷窝壁粗糙不平。电镜下观察骨陷窝壁，先是失去骨盐，继而骨胶原纤维溶解，最后仅剩少量无定形基质，这种作用称为骨细胞性溶骨作用。骨细胞性溶骨活动结束后，在较高水平降钙素作用下，成熟的骨细胞又可进行继发性骨形成，骨陷窝周围基质中又有新的钙盐沉积。在正常生理状态下，骨细胞性溶骨和骨细胞性成骨反复交替进行，处于动态平衡。

破骨细胞在骨的重吸收和改建过程中起着重要作用。破骨细胞对骨的吸收相当活跃，可以从一个部位游走到另一个部位，继续其破骨活动。1 个破骨细胞可以溶解吸收由 100 个成骨细胞所形成的骨质。破骨细胞的形成和活性受体内甲状旁腺素和降钙素水平的影响和制约。前者可以促其形成和活性增强，后者则使之生成和活性受到抑制。在正常生理情况下，成年人血液中这两种激素处于平衡状态，所以破骨和成骨也处于平稳状态。

骨的吸收还与胶原酶、溶酶体酶、pH 及透明质酸等因子有关。

二、磷（phosphorus，P）

磷在人体内的含量居第六位（即碳、氢、氧、氮、钙之后），约为成人体重的 1%。成年男性体内有 15~20mol 的磷，成年女性较少些。一位体重 60kg 的正常成人含磷总量约为 600g，其中 80% ~90% 分布在骨骼和牙齿中，其余 10% ~20% 分布在软组织和体液中。

（一）磷的分布

软组织中的磷主要以有机磷、磷脂和核酸的形式存在。骨组织中所含的磷主要以无机磷的形式存在，即与钙构成骨盐成分。血浆（清）中既含有机磷，又含无机磷，二者之比约为 2 : 1。

（二）含磷骨基质成分

含磷骨无机质主要为磷酸钙，其基本结构为羟基磷灰石 $Ca_{10}(PO_4)_6(OH)_2$ 和无定型的胶体磷酸钙，占骨无机质的 84%，为骨矿物盐的主要成分。

含磷骨有机质存在于矿化骨组织的无定型基质中，为非胶原蛋白，包括唾液酸蛋白Ⅰ，即骨桥蛋白（osteopontin），唾液酸蛋白Ⅱ和磷酰化糖蛋白即骨连接素（osteonectin，ON）。三种磷蛋白均是独特基因的产物，通常仅分布于骨、齿等钙化组织。

（三）磷的生理作用及细胞内磷

磷在生命活动的多个方面起着重要作用。人体内四大生物分子（蛋白、核酸、多糖和类脂）都含有磷。磷是核糖核酸、去氧核糖核酸的构成元素之一，也是辅酶的主要成分，对生物体的遗传、代谢、生长、发育及能量供应等方面都是不可缺少的。磷也是生物体所有细胞的必需元素，是细胞维持膜的完整性、发挥细胞功能所必需的。

大多数细胞内磷是以有机磷的形式存在的。因为细胞的构成是相当恒定的，机体氮的平衡与软组织磷的平衡是大体平行的。一般来说，细胞内外的无机磷是处于平衡状态的。

（四）肠磷的吸收

磷是人体内极为重要的元素，人类的饮食中含有丰富的磷，合理膳食中的磷含量一般都能满足人体的需要，故营养性缺磷并不多见。正常人每天磷的摄入量因人而异。摄入量的范围一般在 1 000~1 500mg/d。食物中钙 / 磷比值为 1 时有利于吸收，钙 / 磷比值过低影响钙的吸收，过高影响磷的吸收。对那些禁食而靠静脉输入营养的患者，磷的需要量值得重视。人体最低的磷需要量大约为 800mg/d。

有机磷和无机磷均能在小肠被吸收，吸收发生在整个小肠，以十二指肠的吸收能力最强，依次为空肠、回肠。

实验证明，磷的转运是逆电化学梯度的主动转运过程，这种转运过程需要能量，是依赖于 Na^+ 梯度的饱和转运过程。当钠缺乏时，磷吸收的速率相对较慢，吸收的速率与磷的浓度呈线性关系，不出现饱和过程。这表明磷在肠道的转运，除主动转运之外，还存在着被动扩散过程。

（五）肾磷的转运

1. 肾小球滤过与肾小管重吸收

磷在肾的转运包括肾小球滤过和肾小管重吸收两个过程，两者密切相关。

肾小球滤过的物质（如磷），其滤过负荷（L）等于血浆磷浓度（P）与肾小球滤过率（GFR）的乘积：$L=P\times GFR$。

2. 肾磷重吸收的部位及机制

通过微穿刺、微灌注和微注射实验研究，发现了肾磷酸盐重吸收有不同的位点。人们一致认为磷酸盐滤液重吸收的位置主要在肾单位的近曲小管部分。在近曲小管的前 1/3，肾小管液与超滤液的磷浓度比值从 1 下降到 0.7。在液体流过近曲小管的后 2/3 时，其浓度保持不变。

目前发现肾小管重吸收的机制，是肾小管腔液进入细胞，是逆电化学梯度的主动转运过程，而细胞进入外周血管则可能是被动扩散的过程。肾小管对磷的转运主要依赖于钠的转运，没有钠的转运则无磷的重吸收。当 Na^+–K^+–ATP 酶受到抑制时，磷的吸收下降。

（六）影响磷代谢的因素

1. 甲状旁腺激素（parathyroid hormone，PTH）

PTH 的主要生理作用包括刺激骨释放钙和磷，促进肾小管重吸收钙和排泄磷，并使肾脏合成 1，25（OH）$_2D_3$，进而使肠道对钙和磷的吸收增加。

多数学者认为 PTH 有促进肠磷吸收的作用，其作用机制可能是因为 PTH 促进 1，25（OH）$_2D_3$ 的合成，而 1，25（OH）$_2D_3$ 的作用是促进肠磷吸收增加。

PTH 能显著减少肾小管对磷的重吸收，其主要作用部位在近曲小管。人们早已发现 PTH 急性给药可迅速出现磷酸盐尿，PTH 慢性给药可降低血浆的磷水平。在一定时期的低磷饮食之后，PTH 的磷尿作用可部分或完全受到抑制。

2. 维生素 D 及其代谢产物（Vitamin D and its metabolites ）

维生素 D 及其代谢产物对肠磷吸收的影响是明显的。当维生素 D 缺乏时肠磷吸收的速率降低，补充维生素 D 可使磷的吸收恢复正常。维生素 D 充足或缺乏的大鼠，给予 1，25（OH）$_2D_3$ 时，均可增加十二指肠磷的吸收。

对钙与维生素 D 促进肠磷吸收的关系至今存在着两种观点。以 Harrison 为代表的观点认为维生素 D 促进肠磷吸收的作用是由于维生素 D 加速钙的吸收而引起的，即磷的吸收依赖于钙的吸收。Kowarski 等人的重要发现是维生素 D 对钙摄取的刺激作用以十二指肠最强，但磷的转运则在空肠受到影响，进而证明维生素 D 直接影响磷的吸收，并非继发于钙的作用。

维生素 D 直接作用于肾脏，促进肾磷的重吸收。由于 PTH 促进肾磷的排泄，因此可证明维生素 D 和 PTH 在肾磷的分泌上有拮抗作用。两种激素相互作用的结果是维持血磷平衡。

3. 其他因素

（1）降钙素（calcitonin，CT）：降钙素的主要作用在于降低骨吸收，使血磷下降，下降的程度大于血钙。有关降钙素对肠磷吸收的影响尚有争论，一般认为降钙素抑制肠磷的吸收。降钙素抑制肾小管对磷重吸收的作用，使磷的排泄增加。其作用机制可能是降钙素抑制 25（OH）D_3 向 1，25（OH）$_2D_3$ 的转化。

（2）生长激素（growth hormone，GH）：肢端肥大症的患者生长激素水平升高，其血浆磷的水平高于正常人。生长激素可增加肾小管磷的重吸收速率。

（3）甲状腺素（thyroxine）：甲状腺素为骨骼的生长和成熟所必需，因此甲状腺素对钙磷代谢确有明显影响，主要表现在甲状腺素提高肾小管对磷的重吸收能力。甲亢病人肾小管重吸收磷的能力增加，使血磷升高，超过肾磷阈后，尿磷也增加。

（4）糖皮质激素（glucocorticoid）：糖皮质激素大量使用时，在肠道对磷的吸收减少，使肾小管对磷的重吸收降低。

（5）胰高血糖素（glucagon）：胰高血糖素使尿磷排泄增加，血浆磷水平降低。胰高血糖素的排磷作用，可能是由于胰高血糖素使血糖升高的结果。

（6）碱性磷酸酶（alkaline phosphatase，ALP）：小肠、肾小管和胎盘等与磷转运有关的组织内都含碱性磷酸酶。碱性磷酸酶是肠微绒毛和近曲小管刷状缘内膜上的蛋白，其催化位点暴露于腔内。此酶以相当高的亲和力与磷结合。当碱性磷酸酶被抑制时，磷进入肠的速率减小。

（7）钙（calcium，Ca）：钙对磷代谢的影响一直受到人们的关注，因为钙影响 PTH 的分泌，钙灌注使磷的肾小球滤过率降低，磷的重吸收增加。过高钙浓度容易和磷形成非滤过复合物，使血磷水平增高。但是如果缓慢给钙，则使肾小管对磷的重吸收减少，但与 PTH 的分泌无关。

（8）镁（magnesium，Mg）：镁同钙一样对甲状旁腺有明显的抑制作用，故高镁使尿磷的排泄减少。

三、镁（magnesium，Mg）

（一）镁的分布及生理功能

正常成人身体总镁含量 21~28g，镁主要分布于细胞内，细胞外液的镁不足 1%。镁是人体细胞内的主要阳离子，浓集于线粒体中，仅次于钾和磷，在细胞外液仅次于钠和钙居第三位，是体内多种细胞基本生化反应的必需物质，其中 60%~65% 存在于骨、齿，25%~30% 分布于软组织。在钙、维生素 C、磷、钠、钾等的代谢上，镁是必要的物质，在神经肌肉的机能正常运作、血糖转化等过程中扮演着重要角色。

人体正常生理活动的维持与镁有着密不可分的关系，Mg^{2+} 能激活或催化体内 300 多种酶，镁在许多必需的酶反应中，作为一种辅助因子而起作用，特别是在那些转移磷酸基的酶（磷酸激酶）反应中，都需要镁离子参加，最典型的例子是糖酵解过程的酶反应。整个糖酵解过程所涉及的酶共有 15 种，其中就有 7 种酶需要镁离子作为其辅助因子。此外，镁还参与大分子物质的代谢和合成，糖代谢、脂肪代谢和合成中都有镁的参与。在遗传信息的复制、传递和表达中的每个大的过程中都有 Mg^{2+} 参加，包括 DNA 的自我复制、以 DNA 为模板合成 RNA（转录）、以 RNA 为模板合成 DNA（反转录）、蛋白质的生物合成（翻译）。Mg^{2+} 还有许多功能，如维持神经肌肉的兴奋性、与核酸的某些基团成键而使双螺旋结构稳定以及维持其构象，使丧失结合氨基酸能力的 tRNA 分子重新活化等。总而言之，Mg^{2+} 在维持人体正常生命活动中是非常重要的，其含量的减少会引发相应的疾病。

（二）镁的需要量

正常健康人需镁量并不多，每天摄入量常超过生理需要，所以体液内的镁经常维持饱和状态。若肠功能吸收好，即使进食不足，短期内也不容易产生镁的缺乏。

镁普遍存在于天然食物中，富含叶绿素的新鲜蔬菜、茶叶尤为丰富，海味、谷类、坚果、肉类、蛋、乳中含量也很高。成人每天需要 300~400mg，孕妇及哺乳期妇女需450mg，婴儿40~70mg，10岁儿童250mg。男性需镁量大于女性，孕妇每天需镁450mg。摄取钙、磷、蛋白质及维生素D增加时，镁的需要量也随之增加。人乳含镁量约为400mg/100g，哺乳期增加。泌乳量过多可引起镁的缺乏。

（三）镁的吸收、排泄与内环境稳定

镁主要在小肠吸收，吸收后4h，血浆镁浓度即达高峰。用硫酸镁灌肠可引起高镁血症。镁的净吸收一般为30%~40%。镁的摄入量少时吸收率高，摄入量多时则反之。肠道除吸收饮食镁外，还重吸收消化液中所含的镁。分泌镁的消化液包括唾液、胃液、胰液及胆液等。正常人粪固定排镁量为30~40mg。摄入镁量低时，粪镁多于摄入镁，粪所排泄的这部分消化液镁，即为内源性粪镁。

镁的吸收是简单的离子扩散过程。影响镁的吸收因素很多，主要包括以下几个方面：①钙：镁与钙均为二价阳离子，在吸收上相互竞争，镁浓度增高时，将降低钙的主动转运，而钙浓度增高时，镁的净吸收值将降低，两者中某一个离子的缺乏，将促进另一离子的吸收。②其他阳离子：钠可增加镁的吸收，而钾可降低镁的吸收。③磷：镁与磷的吸收呈负相关，PO和Mg可以在胃肠道形成一种复合物，影响镁的吸收。④氟：F与Mg形成不溶解的MgF_2，妨碍镁的吸收。⑤碘：可抑制镁的吸收，在缺碘地区，尿镁排泄多于高碘地区。⑥维生素D：不管是生理剂量或药理剂量均可增加镁的吸收，可能对镁在肠道的转运有直接作用，影响肠道镁的重新分布。⑦甲状旁腺激素：可动员骨中的镁，增加镁的吸收。即使甲状旁腺瘤切除后，由于骨镁丢失，镁的吸收同样增加，镁仍保持正平衡。⑧降钙素：可降低镁的吸收。⑨生长激素：可促进镁的吸收。⑩蛋白质：可增加镁的吸收。⑪碳水化合物：可增加镁的吸收，但葡萄糖有降低镁在肠道转运的趋向。⑫脂肪：妨碍镁的吸收。

镁随尿、粪及汗液而排泄。粪镁为未吸收部分，汗镁只在高热或活动量增多时出现少量。尿镁随饮食摄入镁的高低而升降。正常成人尿镁平均为90~100mg/d，空腹2h尿镁平均为0.72±0.42mmol。男性尿镁排出量多于女性。24h尿镁排出量随年龄增加而有所下降，但如以克肌酐校正，则并无明显差异。尿镁在夜间降低，清晨达高峰，这可能与饮食及生物钟有关。

钙与镁在肾小管重吸收时亦互相竞争，摄入钙增加时，尿镁降低。摄入钙以外的阳离子，尿镁亦降低。渗透性利尿药、汞利尿药和噻嗪类利尿药均可使尿镁

增加。甲状旁腺激素可使尿镁升高，甲状旁腺功能减退时尿镁降低。

（四）镁与骨代谢

镁占骨骼矿物质含量的0.5%~1.0%，对于骨骼来说，并不属于微量元素。它既可通过参与骨代谢调节的激素和因子来影响矿物质和基质的代谢，也可直接作用于骨本身。不同物种的骨骼中，镁含量差异较大，每千克骨粉中的含镁量为150~440mmol。人类骨镁含量大概为每千克骨粉中含镁200mmol左右，比大鼠的低30%~40%。人类髂嵴密质骨单位质量的镁含量较松质骨低10%~20%。

镁对骨的生长是必需的，镁缺乏会对骨代谢产生不利影响。研究显示，低镁会导致成骨细胞数量减少和细胞活性降低，进而引起骨生长停止。另外，低镁还会导致成骨细胞减少、骨质疏松，增加骨脆性。镁缺乏导致骨骺生长板变薄，同时由于低镁引起骨盐沉积结晶增加，从而使生长板中骨盐的百分比增加。动物实验证明，以低镁喂养怀孕的大鼠，可引起鼠幼子的矿化骨减少，导致多种骨骼畸形，如胸椎骨增大，胸骨裂、腭裂、杵状指、融合指（趾）和多指（趾）等。低镁使胚胎在体内的吸收增加，后代的存活率降低，死亡率升高。体外培养也证实，镁是影响骨矿含量的重要因子。镁严重缺乏时，PTH作用的结果能使镁在骨中保留。镁能从羟基磷灰石中置换出钙，钙与磷酸盐形成复合物（即未结晶的磷酸钙），不能转化成矿物质。骨镁含量降低，使钙从骨的释放减少。

高镁也会对骨生理造成不利影响。Leidi等的研究显示，高镁会明显抑制成骨细胞矿物基质的沉积，并降低成骨细胞分化标志物——碱性磷酸酶的活性，他们认为这可能是由于高浓度的镁通过对转运蛋白的竞争抑制改变了细胞内包括钙离子在内的多种阳离子的浓度，进而产生对细胞代谢的影响，导致骨盐沉积结晶障碍、成骨细胞活性降低、生长板增宽、骨骼变得短粗，导致骨软化样表现。

四、微量元素

人的身体是由化学元素组成的，占人体总重量万分之一以下的元素称为微量元素，微量元素又可分为必需微量元素、非必需微量元素和有害微量元素。目前公认的必需微量元素有：铁（Fe）、铜（Cu）、锌（Zn）、钴（Co）、锰（Mn）、铬（Cr）、钼（Mo）、镍（Ni）、钒（V）、锡（Sn）、硅（Si）、硒（Se）、碘（I）、氟（F），共14种。可能必需的微量元素有：锶（Sr）、铷（Rb）、砷（As）及硼

(B)。那些生物学作用还不明确，又没有发现其明显毒性的元素，称为非必需微量元素。一些金属（重金属）元素如镉、汞、铅、铝、铊和非金属砷等是有害微量元素。这些划分是相对的。人体内必需微量元素过量时，也会造成危害。有害微量元素的浓度很低或形成特殊的化学态势时，也不会产生毒性作用。如氧化砷是剧毒品，海带中的砷却无毒性。实验证明，微量砷还具有某些生物学作用。此外，占人体总重量万分之一以上的元素称为宏量元素（常量元素）。包括：氧、碳、氮、钙、硫、磷、钠、钾、氯和镁。

（一）铁（ferrum，Fe）

铁在地球上的丰度为4.1%，占第四位，储量比较丰富，但是在人体内属于微量元素。正常成年男子体内铁元素的平均含量为0.05g/kg，女子为0.035g/kg，铁元素在人体中虽然含量很少，但在人体所必需的十多种微量元素中，铁无论在重要性上还是在数量上都居首位，堪称“微量元素中的老大”。

我国居民每天适宜摄入铁的含量：成年男子为15mg，成年女子为20mg，少年男子为20mg，少年女子为25mg，孕妇、哺乳期女性为25~30mg。铁在人体内的分布极为普遍，几乎所有组织中都有，其中65%在红细胞中以血红蛋白的形式存在；10%在肌肉中以肌红蛋白和酶的形式存在；15%~20%存在于肝、脾、骨髓、肠等组织器官中，以铁蛋白和含铁血黄素的形式存在，称为储备铁。其中当人体缺铁时，铁蛋白即可作为补充，而含铁血黄素被机体所用；还有少量铁作为运输铁而与血浆中的运铁蛋白相结合，称之为血浆铁。

铁对维持机体正常生理活动至关重要，在基因表达调控、细胞增殖、分化和凋亡过程中扮演着重要角色，铁代谢紊乱可引起多种疾病。与体内其他细胞一样，骨细胞的许多生理代谢过程都需要铁的参与。近年的研究认为铁代谢与骨代谢有相关性，即铁过载和铁缺乏都可导致骨量减少甚至骨质疏松。近年来研究发现，铁离子浓度的改变可影响成骨细胞的生理功能。铁过多可通过氧化应激损伤抑制成骨细胞的代谢，铁过少可因细胞内关键酶的活性受影响而抑制成骨细胞的发生。最新研究表明铁稳态失调与骨代谢疾病密切相关。 铁过载可引起骨微结构、骨成分改变及骨量下降。2008年，Weinberg报道了铁在骨质疏松症中的作用，2010年，Xu等认为体内铁过载与骨质疏松有关，尔后，Yang等研究发现，绝经后女性往往产生铁过载，铁过载可抑制成骨细胞分化，导致骨形成能力下降，甚至引起骨质疏松，上述研究均表明，铁过载是骨质疏松症的危险因素之一，在骨质疏松症临床诊治中需要重视铁过载现象。铁过载通过抑制骨形成，促进骨吸收，最终导致骨质疏松的发生。

同时，铁缺乏也可引起骨代谢异常，导致骨密度下降和骨强度减弱。骨骼的形成首先是合成胶原纤维（Ⅰ型和Ⅲ型胶原），胶原纤维交织成基质网，然后钙、磷以羟基磷酸钙形式沉积到基质网的空隙中，可以说骨胶原是骨矿化的核心。胶原纤维的形成依赖于赖氨酸和脯氨酸残基的羟化，而铁则是赖氨酸和脯氨酸羟化酶的辅助因子，参与羟化和胶原纤维共价交联过程，铁缺乏会影响胶原的正常合成。除此之外，铁缺乏还能降低骨矿化能力，降低成骨细胞内关键酶活性，抑制成骨细胞的发生。

膜铁转运蛋白 1 和铁调素是两种近年发现的与铁代谢、骨代谢密切相关的物质。

1. 膜铁转运蛋白 1（ferroportin1，FPN1）和骨代谢

膜铁转运蛋白 1（ferroportin1，FPN1）是近年来发现的哺乳动物体内唯一的铁输出蛋白，它的主要功能是调节细胞内铁离子的释放，维持机体的铁稳态。FPN1 主要在巨噬细胞、小肠上皮细胞、肝细胞、成骨细胞表达。已证实铁螯合剂具有改善去势大鼠骨质疏松的作用，铁调素（一种可降铁的类激素）也被用于防治围绝经期或绝经后妇女骨质疏松症。即铁调素与 FPN1 结合后，FPN1 发生内陷和降解，从而减少细胞内铁离子的释放。但也有研究发现，铁离子可以独立调节 FPN1 的表达，且这一过程不依赖铁调素的参加。

研究提示成骨细胞内铁离子对 FPN1 的表达可能也存在转录和翻译水平的调控，FPN1 的这种随细胞内铁离子改变而变化的意义在于成骨细胞通过调节铁离子的释放来维持细胞内铁离子的平衡，并可减少铁离子介导的氧化应激对细胞的损害，即 FPN1 的这种变化是在细胞内铁离子稳态被打破时为细胞内铁离子恢复正常的一种保护性变化。

近年研究发现，铁离子浓度的改变能够明显影响成骨细胞的生物活性，即在高铁和低铁状态下成骨细胞都会出现增殖下降、成骨活性指标下降、凋亡指标升高、钙结节数量下降等变化，说明 FPN1 的这种保护性调节对维持成骨细胞正常的生物学活性有着重要意义。

2. 铁调素（hepcidin）和骨代谢

（1）铁调素简介　铁调素（hepcidin）是近年来发现的一种在铁代谢中起着重要作用的抗菌多肽，主要由肝脏合成分泌。2001 年 Park 等首次从人的尿液中分离并将其命名为铁调素。表达铁调素的基因——HAMP 基因位于人第 19 号染色体上，人铁调素存在 20、22、24、25 个氨基酸多肽四种组成形式，其中 25 个氨基酸多肽是铁调素的主要存在和表达形式。铁调素主要在肝脏合成，被细菌活化的中性粒细胞、在细菌、白介素 -6（IL-6）、脂多糖（LPS）或肿瘤坏死因子 -γ（TNF-γ）等刺激下的单核巨噬细胞中也有铁调素的表达。

（2）铁调素的主要功能　铁调素主要参与铁代谢，铁调素与血清中铁离子浓度成负相关，铁调素缺乏可引起铁过载，导致相关的疾病：如血色素沉着病（hemochromatosis，MM）；铁调素过多可导致血清铁含量下降，引起慢性炎症性贫血。生理状态下，合成的铁调素分泌至血清，主要通过调节肠道对铁离子的吸收以及巨噬细胞回收衰老红细胞中铁离子这两种途径来维持铁稳态。

2004 年 Nemeth 报道铁调素主要是与 FPN1 结合，并可使其内化水解，从而抑制肠道细胞铁离子外流，影响肠道铁的吸收，调节人体铁代谢平衡。另外，最近关于铁调素非铁代谢作用的研究也有许多，有报道炎症反应时许多炎症因子（如 IL-6、IL22、IFNa）能够促进铁调素表达，铁调素本身有微弱的抗微生物活性。研究提示铁调素还能抑制炎症因子特别是 IL-6 的过度表达，调节机体相关反应。

（3）铁调素与骨代谢　由于铁稳态与骨质疏松症有关，所以铁调素在骨代谢中的作用被越来越多的研究者关注，近年来有关铁调素与骨代谢的报道越来越多，大量研究已经证实促进骨质疏松症发生的一个重要原因为铁调素缺乏导致的铁过载，尤其是绝经期妇女的骨质疏松症。铁调素对成骨细胞和破骨细胞均有影响，张鹏等用不同浓度铁调素干预成骨细胞后证明了铁调素可与成骨细胞膜上的 FPN1 相互作用调节细胞内铁离子的变化；同时发现细胞矿化指标显著增加，Ⅰ型胶原（COL-Ⅰ）、护骨素（OPG）、骨钙素（BGP）mRNA 表达含量增加，并具有一定的剂量相关性。Xu 等证明了铁调素干预成骨细胞后可使细胞内钙离子的含量增加，并证明了铁调素是通过 L- 型钙通道来调节成骨细胞内的钙离子浓度；Li 等又通过用不同浓度的铁调素、铁离子干预成骨细胞发现，细胞内钙离子增多是由铁调素和铁离子共同作用的结果。Li 等指出铁是合成脯氨酰羟化酶（成骨细胞Ⅰ型胶原合成的辅酶之一）的必需元素之一，钙离子是细胞内的第二信使，是参与骨形成的重要成分，铁调素可通过对细胞内铁离子和钙离子的调节来参与骨代谢。Sun 等研究称 HAMP 基因敲除的小鼠出现骨质疏松，胫骨的最大承载负荷量减小，主要是铁调素的缺乏使 CTX-1（破骨细胞活性的标志物）

的浓度增加，活化了破骨细胞，进而使骨吸收增加，打破了骨形成和骨吸收的平衡。

（4）铁调素参与骨代谢的可能机制

①铁调素－铁代谢－骨代谢。大量研究已经证明铁代谢与骨代谢密切相关，铁离子在骨形成中扮演着重要的角色，研究显示铁调素的缺乏使细胞内的铁增多，可使活性氧（reactive oxygen species）含量增加，活性氧可通过促进破骨细胞的活性，抑制成骨细胞的活性加速骨质的吸收。Li 等通过体内外的研究发现，铁过载可通过抑制Ⅰ型胶原蛋白和碱性磷酸酶的活性进而抑制成骨细胞的表达。铁调素是参与铁代谢的重要物质，而铁过载是导致骨质疏松的重要因素，即铁代谢与骨代谢密切相关，由此推出铁调素可通过铁代谢参与骨代谢。

②铁调素与“Jak/Stat 信号通路”。最近有研究提出铁调素与“Jak/Stat 信号通路”关系密切，而与“Jak/Stat 信号通路”关系密切的很多细胞因子可以通过 Jak/Stat 信号通路来影响骨代谢。“Jak/Stat 信号通路”是机体重要的调节转录通路，可参与细胞增殖、分化和凋亡等生理过程。Jak（Jak1、Jak2、Jak3、Tyk）是一类酪氨酸激酶，可使其受体内的酪氨酸残基磷酸化并与 Stat 位点结合，Stat 可作为信号转导因子和转录激活因子，被激活后进入细胞核内调节相应基因的表达。De Domenico 等指出铁调素可通过活化 Jak2 而磷酸化 FPN1 使其降解，且可同时磷酸化 Stat，即铁调素可通过 Jak2/Stat3 信号通路降解 FPN1。研究报道称一些炎症因子（IL–6、IL3）、激素（GH）等可通过“Jak/Stat 信号通路”使某些骨代谢指标随之改变，进而提出铁调素与骨代谢的关系有可能与“Jak/Stat 信号通路”变化导致骨代谢变化相关。

总之，铁调素与骨代谢相关，但关于铁调素如何影响骨代谢的机理仍在不断的探索中。

（二）锌（zinc，Zn）

锌广泛存在于食物和水中，人体内的锌有 95% 来自食物，少部分来自饮用水和空气。含锌丰富的食品主要有海产品、牡蛎、肉类、动物内脏等，这些食物中锌的吸收利用率较高。一些植物性食物如干果类、谷类、豆类和蔬果中也含有较多的锌，但由于其他食物成分的影响，利用率低，此外不同的食品加工过程也会影响到锌的利用。目前市场上各种锌的补充剂也是锌的一个来源。一般认为成人每天摄入量为 10~15mg，吸收量为 5~6mg，食物中的锌一旦经小肠吸收后，即与血液中白蛋白（66%）、a_2- 球蛋白（32%）及 a_1- 球蛋白、氨基酸（2%）等载体结合而被输送至全身，以金属蛋白复合物形式储存于前列腺、肌肉、骨骼、肝脏、眼球、皮肤及其附属器官等多种组织中。人体内锌总含量为 1.36~2.32g，各组织含量不等，细胞核中比细胞浆多。

锌主要在十二指肠和近端空肠吸收，吸收过程是主动的，需要特异的锌结合配体参与。人体内锌的平衡状态、锌含量和吸收细胞内束缚锌的物质对锌的吸收起调节作用，人体对锌的吸收率与食物中锌水平成反比，当食物中添加有机酸、氨基酸等低分子配对体时，可形成螯合物而促进锌的吸收。但钙、磷、植酸盐及葡萄硫苷等在体内与锌有拮抗作用，降低锌的吸收。不同组织器官锌的累积和代谢、周转速率不同，肝脏是锌贮存和代谢的主要场所，骨骼和神经系统中的锌周转代谢速率较慢，而毛发中的锌基本上不存在分解代谢。代谢后的锌主要通过肠管，随胰液、肠液排出，随尿排出的很少。此外，通过汗液、乳汁、脱落毛发也是丢失锌的途径之一。

自 1934 年 ToddBertrand 证明锌是动物必需微量元素以来，人们对锌进行了大量的研究，发现锌在微量元素中生理功能最多，它不仅参与人体内蛋白质、氨基酸、核酸、脂肪、碳水化合物和维生素以及微量元素等营养元素的代谢，而且与胰岛素、胰高血糖素、前列腺素、促性腺激素等的活性有关，是骨骼发育、生殖、免疫、凝血等生理功能所必需的微量元素。另外，锌还是许多功能蛋白如金属硫蛋白、核蛋白、受体等的组成成分，因此锌具有广泛的生理功能。

锌在骨的生成和代谢中起着很重要的作用。锌的主要生理功能是参与许多金属酶的构成，是金属酶的辅助因子，同时锌还参与 DNA 和 RNA 的合成，并最终与细胞复制，软骨细胞、成骨细胞和成纤维细胞的分化，细胞转录，促生长因子 C、胶原、骨钙素和碱性磷酸酶的合成有关，对骨骼生长和发育起着积极的作用。骨骼中锌的含量分布与钙化部位的分布非常类似，骨愈合的部位锌摄取增加。有人发现骨结构脆弱与骨锌含量低下有关，全身骨矿含量与尿锌的排泄量呈负相关，骨质疏松时体内锌的代谢发生很大变化，尿锌排泄量增加。

锌在骨组织中必不可少，主要参与骨的代谢：①在骨组织中与氟组成锌氟复合体，参与骨盐的形成，促进羟基磷灰石形成；②调节血钙（降钙素和活性维生素 D）水平；③参与碱性磷酸酶、胶原酶及硫酸酰酶等骨代谢酶的合成和分解。研究证实：锌在细胞中直接激活蛋白质合成过程中翻译的限速酶氨基酰 -tRNA 合成酶，促进细胞蛋白的合成；促进转录因子 Runx2 的基因表达，促进成骨细胞与破骨细胞中锌转运蛋白的合成；促进成骨细胞的分化；促进成骨细胞的成骨及矿化作用，从而提高骨密度。此外，锌拮抗核因子 NF-$_{\kappa}$B 的活性，抑制骨髓细胞向破骨细胞分化，促进成熟破骨细胞的凋亡，进而抑制破骨细胞的骨吸收作用。由此可见，锌在骨代谢过程中发挥着重要的作用。

锌对骨骼的发育影响明显，缺锌使软骨中的碱性磷酸酶的活性降低，碱性磷酸酶活性的下降使骨矿化的过程下降；缺锌使长骨变短、增厚、关节肿胀。从临床病例看到锌缺乏时，下肢骨发育不良和脊柱弯曲，下肢关节呈炎症改变。从缺锌的大鼠骨中发现，骨中 DNA、胶原和糖蛋白合成下降。细胞分裂下降，使骨骺软骨板的宽度变窄，这可能是长骨变短的原因之一。

（三）铜（copper，Cu）

地理环境的不同，地壳层中的铜等微量元素含量各异，人体内含铜水平与其生活环境中含铜水平相一致。一般而言，人体含铜总量为 100~200mg，平均为 150mg，小儿体内含铜总量较成人为少，在足月新生儿体内含铜总量约 20mg。铜是许多食物的天然成分，日常生活中含铜丰富的食物有坚果类、海产品、动物肝、小麦、干豆、牡蛎等。食品中的有机铜较无机铜容易吸收，大豆含有小分子质量配体有利于铜的吸收。平衡膳食可提供足够的铜。

机体内铜的正常来源是含铜食物的摄入，食物中的铜大部分以复合物的形式被吸收 。正常成人每天需摄入 2~3mg 铜。儿童和婴儿为 0.08mg/（kg·d）。这些食物的铜主要在胃、十二指肠及小肠内吸收。铜的吸收与排泄保持着动态平衡，铜的排泄主要于肝细胞中溶酶体作用下将铜排入胆汁，于肠内（小肠）重吸收后由粪便排出体外。此外，铜还可以通过尿液、汗及唾液排出体外。铜在人体内的主要存在场所是肝脏，其次是骨骼、肌肉与脾脏。

铜的生理功能在于参与许多酶的合成，是许多氧化酶的组成成分，如单胺氧化酶、赖氨酸氧化酶、细胞色素氧化酶、抗坏血酸氧化酶等都是铜酶。铜还参与造血过程，促进铁的吸收、运送和利用。铜维护骨骼，参与细胞色素 C 的合成。当体内铜缺乏时，可出现营养不良、贫血、中性白细胞减少症、骨质疏松等。

铜缺乏对骨代谢的影响临床主要表现为骨质异常、骨皮质变薄、骨骺软骨变宽等。赖氨酸氧化酶是铜依赖酶，缺铜使此酶的活性降低，其结果使胶原和弹性蛋白不能交联，胶原纤维的形成发生障碍，骨内缺乏胶原纤维造成成骨障碍。因此缺铜主要影响成骨细胞活性，破骨细胞活性基本不受影响，结果骨形成小于骨吸收，骨量逐渐减少，长时间的铜缺乏，就会出现骨质疏松。在铜缺乏的幼鸡发现，骨骺软骨增厚，这可能是由于未成熟的非钙化软骨细胞增多所致。临床上可见钙化带内出现软骨碎片。另外还发现，当铜缺乏时，软骨内的血管形成减少，因为铜可能是促血管形成的因子。研究发现，在骨质疏松患者中，可见血清、尿铜排泄量显著增加。有研究表明绝经后妇女雌激素水平降低影响血浆铜蓝蛋白水平，长期使用糖皮质激素治疗导致体内铜水平降低。而有人通过用原子吸收法对比测定维甲酸所致骨质疏松模型大鼠血中铜的变化，发现骨质疏松大鼠血铜含量显著增高，用雌激素治疗后血铜仍处于较高水平。另有人报道过量铜干扰骨代谢，给培养的鸡胚股骨加入≥ 2.5μmol/L 铜，可抑制胶原的合成，导致骨干和骨骼的胶原减少。关于铜在骨质疏松中的作用还有待进一步研究。

（四）锰（manganese，Mn）

锰在自然界分布很广，约占地壳总重量的 0.10%。锰主要以锰矿石存在，未发现有纯态的锰。+2 价锰是生物体内的主要形式，在机体内构成含锰酶和由锰激活的酶。+3 价锰也具有比较重要的生物学意义，它是超氧化物歧化酶中氧化状态的酶。

锰是人体必需微量元素，成人体内锰总量为 12~20mg，广泛分布于各种组织，以骨骼和肌肉的含量为最高，单位重量的锰含量则以骨为最高（3.5mg/kg 骨）。存在于植物性食品中的锰是人类及动物体内锰的主要来源，动物体内含锰一般较低。糙米、米糠、麦芽、核桃、香料、茶叶是含锰丰富的食物，另外花生、马铃薯、大豆、小麦粉、向日葵也含有较多的锰。食用混合膳食比较容易从膳食中获得锰，所以较少产生锰缺乏症。锰适当和安全的摄入量，成人为 2.5~5.0mg/d，儿童为 1.5~3.0mg/d，婴儿为 0.5~1.0mg/d。锰主要在肠道吸收，由于食物中锰的溶解性较低，吸收率也低。体内的锰多通过肝随胆汁排入粪便，少量可由肠道再吸收。

锰参与人体糖、脂肪代谢，凝血机制、生长发育、神经及内分泌系统等也都与锰的生物学作用有关，此外，锰还是软骨生成不可缺少的辅助因子。锰是许多酶的组成成分或活化中心，是硫酸软骨素合成酶的必需辅助因子。骨骼含有较多的锰，骨细胞的分化、胶原蛋白及蛋白多糖的合成等都与锰有关（骨细胞的分化过程需要 RNA 聚合酶催化，蛋白多糖的合成必须依赖锰激活的葡萄糖基转移酶催化）；锰也是骨形成必需的酶（糖基转移酶和木糖转移酶）的辅助因子，这些酶对蛋白多糖的合成必不可少。锰缺乏对动物骨形成有不利影响。锰缺乏时，骨细胞分化及其重要结构成分（蛋白多糖）的合成受到抑制，组织结构发生缺陷，骨骼呈现异常。缺锰雌鼠后代骨骼不成比例；缺锰母鸡胚胎软骨营养不良，腿和翅膀短，下颌骨降低，头呈球形。研究表明，骨质疏松症患者血浆锰浓度比健康者低，锰含量明显低于对照组。有人认为，缺锰使软骨生长障碍，干骺端骨小梁稀少，长骨缩短弯曲甚至畸形，发育停滞，引起侏儒症。锰缺乏的症状包括人体生长发育受阻，长骨变短，关节增大和骨骼畸形。有人认为缺锰是骨质疏松症的潜在致病因素。锰缺乏时，血清中钙和磷增多，表明锰的降低可能动员骨盐。锰可能以骨作为它的贮存库，当需要时从骨中释放，参与体内多种酶的催化作用。美国 FDA 曾指出，锰是一种对骨骼健康有重要影响的微量元素，补充钙和锰的人可显著提高骨密度。

（五）氟（fluorine，F）

正常成人体内含氟总量为 2.0~3.0g，占体内微量元素的第三位。氟是人体的必需元素，各种组织和体液中都含氟。人体每天需摄入 2.0~2.5mg 氟，最多不超过 4.0mg。约 90% 的氟积存于骨骼及牙齿中，少量存于内脏、软组织及体液中，血中氟浓度一般为 0.04~0.4μg/mL，受饮用水中氟含量的影响显著。

饮水与膳食中的氟摄入后，主要在胃部吸收。饮水中的氟可完全吸收，食物中的氟一般吸收 50%~80%，有 80% 以上的氟经肾排出，其余部分则主要随粪便排出，也有极少部分随乳汁、毛发等途径排出。

氟在骨骼与牙齿的形成中有重要的作用。有研究表明，人体骨骼固体的 60% 为骨盐（主要为羟基磷灰石），而氟能与骨盐结晶表面的离子进行交换，形成氟磷灰石而成为骨盐的组成部分。骨盐中的氟多时，骨质坚硬，而且适量的氟有利于钙和磷的利用及在骨骼中沉积，可加速骨骼的形成，促进生长，并维护骨骼健康。

氟可以取代骨中羟基磷灰石中羟基，形成更不溶于酸的氟磷灰石结晶。氟并不能浸润到已形成的骨中，但却在骨质形成期与骨质结合。另外，在正常情况下，羟基磷灰石与骨胶原同时形成，在骨质疏松中氟磷灰石结晶与胶原形成交叉，所形成的氟磷灰石结晶比羟基磷灰石结晶粗大，不易溶解，以致氟磷灰石结晶在转换过程中能较强地拮抗破骨细胞的溶骨，从而抑制骨吸收。

适量的氟能在牙釉质的羟基磷灰石表面吸附，形成一种抗酸性的氟磷灰石，使牙齿的硬度增高，抗酸能力增强，耐腐蚀。氟还能抑制口腔内乳酸杆菌的生长，起到预防龋齿的作用。适量的氟促进钙磷沉积，利于骨骼的钙化，增强骨骼的强度和硬度。

摄入的氟过少会对人体产生不利影响，如饮食缺氟，会导致龋齿发病率高，生长发育迟缓，老年人可能出现骨质疏松，因而发生骨折。但是摄入的氟过多也会对人体产生不利影响，过多的氟干扰体内的钙磷代谢，造成骨中氟、钙及磷的比例失调，形成大量的氟化钙，沉积于骨，使骨密度增加，骨质变硬、增生，骨皮质及骨膜增厚，椎间管变窄，严重时在肌腱和韧带也出现钙化。因为钙与氟结合大量沉积于骨骼，使血钙降低，诱发甲状旁腺功能亢进，引起骨骼脱钙，其结果导致骨质疏松发生。过多的氟还可使牙齿形成斑块、变形、变脆，牙齿的正常结构发生改变，牙齿易于折断和脱落。

（六）锶（strontium，Sr）

人体内的锶含量随年龄的增长而增加，并与地理区域有关，远东地区的居民骨内含锶量较高。成人体内的锶含量为 320mg，99% 的锶分布在骨，其余的 1% 遍及体内各种组织。骨锶的含量随年龄有增长趋势。锶虽被列为必需微量元素，但每天需要量尚未由国际组织推荐。一般认为 2mg/d 便可满足需要。

一般来说，植物性食物中锶含量较动物性食物高，谷糠、蔬菜的根皮内含有锶。地域不同，饮水中的锶含量有很大差别，人的摄入量也随地域的不同而不同。

人体对锶的吸收很少，其在小肠的吸收率为 5%~25%，年龄越小吸收率越高。被吸收的锶由血液运送至骨骼和牙齿。锶从胆汁和肾脏排泄，有实验证实，每天补充 1.99mg 锶，每天从粪便排出 1.58mg，从尿中排出 0.29mg。锶在体内的代谢途径与钙相似，但数量具有明显的差异，尿液中锶的排泄量大约是钙的 3 倍，粪便中内源性锶的丢失也比钙多（约 10%）。利用同位素分析方法测定锶和钙到达骨的量，若不考虑人的个体差异，则它们的平均值之间没有差异。由于锶具有与钙类似的化学性质，在肠道钙吸收和钙运输的研究中，锶已被用于钙代谢的标志物。

锶在人体中几乎全部沉积于骨中，特别是新骨中，通过与骨组织中的羟基磷灰石结合而沉积在结晶体的表面发挥作用：可增加胶原蛋白与非胶原蛋白的合成，提高细胞碱性磷酸酶、Ⅰ型骨胶原水平，通过增强前成骨细胞的增殖而促进成骨细胞的成骨作用；抑制前破骨细胞的分化，抑制破骨细胞的骨吸收作用。

锶作为骨骼和牙齿的必需成分，它与骨骼的形态组成密切相关。当锶缺乏时，骨生长受到抑制，骨钙化不良，龋齿发生率高。钙与锶的相互作用明显，它们的吸收途径相同，其载体也相同，钙与载体的结合能力大于锶。钙与锶在骨和牙齿中的含量成反比。当锶过量时明显影响钙磷代谢，人们发现锶抑制 1α－羟化酶的活性，使 1，25（OH）$_2$D$_3$ 的合成减少，结果使肠钙吸收减少，发生锶佝偻病，其症状与维生素 D 缺乏的佝偻病类似。补充锶可降低破骨细胞数，稳定性锶化合物对骨质疏松症有治疗作用。在大鼠的饲料中添加 0.19%$SrCl_2$，可刺激骨形成，骨小梁钙化的骨体积提高 10%。有人认为，骨质疏松症主要病因是钙和锶代谢紊乱，锶可预防雌激素缺乏引起的骨代谢变化。动物实验证明，在牙齿发育时期给以足够量的锶（含锶 25mg/kg）也有防龋效果。在牙齿萌出后给鼠以 50mg/kg $SrCl_2$ 饮水，可降低龋发病率 72%。锶有抑制酸脱矿作用。锶和氟在一起时，有协同降低磷灰石溶解度的作用。碳酸磷灰石在龋病发生过程中是最早和最容易受到侵蚀的部分，锶进入牙釉质可以减少牙釉质中碳酸磷灰石量。锶还可以增加牙齿内磷灰石体积及在牙发育时期增加牙本质厚度，这些都会增强牙釉质的抗龋能力。

锶对钙和维生素 D 的吸收有制约作用，它与钙有下列相似的性质：儿童容易吸收，主要在回肠和结肠吸收，妊娠和哺乳期的妇女易于利用，球藻类和纤维索减少锶、钙的利用，甲状旁腺素可促进骨内锶、钙两者的储存，镁缺乏可减少锶的利用。鉴于锶在骨代谢中的作用，目前锶已应用于骨质疏松症的治疗中，锶已列为骨质疏松症的三大新治疗措施之一。

需要注意的是，锶对骨的作用为双重作用，过量的锶不仅无益，而且有害。如果锶浓度过高，钙代谢会受到抑制，骨形成和骨矿化度均降低。

（七）硅（silicon，Si）

硅是地球上含量最丰富的元素之一，由于与氧具有高度的亲和力，因此自然界中不存在游离状态的元素硅。而一般以二氧化硅（SiO_2）和硅酸盐的形式存在。二氧化硅分为结合和游离两种状态，结合二氧化硅（除石棉、滑石外）一般情况下对人体危害较小，游离二氧化硅是引起矽肺（Silicosis）的主要物质。

对于自然界中以 SiO_2 的形式存在的硅，人体无法吸收。植物从土壤中吸收原硅酸，并把它转变成硅的聚合物，形成自身的支撑组织，因而富含膳食纤维的食物，如谷类、燕麦、麦糠及蔬菜中硅的含量较高。饮食不平衡，蔬菜、水果及谷类的摄入量不足，会造成硅的缺乏。

硅广泛分布在人体各个组织器官和体液中，而且不同组织硅的含量相差很大，皮肤及肺含量较多。人胚胎组织中硅含量为 18~180 μg/g，而成人组织为 23~460μg/g；如按平均 260μg/g 计，一个 70kg 体重的成人全身含硅总量约 18g，占体重的 0.026%。每天硅的摄入量男性为 30~33mg，女性为 24~25mg，男性较女性高。随着年龄的增加，硅的摄入量逐渐减少。平均年龄每增加一岁，每天硅的摄入量减少 0.1 mg。

硅主要是经呼吸道、消化道进入人体，随着含硅药物及含硅医用生物材料的广泛使用，硅也可以经过这些途径进入人体。因此，饮食摄入、含硅药物及生物材料的使用是较为常见的 3 种进入人体的途径。硅作为硅酸盐、SiO_2 或黏多糖中有机结合硅进入消化道，然后硅藻颗粒通过胃壁及小肠黏膜吸收进入淋巴和血液到达全身组织。人体对硅的吸收率仅为 1%，吸收入血的硅随着血液循环分布到全身各组织。由疾病或年龄等原因引起的胃酸浓度下降，使食物中硅转化成可利用硅的能力降低，而食品的精加工造成含硅纤维素的减少和添加剂的使用都会造成硅的摄入量降低。被吸收的硅主要通过尿排出体外，在尿中以正硅酸镁的形式存在，只有极微量的硅被肾小管重吸收。

在骨骼中，硅主要聚积在成骨细胞的线粒体内，说明硅在基质形成中发挥重要的生理作用。另外，硅还可以促进结缔组织细胞形成细胞外的基质，使胶原含量增加，基质中多糖含量升高。在骨组织和软骨组织生长的过程中，均伴随有大量的胶原合成。研究发现，硅可以使骨和软骨基质中的胶原含量明显增加，同时羟脯氨酸、总蛋白及非胶原蛋白的含量也显著加。脯氨酰羟化酶（prolylhydroxylase）是胶原合成过程中的关键酶，它的活性可以反映胶原生物合成的速度。

硅原子具有的独特性能有助于大分子化合物的形成，它能在多糖链内或链间以及多糖链与蛋白质多肽链之间形成交联，促进细胞外骨架网状结构的形成，促进结缔组织纤维成分的充分发育，并增强其强度和韧性，以便维持结构的完整性。

造成硅缺乏的原因是饮食中摄入的硅太少或者膳食中的硅难以被人体吸收和利用，如饮用水中的硅含量低；也可能是由于机体的一些因素（如衰老和雌激素降低）导致硅的吸收下降。实验动物缺硅可能发生颅骨和长骨的改变，骨胶原明显降低，骨质中缺少纹状骨小梁的模式。硅缺乏的鸡，骨内成骨细胞减少。缺硅还使关节软骨含量降低和骨骺软骨发生异常改变，使骨组织中糖蛋白的含量降低。

由于缺乏人体实验资料，难以确定人体每天的硅需要量。根据动物实验的资料，假如饮食中的硅能够高度有效地吸收，那么人对硅的需要量就相当小，为每天 2~5mg，但多数饮食中的硅是不易被吸收的硅酸铝和矽土，所以硅的每天推荐摄入量应高于 2~5mg。FDA 计算每天总的饮食硅含量：女性为 19mg，男性为 40mg。人体平衡实验结果表明，经口摄入的硅含量每人每天应为 21~46mg，英国人平均每天为 31mg，这些结果提示每天饮食摄入硅 20~50mg 是合适的。

（八）硒（selenium，Se）

硒在人体内总量为 14~20mg，广泛分布于所有器官和组织中，肝、胰、脾、肾、心、牙及指甲硒浓度较高，脂肪组织中最低。硒主要在小肠吸收，吸收率高低与硒的化学结构及溶解度有关，硒被吸收后与血红蛋白结合，转运至各器官与组织中，大部分硒由尿排出，粪硒多为未被吸收食物硒，呼出气和汗液中排出硒极少。

硒主要以含硒酶和含硒蛋白两种形式存在于体内，硒蛋白是体内预防性的抗氧化剂，可阻断自由基的形成、清除自由基及过氧化物，从而保护骨细胞免受氧化应激造成的损害，维护正常骨代谢，硫氧还蛋白还原酶（thioredoxin reductase TrxR）中的 TrxRl 和 TrxR2 在人类成骨样细胞中均存在并可被识别，其活性取决于硒的供应。缺硒是导致骨质疏松的潜在危险因素，有研究在骨质疏松症患者血浆中发现谷胱甘肽过氧化物酶及其他抗氧化物质的活性降低，可能的原因是血液中硒浓度的降低使得破骨细胞在骨吸收的过程中产生大量未被有效中和或清除的活性氧，严重损害骨组织周围微环境中的细胞内外各基质的成分，使成骨细胞功能发生紊乱，进而导致骨质疏松。 硒还可以通过改善钙磷代谢增加血钙含量和骨钙沉积、减少骨盐分解，降低机体对铝的吸收，对高铝引发的骨质疏松有一定的保护作用，因而降低骨质疏松的发生和发展。

（九）碘（iodine，I）

碘（iodine，I）是人体合成甲状腺素（TH）所必需的微量元素，碘的生理功能主要通过 TH 来发挥。TH 对骨骼的生长发育及软骨细胞的分化有重要的调节作用。 TH 对骨骼及软骨的生长调节的影响主要是通过非生长因子依赖的机制直接作用于软骨生长板细胞，T3、T4均能促进软骨细胞X型胶原的表达，增强碱性磷酸酶的活性，从而促进软骨细胞的成熟，对骨的生长发育代谢发挥重要作用。TH缺乏会阻碍软骨生长发育，导致长骨软骨生长板变薄，软骨细胞柱状排列紊乱以及肥大过程障碍；而TH过多又会加速骨的发育成熟，导致软骨生长板早闭，长骨发育障碍。

（十）铬（chromium，Cr）

铬大约占地壳重的0.03%，是一种多价态的过渡元素，其中+3价铬性质稳定，是生物体中铬的主要存在形式。+6价铬氧化性强，主要应用于化学工业，具有一定的毒性，在还原物质或有机物作用下可以还原为+3价铬。

人体铬含量甚微，成人含铬总量为1.7~6.0mg，主要存在于肝、肾、睾丸、骨、脾等器官中。体内铬含量随年龄增长而逐渐减少，婴儿体内铬含量较成人高，可能是母体怀孕时机体处于应激状态，铬的吸收和在体内的积蓄较平时显著增加，母体的铬通过胎血循环提供给胎儿，所以出生后婴儿体内铬含量较高。

铬的主要生理功能是作为葡萄糖耐受因子（GTF）不可缺乏的成分，参与体内的糖代谢和脂肪代谢，促进机体的生长发育，尤其对糖尿病的防治具有十分重要的作用，因此，铬被确定为具有增强胰岛素作用的必需微量元素。当动物患铬缺乏症时，通常先表现为不耐受葡萄糖，即外周组织对胰岛素的敏感性下降，接着葡萄糖代谢、脂肪合成和糖原形成紊乱，血中游离脂肪酸增加，胆固醇含量也随之增加。另外，铬具有与镁协同和加强活化葡萄糖磷酸变位酶、促进糖类转化的作用。铬在蛋白质和核酸代谢中也发挥着作用，铬是维持核酸结构必需的营养物质，RNA对热变性的稳定表明铬在维持蛋白质三级结构中起作用，铬在细胞核中的积累似乎也表明+3价铬可改变基因的功能。

铬对骨代谢的作用研究很少，但随着含铬金属假肢的使用已引起人们的关注。铬缺乏或过量可能导致骨的变化，但实验室很难建立铬缺乏的动物模型，更无法应用于人体。过量的铬对骨细胞和骨组织的特殊影响还没有报道。

另外，随着化工工业的发展，铬酸盐被广泛用于化工工业，铬的毒性、铬酸盐的职业危害也同样引起了人们重视。但总的来说，由于人们对铬认识的局限性，铬的生物学作用、铬缺乏和铬中毒的流行病学和临床表现以及营养学评价还有待进一步研究。

（十一）铝（aluminium，Al）

铝是自然界最常见的元素，在地壳中分布广泛，多以硅铝酸盐的形式存在于矿物、岩石、黏土和土壤中。在生物体内铝的含量很少，被称为微量元素。

铝的食物摄入来源主要是天然食品、含铝添加剂食品及茶铝。铝制炊具的使用，也是铝的一个重要来源，酸性、碱性物质及温度升高可促使铝制炊具的铝溶出，并促进铝的吸收。

从饮食中摄入的铝，只有少量经肠道吸收，吸收率为 0.1%，大部分从粪便排出。

许多研究工作已证实，铝对骨质有毒性。肾功能低下者，铝负荷可损害骨质矿化，使骨组织形态学发生变化，称为铝诱导性骨病。长期肾透析患者多发生不同程度的骨密度降低，经研究发现，肾透析液中铝浓度过高是导致骨密度降低的重要原因。

临床资料及动物实验已经证实，肾性骨营养不良与铝有关，铝可通过以下 3 方面影响骨。

（1）竞争性抑制 Ca^{2+} 吸收及使甲状旁腺激素浓度下降。

（2）铝与胶原蛋白结合沉积骨上，抑制成骨细胞和破骨细胞增殖和功能。

（3）干扰骨磷酸酶产生及骨内钙、磷结晶的形成。

铝对骨的影响来自直接抑制骨矿化及通过钙和磷代谢相互作用间接影响骨代谢。服用铝过多时影响磷的吸收，因为铝能与磷酸盐形成不溶的磷酸铝盐，阻止磷的吸收。肾功能衰竭并进行血液透析的患者，体内铝明显升高，大约能超过正常人的 30 倍，患者出现骨骼脱钙、骨软化及骨萎缩，甚至发生多发骨折。铝过多引起骨代谢异常的机制可能是铝沉积于骨骼并与枸橼酸形成复合物，妨碍新的骨盐晶体形成和在骨中沉积。铝还可直接作用于骨细胞（成骨细胞），并调节其活性；铝影响骨中某些酶对 PTH 的反应；铝还可能抑制 PTH 的释放，导致骨代谢异常。

铝与骨疾病尤其是与骨质疏松之间关系尚未搞清，但不能低估铝与骨病的关系，因骨中有明显铝沉积者常伴有骨骼疾病。

（十二）铅（lead，Pb）

铅是一种重金属，在人类的生存环境中普遍存在，很大部分是由于在油漆和汽油中广泛使用含铅化合物造成的。

铅是一种高蓄积性的元素，随着年龄的增长，体内铅含量逐渐增加。体内铅主要贮存于骨和软骨组织内，占其总量的 90% 以上。有资料表明，在正常生理条件下，骨铅含量随年龄增长而增加，但这种增加与骨量减少无关。

铅主要通过消化道、呼吸道和皮肤 3 种途径进入人体。摄入的铅 5%~10% 被吸收，吸收的铅在十二指肠与钙结合蛋白结合，维生素 D 可促进铅的吸收。同时，膳食因素对体内铅代谢有一定影响，吸收率随膳食中蛋白质、钙和植酸等含量的不同而变化。其他因素中，钙对铅的吸收影响最大，在缺钙的状态下，肠道内的钙结合蛋白水平较高，促进了铅的吸收，补充钙剂可降低肠铅吸收，降低骨铅含量。体内锌缺乏时，骨铅含量增加，补锌可降低骨铅含量。体内的铅主要通过尿、粪排出或沉积在骨骼中。

骨是铅的主要蓄积部位，是铅产生毒作用的靶组织，因而铅被认为是骨质疏松症的潜在危险因素。可能机理有改变峰值骨密度、改变老年人的骨吸收率、改变骨结构的完整性。

铅对线粒体有极强的亲和力，所以长期接触铅，体内铅含量过量增加时，可使肾皮质近曲小管上皮细胞内线粒体变性，影响维生素 D_3 代谢，使肠钙吸收降低，继发 PTH 分泌增加，骨矿物质丢失，这是铅过量引起骨丢失的主要原因之一。此外，铅可取代碱性磷酸酶中的锌元素，使该酶活性下降，不能有效地水解焦磷酸盐，影响矿物质沉积，也是铅过量导致骨丢失的原因之一。

大量的体内和体外实验表明，铅对骨细胞功能的影响十分复杂，在许多方面直接或间接地影响骨细胞功能。概括出来主要有以下几方面：①铅通过改变激素水平，特别是 1，25（OH）$_2D_3$ 水平，间接改变骨细胞功能。②铅通过干扰骨细胞对激素调节的应答能力直接改变细胞功能。例如，低水平的铅抑制 1，25（OH）$_2D_3$ 刺激合成骨钙素，从而抑制新骨生成及成骨细胞和破骨细胞之间的功能耦合。③铅可损伤细胞合成或分泌骨基质其他成分（如胶原或骨唾蛋白）的能力。④铅干扰钙调控及其他信号传导系统，降低骨基质蛋白的合成，直接影响与绝经后早期骨丢失最快是一致的。以后血铅水平随年龄增加而渐渐降低。可以看出，骨铅以与骨丢失同样的速度动员出骨，使绝经后骨质疏松妇女血铅浓度增加，这应引起相应的注意。

铅在密质骨中的沉积量大约是小梁骨的 2 倍，但小梁骨的转化速度快，从骨中释放的铅大部分来自小梁骨。当没有进一步的铅摄入或吸入时，铅随着骨转换从骨中释放出来，因此骨不仅是铅沉积的主要部位，而且是内源性铅的主要来源。同时，被释放的铅进入循环系统，到达软组织，对人体产生危害。

（十三）镉（cadmium，Cd）

1. 概述

镉（Cd）是元素周期表中第Ⅱ B 族的元素，原子序数为 48，相对原子质量 112.41。镉在地壳中的含量约为 $2\times10^{-5}\%$，是一种较稀少的金属，但它却因造成日本富山县神通川流域的“痛痛病”而引起世人的重视。镉对体内巯基酶有较强的抑制作用。镉中毒主要损害肾脏、骨骼和消化系统，尤其是损害肾近曲小管上皮细胞，使其重吸收功能障碍，临床上出现蛋白尿、氨基酸尿、糖尿和高钙尿，导致体内出现负钙平衡，并由于骨钙析出而发生骨质疏松和病理性骨折。动物实验证明，妊娠期、哺乳期及卵巢切除后，雌性小鼠骨骼对饲料镉的脱矿物质作用非常敏感，大剂量给予镉可引起骨矿物质代谢障碍和成骨细胞形成障碍，从而诱发骨质疏松症。

2. 来源

镉在工业上的应用十分广泛，故由于工业三废尤其是含镉废水的排放对环境和食物的污染也较为严重。一般食品中均能检出镉，含量范围为 0.004~5mg/kg。但镉也可通过食物链的富集作用而在某些食品中达到很高的浓度，如水稻似乎能选择性地“优先”吸收镉。日本镉污染区稻米的平均镉含量为 1.41mg/kg（非污染区为 0.08 mg/kg），形成所谓“镉米”；污染区的贝类含镉量可高达 420 mg/kg（非污染区为 0.05 mg/kg）。此外，要注意的是烟草，当土壤含镉在 1mg/kg 左右时，烟草中的镉含量则可达 20~30mg/kg。据调查，不吸烟的人体内镉的总负荷量为 7~8mg，而吸烟者则可达 30mg。许多食品包装材料和容器也含有镉。因镉盐有鲜艳的颜色且耐高热，故常用作玻璃、陶瓷类容器的上色颜料，并用作金属合金和镀层的成分，以及塑料稳定剂等，因此使用这类食品容器和包装材料也可对食品造成镉污染。尤其是用作存放酸性食品时，可致其中的镉大量溶出，严重污染食品，导致镉中毒。

3. 吸收与代谢

镉进入人体的主要途径是通过食物摄入，吸收率 5%~10%，食物中镉的存在形式以及膳食中蛋白质、维生素 D 和钙、锌等元素的含量等因素均可影响镉的吸收。进入人体的镉大部分与低分子硫蛋白结合，形成金属硫蛋白，主要蓄积于肾脏（约占全身蓄积量的 1/2），其次是肝脏（约占全身蓄积量的 1/6）。体内的镉可通过粪、尿和毛发等途径排出，半衰期 15~30 年。

4. 生理功能

目前镉对骨质的影响机理尚不完全清楚，归纳起来有以下几方面。

（1）对骨的直接影响　镉可损害间充质细胞，从而间充质细胞分化为前成骨细胞、成骨细胞和骨细胞的过程受到损害。正常生理状态下，成骨细胞分泌一些细胞因子如转换生长因子等，它们抑制破骨细胞活性。当体内镉过量时，成骨细胞数量减少，活性降低，使抑制骨吸收的生长因子分泌减少，骨吸收活性增加，这是镉引起骨丢失的重要原因之一。

（2）对肾脏影响　镉接触人员出现蛋白尿，这种蛋白尿不同于肾炎和肾病的蛋白尿。其尿蛋白主要是微球蛋白。大量动物实验已证实，镉主要影响肾小管功能。

放射自显影研究证实，镉的分布主要集中在肾皮质近曲小管，使上皮细胞内线粒体变性，因为该部位是维生素 D_3 的 1– 羟化酶所在部位，由此推论镉可能通过降低 1，25（OH）$_2D_3$ 的生成，降低肠钙吸收来影响骨代谢，这是镉导致骨丢失的途径之一。

（3）影响肠钙吸收　除了通过影响维生素 D_3 在肾脏的羟化作用来影响肠钙吸收外，镉可在小肠黏膜上皮细胞内蓄积，破坏细胞内结构，导致营养素吸收障碍，同时也使肠黏膜细胞内 CaBP 合成受抑制，肠钙吸收减少，血钙降低，继发 PTH 分泌增加，骨吸收增强。

需要强调的是，镉对骨的损害仅发生在长时间大量接触镉或食用镉污染食物与饮水者，主要表现是骨软化和骨质疏松。对镉敏感的人群是钙和维生素 D 摄入不足及多次妊娠和哺乳期引起体内钙缺乏的妇女。男性由于缺钙现象不如女性严重，故多发生蛋白尿，骨软化不常见。在镉过量摄入的同时，肾脏分泌金属硫蛋白，该蛋白可与镉结合，保护肾脏免于损害。

锌、铁、硒、铜等对于镉有拮抗作用。锌能抑制镉进入大鼠和小鼠睾丸而防止急性镉中毒，硒对镉毒性的拮抗作用比锌更有效。氯化镉（$CdCl_2$）使小鼠睾丸产生的坏死因硒的加入而不再发生。动物实验表明，氯化镉对大鼠的肺损害，硒缺乏大鼠比不缺硒大鼠严重。

5. 毒性及安全性

镉主要蓄积在肾脏和肝脏中。日本人研究骨质减少与“痛痛病”时发现，肾损害程度与骨质减少的程度直接相关。有肾功能障碍的镉接触组的骨矿物质含量和骨密度指数明显低于对照组。另一研究证明，随着镉导致的肾损伤的加重。血清 1，25（OH）$_2D_3$ 水平降低，甲状旁腺激素水平增加。

正常人血镉＜ 50μg/L，尿镉＜ 3μg/L，发镉＜ 3μg/g。如血镉＞ 250μg/L 或尿镉＞ 15μg/L，则表示有过量镉接触和镉中毒的可能。

以上只单个地介绍了某种微量元素的功能，而实际上微量元素之间是相互作用的，一种元素过多有可能对体内另一种或几种正常含量的微量元素产生影响。此外，微量元素还与宏量元素和其他营养物质之间相互影响，如锶和氟可干扰宏量元素钙的代谢。关于微量元素与骨质疏松的关系，还有待于进一步的深入研究。

与骨代谢有关的微量元素并不限于以上几种，例如人体必需微量元素钼和铝也与骨代谢密切相关，高钼、高铝可影响钙磷代谢，产生类似骨软化的症状。

目前，可用于人体微量元素检测的方法有：同位素稀释质谱法、分子光谱法、原子发射光谱法、原子吸收光谱法、X 射线荧光光谱分析法、中子活化分析法、生化法、电化学分析法等。但在临床医学上广泛应用的方法主要为生化法、电化学分析法、原子吸收光谱法这几种，但生化法和电化学分析法（也叫电位溶出法）结果准确性差。目前，原子吸收光谱仪测定法具有检测快速、精密度高、重复性好、准确性高、操作简便、受干扰因素少、无污染等特点，已成为测定人体微量元素的首选方法。

第二节　骨基质蛋白的生理及调控

骨基质，即骨的细胞间质，由有机成分和无机成分构成。有机成分由成骨细胞分泌形成，包括大量胶原纤维（占有机成分的 95%）及少量无定形基质。无定形基质为凝胶，内含中性或弱碱性糖胺多糖，有黏着胶原纤维的作用。基质中还含有两种钙结合蛋白：骨钙蛋白（osteocalcin）和骨磷蛋白（phosphophoryms）。前者有两个与钙亲和力强的部位，后者则有许多钙结合部位，但只有一部分骨磷蛋白是可溶性的，其余均与胶原纤维相结合。钙结合蛋白与钙化及钙的运输有关。有机质和无机质的比例随年龄而有不同，在儿童，两者各占骨干重的 1/2；在成人，无机质约占 2/3，在老年人，无机质增多。骨中的有机质 90%~95% 为骨胶原（骨胶纤维），主要由Ⅰ型胶原蛋白组成；其他 10% 为无定形基质，主要为糖蛋白复合物（糖蛋白和蛋白多糖），还有少量唾液蛋白及脂类（脂质）。骨中的无机质即骨盐（bone mineral），以结晶的羟基磷灰石（hydroxyapatite）和无定形的胶体磷酸钙形式分布在有机质中。羟基磷灰石结晶［hydroxyapatite crystal，$Ca_{10}(PO_4)_6(OH)_2$］，属不溶性中性盐，呈细针状，长 20~40μm，宽 3~6μm，沿胶原纤维长轴规则排列并与之结合。有机成分与无机成分的紧密结合使使骨骼既有一定的硬度，又有一定的弹性。

一、胶原

（一）胶原的特征及分布

胶原是细胞外最丰富的基质蛋白，它在维持纤维连接组织的结构及功能上起重要作用。胶原的初级结构由重复的氨基酸序列甘氨酸 –X–Y 构成。X 及 Y 通常分别是脯氨酸及羟脯氨酸。序列的重复使胶原的 α 链成为硬度大并极稳定的三螺旋分子。目前已经发现了 25 种 α 链，这些 α 链构成了 14 种不同类型的胶原分子，并有组织特异性。

胶原分为纤维型及非纤维型：

纤维型胶原主要有Ⅰ、Ⅱ、Ⅲ、Ⅴ及Ⅺ型胶原。Ⅰ型胶原在结缔组织中结构最稳定，它由两条 α1 链及一条 α2 链组成（Ⅰ型胶原是组织分布最为广泛的胶原蛋白）；Ⅱ型胶原主要存在于软骨，是关节软骨的主要结构成分，是关节软骨中主要细胞外间质之一；Ⅲ型胶原在胎儿组织中含量较高，另外，Ⅲ型胶原主要存在于皮肤中；Ⅴ型胶原形成薄纤维，位于某些平滑肌间隙并与Ⅰ、Ⅲ型胶原共存；Ⅺ胶原在软骨组织中，与Ⅱ型胶原共存。

非纤维型胶原以不同的大小和长度分布在纤维胶原的 α 链之间。包括Ⅳ、Ⅵ、Ⅶ、Ⅷ、Ⅸ型胶原。与纤维胶原不同的是Ⅳ型胶原 α 链在氨基酸的 N 端及 C 端含有非胶原区，这一结构使组织基质更加稳定。Ⅳ型胶原三螺旋分子相互连接，从而形成网状结构（Ⅳ型胶原是基底膜的主要成分）；Ⅵ型胶原的 α 链在 N 端及 C 端同样含有大量非胶原区，它们形成二聚体及四聚体后再形成微纤维化合物并分散在组织间质中（Ⅵ型胶原具有高度免疫性）；Ⅶ型胶原是一种在特定表皮组织中发现的纤维胶原，是连接表皮与真皮的支柱，有紧实拉皮的作用。Ⅷ

型胶原存在于角膜的后界层中，是角膜内皮细胞基底膜的主要组成成分。Ⅸ型胶原以Ⅱ型或Ⅰ型胶原作为其主要的纤维形式形成结构，实际上是一种蛋白多糖；Ⅸ型胶原含有一个糖胺聚糖侧链与Ⅱ型或Ⅰ型胶原形成共价交联。

（二）胶原产生的途径

胶原基因由外显子、内含子及基因活性调节因子构成。它的特征是含有大量的内含子及较多的外显子，通常是 54~108 个碱基对。这些碱基对准确地译成 6~13 个三螺旋（Gly–X–Y）。随着 mRNA 的翻译过程，翻译的初始产物进入内质网并被裂解，这是一个前 α 链，在 N 端及 C 端都含有非胶原序列。然后胶原多肽的前赖氨酸及赖氨酸残基在内质网中羟化，两种前赖氨酸羟化酶在不同的位点使脯氨酸羟化，糖转移酶使某些羟赖氨酸残基葡萄糖化以形成半乳糖羟赖氨酸残基复合物。3 种 α 链的连接是以二硫化物 C 末端胶原扩展肽起始，之后在内质网中不断进行羟化及葡萄糖化，直到形成稳定的三螺旋分子。

三螺旋分子形成后运送到高尔基复合体进行包装，然后分泌到细胞表面，再将前胶原排入细胞外间隙。在此处胶原纤维形成，间质纤维胶原（Ⅰ、Ⅱ、Ⅲ、Ⅴ及 Ⅺ 型胶原）的非胶原 N 端 C 端区被排除，三螺旋分子平行聚合形成纤维。胶原纤维经共价交联后变得更加稳定。有些胶原形成了多链复合交联。

二、骨基质非胶原蛋白——蛋白聚糖

胶原的合成、分泌及降解与其他基质蛋白有关，骨基质的特异性是由胶原之外的骨基质蛋白所决定，蛋白聚糖是其中最主要的成分。

蛋白聚糖是以糖胺聚糖为主体的糖蛋白质复合物。蛋白聚糖以蛋白质为核心，以糖胺聚糖链为主体，在同一条核心蛋白肽链上，密集地结合着几十条至千百条糖胺聚糖糖链，形成瓶刷状分子。每条糖胺聚糖链由 100~200 个单糖分子构成，具有二糖重复序列，一般无分支。糖胺聚糖主要借 O– 糖苷键与核心蛋白的丝氨酸或苏氨酸羟基结合。核心蛋白的氨基酸组成和序列也比较简单，以丝氨酸和苏氨酸为主（可占 50%），其余氨基酸以甘氨酸、丙氨酸、谷氨酸等居多。

蛋白聚糖是细胞外基质的主要成分，广泛存在于高等动物的一切组织中，对结缔组织、软骨、骨骼的构成至关重要。蛋白聚糖具有极强的亲水性，能结合大量的水，能保持组织的体积和外形并使之具有抗拉、抗压强度。蛋白聚糖链相互间的作用，在细胞与细胞、细胞与基质相互结合，维持组织的完整性中起重要作用。糖链的网状结构还具有分子筛效应，对物质的运送有一定意义。

在生长发育期间，硫酸软骨素蛋白聚糖（chondroitin sulphate proteoglycan，CSPG）位于骨形成处的间质中，其分子量为 1×10^6，并含有一个核蛋白，在核蛋白内又含有分子量约 40 000 的硫酸软骨素。这种 CSPG 在骨发育形成期间形成含透明质酸蛋白聚糖的能力较低。硫酸软骨素蛋白聚糖由核心蛋白和硫酸软骨素侧链组成，存在于软骨等人体正常组织中，对细胞的生长、黏附、迁移、结合及细胞外基质的互相作用都具有重要作用。

核心蛋白聚糖（decorin）及双糖链蛋白多糖（biglycan）随着骨形成的进展，大分子蛋白聚糖被降解，并被 decorin 和 biglycan 两种已矿化的小蛋白聚糖所代替，从而导致了矿化期间蛋白聚糖的消失。蛋白聚糖含有大量的糖胺聚糖侧链，因此 decorin 及 biglycan 含有较多的含硫化合物。decorin 及 biglycan 分别仅含 1~2 个糖胺聚糖。CSPG 消失后，含硫化合物降解，而小蛋白聚糖的分子量基本不变。

1986 年 Tom Krusius 等首次通过提取人胚胎成纤维细胞系 IMR290RNA、构建 cDNA 文库，成功克隆了 decorin 基因并测序鉴定。decorin 是由一个球形的核心蛋白和一条含硫酸软骨素（chondroitin sulfate，CS）/ 硫酸皮肤素（dermatar sulfate，DS）、葡糖胺聚糖侧链（glycosaminoglycans，GAG）组成。其分子量为 92.5KD。decorin 基因在人类基因组为双拷贝，定位于 12 号染色体 12q21−q22。Decorin 基因序列全长为 1 080bp 编码，共分为 4 个功能域。其核心蛋白分子量为 39 793，以富含 10~12 个亮氨酸重复序列结构域为主要特征。人类 decorin 基因是由 359 个氨基酸组成的，即包括 3 个终止密码子 TAA 在内共 1 080bp 编码，包含了 N 末端 16 个氨基酸的信号肽、14 个氨基酸的前肽以及 329 个氨基酸组成的成熟核心蛋白。

decorin 和 biglycan 的生化特征虽然相同，但它们在骨发育期间骨内外的定位方式却明显不同。decorin 的分布范围极其广泛，一般它与胶原共存，以便修饰胶原分子并调节纤维的直径。在骨发生期间，decorin 由软骨细胞表达并定位于基质间区；Biglycan 定位于基质区。在骨形成期间二者都由成骨细胞产生，但 Biglycan 仅在细胞变为骨细胞时才进行表达。

核心蛋白聚糖（decorin，DCN）是富含亮氨酸的蛋白多糖亚类中的一种。它有 1 个糖胺多糖链黏附区和一个约 45KD 的核心蛋白，原肽序列约 14 个氨基酸，由氨基端 – 糖胺多糖黏附区 – 富含半胱氨酸区 – 富含亮氨酸区 – 富含半胱氨酸区 – 羧基端组成。糖胺多糖由硫酸皮肤素（dermatan sulfate）/ 硫酸软骨素（chondroitinsulfate）组成。人类 DCN 基因约长 38kb，含有 8 个外显子和 7 个内含子，定位于 12 号染色体的长臂末端，12q23 区，于 20 世纪 80 年代初在骨组织内发现，1986 年首先被 Krusius 和 Ruoslahti 克隆。DCN 一般分布于肌腱、牙周组织以及正在发育的骨和软骨中，与骨骼肌纤维、角化细胞和成纤维细胞的发育密切相关。

还从骨基质中分离出了少量其他小蛋白聚糖，如 HAPG3、HAPG100 及 HAPG2，功能尚不清楚。虽然在矿化的骨基质中未发现细胞表面相关蛋白聚糖，但它在骨生物学领域中是十分重要的。体外研究证明在哺乳动物上皮细胞表面有分子量为 400 000 的肝素硫酸蛋白聚糖（核蛋白 80 000 并带有几个 40 000 分子量的侧链）。它的作用是调节某些生长因子。最近的研究证明，肝素硫酸蛋白聚糖可促进成纤维细胞生长因子与受体结合。

DCN 可与转化生长因子 TGF-β 结合抑制 TGF-β 的生物活性后进而抑制肿瘤的发生及转移。DCN 可激活内皮细胞生长因子受体（EGFR）引起丝裂原激活蛋白激酶 MAP 激活最终导致细胞生长抑制。DCN 可与细胞周期依赖激酶抑制剂 P21 结合并且使之表达增加，抑制肿瘤细胞。DCN 可能通过抑制肿瘤血管生成而发挥抗肿瘤作用。 DCN 可与细胞外基质中的其他分子相互作用影响细胞间黏附及迁移，可能对肿瘤发生、发展具有一定作用。

最近在骨中发现了透明质酸，它是一种不含核蛋白的非硫酸糖胺聚糖，在骨形成期的表达还不清楚。推测可能在形态发生期间起重要作用。

根据糖胺聚糖双糖中单糖分子类型、羧基和硫酸基位置的不同，可将其分为透明质酸、硫酸软骨素 A、硫酸软骨素 C 等几类。其中透明质酸又称玻璃酸，组成单糖为 D– 葡萄糖醛酸和 N– 乙酰氨基葡萄糖；硫酸软骨素 A 组成单糖为 D– 葡萄糖醛酸和 N– 乙酰 –D– 半乳糖 –4– 硫酸；硫酸软骨素 C 组成单糖为 D– 葡萄糖醛酸和 N– 乙酰 –D– 半乳糖 –6– 硫酸。

糖胺聚糖是蛋白聚糖的主要组分，已知有 6 种糖胺聚糖：透明质酸（hyaluronic acid，HA）、硫酸软骨素（chontroitin sulfate，CS）、硫酸皮肤素（dermatin sulfate，DS）、硫酸角质素（keratan sulfate，KS）、硫酸乙酰肝素（heparan sulfate，HS）、肝素（heparan，Hep）。

透明质酸是关节滑液的主要成分，具有很大的黏性，对关节面起润滑作用。

类风湿关节炎患者关节液的黏度降低与蛋白多糖的结构变化有关。

三、糖蛋白（glycoprotein）

糖蛋白（glycoprotein）是分支的寡糖链与多肽链共价相连所构成的复合糖，主链较短，在大多数情况下，糖的含量小于蛋白质。在糖蛋白中，糖的组成常比较复杂，有甘露糖、半乳糖、岩藻糖、葡糖胺、半乳糖胺、唾液酸等。

糖蛋白主要生物学功能为细胞或分子的生物识别，部分功能因其所在的地方不同而有所区别；糖蛋白普遍存在于动物、植物及微生物中，种类繁多，功能广泛；可按存在方式分为 3 类：①可溶性糖蛋白，存在于细胞内液、各种体液及腔道腺体分泌的黏液中。血浆蛋白除白蛋白外皆为糖蛋白。可溶性糖蛋白包括酶（如核酸酶类、蛋白酶类、糖苷酶类）、肽类激素（如绒毛膜促性腺激素、促黄体激素、促甲状腺素、促红细胞生成素）、抗体、补体及某些生长因子、干扰素、抑素、凝集素及毒素等。②膜结合糖蛋白，其肽链由疏水肽段及亲水肽段组成。疏水肽段可为一至数个，并通过疏水相互作用嵌入膜脂双层中。亲水肽段暴露于膜外。糖链连接在亲水肽段并有严格的方向性。在质膜表面糖链一律朝外；在细胞内膜一般朝腔面。膜结合糖蛋白包括酶、受体、凝集素及运载蛋白等。此类糖蛋白常参与细胞识别，并可作为特定细胞或细胞在特定阶段的表面标志或表面抗原。③结构糖蛋白，为细胞外基质中的不溶性大分子糖蛋白，如胶原及各种非胶原糖蛋白（纤黏连蛋白、层黏连蛋白等）。它们的功能不仅仅是作为细胞外基质的结构成分起支持、连接及缓冲作用，更重要的是参与细胞的识别、粘着及迁移，并调控细胞的增殖及分化。

已研究过的六七十种血浆蛋白质中，绝大多数是糖蛋白。有些酶和激素是糖蛋白。糖蛋白也是细胞质膜、细胞间质、血浆黏液等的重要组分。糖蛋白与很多疾病如感染、肿瘤、心血管病、肝病、肾病、糖尿病以及某些遗传性疾病等的发生、发展有关。再者，细胞表面的糖蛋白及糖脂可“脱落”到周围环境或进入血循环，它们可以作为异常的标志为临床诊断提供信息；患某些疾病时体液中的糖蛋白亦常有特异性或强或弱的改变，这可有助于诊断或预后的判断。

（一）碱性磷酸酶（alkaline phosphatase，ALP）

碱性磷酸酶（ALP）是一种磷酸单酯酶，存在于除高等植物外几乎所有的生物体内，可直接参加磷代谢，在钙、磷的消化、吸收、分泌及骨化过程中发挥了重要的作用。它在体内有 4 种编码基因，1 种是组织非特异基因，定位于 1 号染色体短臂上，在骨、肝、肾和早期胎盘中表达。另外 3 种组织特异性基因分别编码小肠、成熟胎盘和胚细胞来源的 ALP，它们定位于 2 号染色体长臂上，相互位置很接近。目前已知人类 ALP 同工酶包括：组织非特异性 ALP（TNALP），来源于肝脏、肾脏、骨及其他脏器和组织，即肝型 ALP、骨型 ALP、肾型 ALP，其中骨型 ALP 是成骨细胞释放的一种细胞外酶，能被释放到血液循环中，在机体的生理功能主要是在成骨过程中水解磷酸酯，为羟基磷灰石的沉积提供必需的磷酸，同时水解焦磷酸盐，解除其对骨盐形成的抑制作用，并形成有利于骨矿化的碱性环境，促进成骨过程，因而骨 ALP 与骨矿化密切相关，临床常作为判断骨矿化异常的重要指标。

（二）骨黏连蛋白（osteonectin）

骨黏连蛋白是一种分泌性富含半胱氨酸的酸性蛋白质，是一种在全身多组织多细胞广泛表达的细胞外基质非胶原蛋白，在所有动物体内都有表达。它与钙、胶原都有着较强的亲和力，在骨组织中，骨黏连蛋白存在于成骨细胞、成牙质细胞和少量软骨细胞中。虽然骨黏连蛋白在骨中的含量很高，但在一些非骨组织中也存在。有些细胞如成纤维细胞及内分泌上皮细胞在体外合成骨黏连蛋白比体内要多。骨黏连蛋白贮存在所有的钙化组织中，在组织形态发生及改建过程中含量发生波动。

目前认为骨黏连蛋白在骨生长重建、调节内皮细胞增殖、肿瘤发生、生长因子活性等多种生命活动进行调节，这方面已有一些报道，但仍处于初步阶段，需要进一步的深入研究。

关于骨黏连蛋白与骨生长与重建的关系，当前的研究显示骨黏连蛋白能够促进骨的钙化，但其机制尚不十分清楚，现在国际上普遍采用 Termine 等的观点认为，骨黏连蛋白与Ⅰ型胶原形成非可溶性复合物，诱导钙、磷沉淀，经过一系列的中间过程，形成羟基磷灰石结晶，羟基磷灰石分子的阴离子末端选择性地结合在骨黏连蛋白上，形成羟基磷灰石－骨黏连蛋白－Ⅰ型胶原复合物。该复合物中骨黏连蛋白分子内的有机磷酸酯和唾液酸表现出与钙的高度亲和性，诱导溶液中的钙不断地结合于羟基磷灰石的表面，使钙化延伸，从而促进骨的形成和重建。此外，骨黏连蛋白还能通过调节成骨细胞与破骨细胞来促进骨的生长。成骨细胞和脂肪细胞是由同一种间充质细胞分化而来，骨黏连蛋白基因敲除的小鼠能表现出较高的脂肪细胞分化。骨的生长和重建是成骨细胞与破骨细胞共同作用的结果，骨黏连蛋白基因敲除的小鼠同样表现出破骨细胞数量下降的趋势，因而其骨重建速度明显低于野生型小鼠，Boskey 等报道骨小梁及密质骨的形成速率下降了 50%。除了成骨细胞和破骨细胞，其他骨原性的细胞也受到骨黏连蛋白的调节。比如在其基因敲除的小鼠体内发现 T 淋巴细胞数量的上升和 B 淋巴细胞数量下降，但是其分子机制尚不清楚。

（三）含 RGD 的蛋白

RGD 是由精氨酸（Arg）、甘氨酸（Gly）、天冬氨酸（Asp）3 个氨基酸组成的序列肽，是近几年来发现的具有生物活性的短肽序列之一。有些蛋白质含有精氨酸 – 甘氨酸 – 天冬氨酸肽段，将含有该肽段的蛋白称为 RGD 蛋白。一些糖蛋白分子因具有黏附作用，称为黏附性糖蛋白，在这些黏附性糖蛋白的分子结构中，有一些特殊的结构与功能位点以及一些重复位点结构，如含有 RGD 三肽序列，此序列可与细胞膜上相应的整合素（integrin）受体结合，介导糖蛋白与细胞之间的黏附过程。其中较为典型的有血小板反应蛋白家族（thrombospondins，TSPs）、纤维黏连蛋白（fibronectin，FN）、玻连蛋白（vitronectin，VN）、骨桥蛋白（osteopontin，OPN）等。

1. 血小板反应蛋白家族，也叫凝血酶敏感蛋白（thrombospondins，TSPs）

TSP–1 也叫血小板反应蛋白 –1，是第一个被人们所认知、也是目前 TSPs 中研究最多的一个，TSP–1 可以由多种细胞合成和分泌，包括骨母细胞、成纤维细胞、单核细胞、巨噬细胞以及肿瘤细胞，参与包括细胞黏附、迁移、增殖、细胞间的相互作用、血管新生、肿瘤细胞的转移、炎症、动脉粥样硬化、止血和血栓形成等多种生物学过程。

TSP–1 主要存在于血小板 –α 颗粒和细胞外基质中，是一种相对分子质量为 4.5×10^5 的多功能糖蛋白，由 3 条相同的二硫键连接的多肽链组成。目前，已发现包括成纤维细胞、内皮细胞、平滑肌细胞、单核 – 巨噬细胞等在内的许多正常细胞可合成和分泌 TSP–1；一些肿瘤细胞系，如鳞状细胞癌、黑色素瘤、骨肉瘤、乳腺癌等也可合成 TSP-1，但远低于正常的组织细胞。TSP-1 大量存在于血小板颗粒及细胞外基质中，在巨噬细胞、成纤维细胞、内皮细胞等正常细胞与肿瘤细胞上均有广泛表达。TSP-1 是一种重要的细胞外基质糖蛋白，能够影响和调控内皮细胞的黏附、运动和增殖，已被公认为是一种有效的内源性血管生成抑制因子。TSPs 是在矿化基质中最复杂的蛋白聚糖之一，在骨中它由成骨细胞合成，存在于类骨质中，它的功能可能是调节骨细胞的黏附，当蛋白合成抑制物存在时，它不促进扩散，这有利于其他因子的合成。

2. 纤维黏连蛋白（fibronectin，FN）

FN 是一个相对分子量 450~1 000 KD 的纤维型糖蛋白，产生于内皮细胞和成纤维细胞。它由两个分子量为 250 000 的亚基组成。在亚基之间有 E Ⅲ A、E Ⅲ B 和 V 三个区，它们部分或全部被切开或插入，从而形成不同类型的 FN。细胞纤维黏连蛋白含 E Ⅲ A 及 E Ⅲ B 的各种基质混合物，其功能尚不清楚，推测 E Ⅲ A 和 E Ⅲ B 涉及基质的组成。其中的精氨酸－甘氨酸－天冬氨酸（RGD）肽段能与靶细胞表面的黏附受体如整合素家族中的 a5B1 整合素相结合，是细胞的最小识别位点，纤维黏连蛋白分子的 C 末端有 33/66KDa 的硫酸乙酰肝素结合区，能结合其他黏附分子。具有这些受体的造血细胞就能通过特异性结合定位于纤维黏连蛋白存在的部位。根据 FN 在体内分布的区别，一般将其分为血浆型及细胞型两大类。FN 是细胞外基质中的一种重要组分，它同基质细胞、可溶性生长因子等共同参与造血细胞的增殖、分化、黏附的调控。 尽管 FN 广泛存在于血浆及其他动物组织中，由于其结构的复杂性及重要的生化活性使它成为矿化基质中最有意义的蛋白之一。在骨形成的早期阶段，去矿化骨基质诱导产生 FN。在创面愈合过程中，FN 与纤维素、胶原等结合形成细胞移行的支架，对成纤维细胞和上皮细胞的迁移有重要作用。

3. 玻连蛋白（vitronectin，VN）

VN 是血液中的一种多功能蛋白质，又称为 S- 蛋白（S-protein），主要在肝脏中合成，它由两条单链的糖蛋白（65KD 和 75KD）组成，存在于血浆和细胞外基质中。玻连蛋白通过 RGD 序列介导，与补体 $C_{5\sim9}$ 的结合，抑制补体 $C_{5\sim9}$ 与细胞膜复合物的形成，从而对于体液免疫（humoral immune）系统产生影响，并可促进内皮细胞贴附，伸展和增殖，促进多种正常细胞及癌细胞的分化。

由于 VN 可与肝素（heparin）、血纤溶酶原（plasminogen）、血纤溶酶原激活剂抑制物（plasminogen activator inhibitor，PAI）以及凝血酶－抗凝血酶 Ⅲ

（thrombin-antithrombin Ⅲ，TAT-Ⅲ）复合物等进行结合，因而也是一种重要的调节凝血系统的基质相关蛋白（matrix-associated protein）。

4. 骨桥蛋白（osteopontin，OPN）

OPN是一种带负电的非胶原性分泌型糖基化磷酸蛋白（phospho-protein），其相对分子质量约44，约含300个氨基酸残基，具体大小取决于其翻译后的修饰程度，其氨基酸序列富含谷氨酸、丝氨酸和天门冬氨酸以及唾液酸基团，在不同天门冬氨酸残基位置上发生不同程度的磷酸化。人体内多种组织细胞能合成OPN，广泛存在于细胞外、炎症部位与骨组织的细胞间质中，关节液和血液中均能测到，其中破骨细胞、骨细胞、血管内皮细胞、平滑肌细胞、多种肿瘤细胞均能合成与分泌OPN分子，在骨（bone）、软骨（cartilage）、肾、蜕膜（decidua）和胎盘（placenta）等组织中都有广泛的表达；在免疫系统中的细胞类型中也有OPN的表达。OPN在细胞黏附、细胞的信号转导、肿瘤的转移、免疫调节等过程中都具有十分重要的作用，具体包括：①参与细胞的移动过程；②与钙离子有多种相互作用；③与骨的羟基磷灰石基质相结合，刺激骨的矿化；④RGD序列结合于细胞表面，介导细胞-基质、细胞-细胞的相互作用；⑤破坏晶体网阵，从而抑制草酸钙晶体的增长；⑥刺激巨噬细胞和淋巴细胞，参与对微生物感染的非特异性反应过程；⑦影响一氧化碳的产生、钙调节和基因的表达。早期前成骨细胞合成的OPN可能与骨基质的形成有关，成骨细胞可合成44 000的高磷酸化蛋白，参与调节羟基磷灰石晶体生长，因此骨桥蛋白被认为是成骨细胞成熟分化的标志。

5. 骨唾液酸蛋白（bone sialoprotein，BSP）

BSP是1972年首次从牛骨中提取的一种主要由成骨细胞和破骨细胞分泌的糖基化、磷酸化和硫酸化的非胶原蛋白，其分子量为70 000D，50%由碳水化合物构成（其中的12%是硅酸），多数碳水化合物是由短O链交联寡聚糖组成，并有30%的丝氨酸残基磷酸化。BSP支持体外各种细胞的黏附和扩展，包括破骨细胞，不含RGD的骨唾液酸蛋白也支持细胞黏附。骨唾液酸蛋白对矿化组织极为特异，定位在骨、牙本质及某些肥大软骨细胞和破骨细胞中，在牙骨质层大量贮存。在发育的骨中它的出现与矿化是一致的。BSP在骨发生时可启动矿化晶体的生长，具有骨的诱导分化和再塑作用。

在骨形成过程中，BSP对羟基磷灰石（HA）的最初晶核形成起着重要作用，引导矿化的形成，影响晶体的形成和生长。BSP是成骨细胞分化和发动矿化开始的标志物，是反应矿化组织功能细胞状态的良好标志，它作为骨细胞外基质参与骨代谢，血清 BSP 浓度可反映破骨细胞活性和骨吸收过程，在一些骨代谢性疾病，如多发性骨髓瘤（MM）、无症状或良性甲状旁腺机能亢进症（PHPT）、Paget 病，以及骨转移瘤患者中，血清 BSP 水平明显升高 。

6. 骨酸性糖蛋白 –75（bone acid glycoprotein –75，BAG–75）

BAG–75 是从大鼠骨提取物中分离得到的。它的作用与骨桥蛋白及骨唾液酸蛋白相同，但它有明显的免疫学特征。功能分析证明 BAG–75 结合钙离子的能力比骨桥蛋白及骨唾液酸蛋白大。将其连接到矿化物质表面时它抑制骨吸收。有学者提出两个假说：第一，BAG–75 通过特定的结构基本模式（motifs）直接发挥特定的功能，这一假说的依据是 OPN、BSP 和 BAG–75 主要局限并合成于钙化组织。第二，BAG–75 在骨形成和矿化方面的钙结合功能有赖于骨基质内特定蛋白质 – 蛋白质复合物的形成。

（四）含 Gla 的蛋白

骨基质含有被维生素 K 依赖酶修饰的蛋白，经修饰后成为“含 γ– 羧基谷氨酸残基（γ–carboxyl glutamic acid，Gla）的蛋白”，这种修饰后的氨基酸残基可以与钙离子更好的结合。

1. 骨钙素

骨钙素（osteocalcin，OC），亦称作依赖维生素 K 的骨 γ– 羧基谷氨酸蛋白（bone gla protein，BGP）、γ– 羧基骨蛋白、骨谷氨酸蛋白和骨依赖维生素 K 蛋白，是由骨钙素基因转录和表达并由非增殖期成骨细胞特异产生和分泌的一种非胶原蛋白，具有骨代谢调节激素的作用。它是一种非胶原蛋白，最早由 Hauschka 和 Price 分别从鸡、小牛和人骨中分离提取了此蛋白并鉴定了该结构。BGP 有 49 个氨基酸组成，相对分子质量 5 800，有 3 个谷氨酸羧基化。

在骨矿化的过程中，磷灰石中的钙离子与胶原内的 BGP 分子经 β 逆转的 α 单环结构的 2 个 Gla 残基形成化学键，从而完成骨基质的矿化。

在成骨细胞分化和基质矿化过程中，BGP 合成增加，随之 ALP 分泌增加，矿化完成后，ALP 迅速降低，而 BGP 仍维持较高水平，这提示 BGP 可限制过度矿化或参与骨转换调节。另一些体内外实验显示 BGP 还参与骨吸收的调节，它可以募集并激活骨重吸收细胞，当 BGP 减少时，破骨细胞样细胞聚集减少。

BGP 在血清中可以测得，它比较稳定，不受骨吸收因素的影响，是成骨细胞的功能敏感标志。其主要生理功能是维持骨正常矿化速度，可直接反映骨形成状况。通过血清 BGP 可以了解成骨细胞，特别是新形成的成骨细胞的活动状态。BGP 值随年龄的变化以及骨更新率的变化而不同。骨更新率越快，BGP 值越高，反之降低。

2. 基质 Gla 蛋白（matrix Gla protein，MGP）

MGP 是骨的提取物，它由骨形态发生组分分离纯化而来，是一种 10.4 KD 的小分子、维生素 K 依赖的基质蛋白，含有 84 个氨基酸，包含 5 个 Gla 残基和 1 个双硫键，MGP 是最早发现的血管钙化的抑制因子之一，受多种因素的调节。它广泛分布于骨骼、牙质、软骨、心及肺等组织中，在血管中层，MGP 主要由血管平滑肌细胞（VSMC）合成；在血管内膜，由巨噬细胞、VSMC 和内皮细胞合成。在心、肺、肾、软骨和骨的早期发育阶段 MGP 比骨钙素出现要早得多。有研究证明细胞可以利用它作为黏附点。它是软骨内骨形成和血管内异位钙化的重要调节因子。MGP 与矿物质结合可形成可溶性复合物，从而抑制了矿物质在软组织的沉积，有利于矿物质排出体外，因而，MGP 是人体内血管和软骨钙化的抑制剂。

MGP 对骨形成也有重要的影响。近年研究发现，维生素 D 与 MGP 这两种对骨形成有重要作用的影响因子之间存在着许多内在联系，且在骨细胞中维生素 D 可上调 MGP 表达。维生素 D 除了能直接调节多种细胞 MGP 表达，也有可能通过调节钙磷代谢、雌二醇、维生素 K_2 和 BMP-2 等多途径间接调节 MGP 表达，而且 1，25（OH）$_2D_3$ 有可能通过激活 Wnt/β-catenin 信号通路调节 MGP 表达而影响骨形成。这和以往我们所了解的维生素 D 在骨代谢中的作用机制有所不同。

四、骨基质的矿化

骨基质矿化是成骨细胞合成并分泌骨的有机成分（主要是交联 Ⅰ 型胶原）后，在一定条件下无机盐有秩序地沉积于其内。基质中涉及很多细胞内外的生化过程，使钙和磷形成羟基磷灰石 $Ca_{10}(PO_4)_6(OH)_2$ 的纳米晶体，再与有机质形成螯合物，变为正常骨质的过程。在这一过程中，有机质以骨胶原为主体，无机质以羟基磷灰石为主要物质。骨胶原为骨基质中含量最多的有机成分，矿化后的骨基质是无机盐成分以晶体的针状或板层结构沉着于胶原纤维空隙内，由此可见骨胶原纤维为骨矿化提供了基本的场所，也就是说，如果没有骨的有机质也就无从谈起矿化。骨基质矿化程度与骨强度相关，网状骨的矿化程度越高，骨骼的刚度和抗压缩能力越强。

（一）骨胶原与矿化的关系

骨基质矿化在正常状态下，羟基磷灰石与骨胶原相结合形成正常的骨质是有一定条件要求的。首先，骨的Ⅰ型胶原之间互相交联结构，形成骨基质框架，骨胶原纤维间空隙区域间距离为 0.5nm，这与羟基磷灰石钙离子间的距离是相一致的；其次，骨胶原的质量、数量与矿化也明确相关。在正常生理情况下，一定量无机盐成分只能沉积于一定量的有机成分中，沉积比例不合适，将会出现骨质过软或过硬过脆，另外，在骨基质矿化过程中，羟基磷灰石还要通过骨基质中的非胶原蛋白，即骨钙素、基质蛋白等才能完成正常矿化过程。Ⅰ型胶原不仅给骨钙素提供结构场所，还要同骨钙素等非胶原蛋白相结合，形成网络支架，只有形成了这样的结构，才能为骨矿化提供基本条件。同时在骨有机质中，黏多糖类占骨的有机质的 9.5%，除硫酸软骨素外，其余物质均能延缓矿物质生长，尤其是酸性蛋白多糖，通过选择性地结合钙离子，使晶体不易形成，从而可抑制钙化过程。还有有机质中的脂类，尤其是磷酸脂，在不同 pH 下，也影响着骨盐的沉积。

由上述可见，骨胶原与矿化的关系是：骨胶原为基质矿化提供了结构场所，也为促进矿化的物质及抑制矿化的物质提供了功能发挥区间，为骨基质矿化奠定了基础。

（二）骨矿化的基本物质

钙、磷离子是矿化的基本物质，其矿化形式是以羟基磷灰石结构形式向骨内沉积，无机质占干骨质量的 65%~75%，其中 95% 是固体钙和磷。骨基质中次要的矿物质是镁、钠、钾和一些微量元素，包括锌、锰、铜和氟化物，它们也参与骨强度构成，但不一定参与骨代谢。

（三）骨基质矿化的途径

骨基质矿化的途径为：成骨细胞合成并分泌骨的有机质，其主要成分为骨胶原，另外还有骨钙素蛋白、多糖类、脂质等较少的成分，此为骨矿化提供了结构基础。机体吸收的钙离子和焦磷酸裂解的磷离子合成磷灰石（骨无机盐的主体）转运至骨胶原间隙区域内，按一定的电位极性排列、沉积，磷灰石中的钙离子与胶原内的骨钙素分子经β逆转的α单环结构的2个Gla残基形成化学键，从而完成骨基质的矿化。

（四）骨基质矿化的影响及调节因素

骨基质矿化是一个极端复杂的过程，其中的许多细节、机理目前仍未完全掌握，迄今为止，人们仍不能完全模拟骨基质的形成与矿化的完整过程。就目前研究，有以下因素影响或调节着骨基质矿化。

1. 整体因素

作为整体的人，骨基质的形成、矿化明显地受着种族、地理（地区）、性别等因素的影响，如黑种人的峰值骨量明显高于白种人和黄种人，男性峰值骨量明显高于女性，这主要由遗传因素决定。居住在赤道地区的人们的峰值骨量明显高于温带及两极地区的人们的峰值骨量，这与日照时间、气温等自然因素相关。温热及长时间的日照环境可以促进骨代谢，有利于骨有机质的形成和无机盐的沉积。另外运动也是一个对骨量形成有明显影响的因素，如经常运动或体力劳动者，其峰值骨量则高于不活动者，运动员的骨钙含量明显高于一般人，运动负荷可以促进生理性骨形成。不仅主动运动负荷可以促进骨量形成，被动的运动负荷也可以促进骨量提高。

2. 体内因素与骨矿化的关系

体内因素主要是指血液循环内的各种激素或激素样物质对骨矿化的调节作用，如活性维生素D、雄激素、雌激素、生长激素、蛋白同化激素、维生素K、甲状腺素、甲状旁腺素、降钙素等，其作用机制分别为通过抑制破骨细胞活性、促进成骨细胞活性及影响钙磷等物质的代谢来调节骨基质的矿化。

3. 细胞外因素对骨矿化的调节

有研究表明，细胞外基质小泡（matrix vesicles，MV）被认为是许多矿化组织，包括膜内成骨、软骨化骨的起始无机盐沉积部位，因为这些小泡内含有丰富的矿化所需的酶，如ALP、MV上的脂蛋白酶等，它们易于将钙转运至基质胶原成分上。MV是一种位于胞外、直径为100~250 nm的膜镶嵌微颗粒，选择性分布于软骨、骨和牙本质初始矿化位点。矿化第一步始于MV中，首先是无机离子（钙离子、磷酸盐）在MV中的积累，BAG–75、骨涎蛋白促进MV中钙离子积累，MV 中钙磷脂结合蛋白组成一钙离子通道，输送钙离子至 MV 内。矿化第二步始于羟基磷灰石晶体通过 MV 膜释放进入胞外基质，与胶原蛋白连接，继而在细胞外环境控制下不断生长。

胶原纤维去除基质蛋白后，在溶液中不易矿化，透射电镜观察见胶原纤维矿化发生于特定位点，即所谓的 e 带，而此处就有基质蛋白存在，这些基质蛋白可能起着遮挡其他蛋白的成核作用，从而发挥其本身的成核作用，并容许无机质晶体按一定顺序方式排列。

由上述可见，存在于胶原纤维 e 带的基质蛋白可能是一种遮挡因子，骨钙素及其他磷酸化蛋白与胶原孔区密切相关，这些由成骨细胞产生的基质蛋白在调节晶体大小上发挥着重要作用。

有研究表明体外的脉冲电磁场刺激能加速骨损伤区新骨的生成与矿化，其机制可能是脉冲电磁场刺激加速了损伤区骨修复细胞的成骨活动，促进了骨痂中微量元素的聚积。

4. 病理因素对骨矿化的影响

骨矿化过程是一个正常生理过程，它是以正常人全身生理环境为基础的，当全身生理状态发生改变时，其骨矿化过程也将明显受到影响，尤其是某些代谢性骨病，对骨盐沉积有着严重影响。

例如，早产儿及低体重儿的骨量低于正常出生儿。其原因之一可能与其营养吸收相关联，加强这些儿童的运动量，增加营养水平，即可增加其体重，此时也可见到其骨量有所增加。儿童类风湿性关节炎患者骨矿化明显减低，此与骨的低转换相关。还有研究报告铝中毒可导致明显的骨量下降，骨矿化率减低，其机制为铝中毒对成骨细胞有明显毒性作用，降低成骨细胞活性，同时于基质中还可见到类骨质增多，即铝中毒可能同时影响细胞内外两方面因素而影响骨矿化。

另外甲状旁腺功能亢进、慢性肾功能衰竭等疾患均能引起骨矿化异常。活性维生素 D 缺乏及继发性甲旁亢是发生肾性骨病的主要原因。活性维生素 D_3 的产生降低，钙吸收减少，血钙降低，骨对维生素 D 的抵抗增加，导致骨骼矿化异常和矿物质代谢紊乱。低转化型骨病（low turnover bone disease）以骨形成率异常低下，骨矿化缺损，类骨质厚度正常或增加，成骨细胞表面减少，破骨细胞表面正常或低下，以及软组织钙化发生率增加为特征。终末期肾脏病进行透析的患者有两种不同的低转化型骨病。即铝相关性骨病（这是由于骨中铝沉积过多引起的低转化型骨病）和最多见的无动力型骨病。铝相关性骨病的特征是骨转换低下，骨形成和骨吸收细胞减少和未矿化骨体积增加。无动力型骨病以骨形成率异常低下，骨矿化缺损，类骨质组织（osteoid tissue）的量正常或低下，成骨细胞表面减少，破骨细胞表面正常或低下，以及软组织钙化发生率增加为特征。

总之，骨矿化是一个复杂的生理过程，迄今对其机制、调节因素方面仍有很多不清楚之处，但现有的研究资料表明，骨矿化不仅受到全身多种离子及激素、激素样物质的调节，而且在矿化局部还受许多细胞内、外的局部因子调节，同时某些异常的病理状态对骨基质的矿化也有着明确的影响。

第三节　骨代谢的调节

骨质一直处于骨形成和骨吸收的动态平衡，骨形成时成骨细胞先形成类骨质并矿化形成新骨；骨吸收时，破骨细胞清除旧骨的矿物质，骨代谢的调节主要是调节成骨细胞和破骨细胞。当骨形成小于骨吸收，破骨细胞的活性增强或成骨细胞的活性减弱，导致骨量的减少，进而引起骨质疏松。影响骨代谢的因素主要有维生素 D、甲状旁腺激素（PTH）、降钙素（CT）三大激素，还有雌激素及其受体等。它们之间相互协调，维持骨量的动态平衡，保证骨代谢的正常进行，当这一平衡受到破坏或上述激素分泌发生紊乱时就会引起代谢性骨病。

一、维生素 D

维生素 D 是维生素，因为其来源于食物的必需营养物质，但它主要是在紫外线的照射下从皮肤内的 7- 脱氢胆固醇转变而来，然后随血液运行到全身发挥作用，所以属于一种类似于激素的物质，被称为一种前激素，维生素 D 分子结构与其他甾体激素如孕酮、雌二醇、睾酮、糖皮质激素及醛固酮相似，维生素 D 不单纯是维生素，对人体的各种生理调节都具有重大意义，在骨的成熟、增值及骨的吸收等方面都也发挥着重要的作用。

（一）维生素 D 概述

天然形成的维生素 D 侧链与胆固醇或 7- 脱氢胆固醇侧链相同，可称为维生素 D_3 或胆钙化醇（cholecalciferol），简称 VD_3，主要在紫外线（波长

270~300nm，最佳波长 295~297nm）照射皮肤时由 7- 脱氢胆固醇转变而来，也可来自动物性食物如蛋黄、动物肝脏、鱼、奶等。维生素 D_2（ergocalciferol）的侧链与麦角固醇相同，由酵母及某些菌类含有的麦角固醇经过紫外线照射下形成。然而维生素 D_3 或维生素 D_2 均可以称为钙化醇（calciferol）或简称维生素 D。

体内维生素 D 含量增加时，可以适当增加骨的重塑；维生素 D 的缺乏可引起肠道中钙磷的吸收减少，体内钙磷水平降低后导致骨密度下降，骨强度降低。

（二）维生素 D 的分泌及代谢

维生素 D 主要来源于皮肤，皮肤经阳光中的紫外线照射后 7- 脱氢胆固醇发生分解转化为维生素 D。另外，可以通过食物获取维生素 D，比如鸡蛋、牛奶、富含脂肪的鱼类等。血液循环中有活性的维生素 D 主要来源于皮肤，从饮食中摄入的量极少，维生素 D 几乎全部由体内合成。

维生素 D 有两个步骤才使 VD_3 成为有活性的激素形式 1，25（OH）$_2D_3$：首先在肝脏，由肝脏产生的 25- 羟化酶将 VD_3 转化为 25（OH）D_3，由肾脏产生的 1α- 羟化酶，将 25（OH）D_3 转化为真正的甾体激素 1α，25（OH）$_2D_3$，也称为骨化三醇。再与维生素 D 结合蛋白（DBP）结合，随血液循环运输至各靶器官组织，靶器官及组织有 1α，25（OH）$_2D_3$ 的核受体（VDR）。1α，25（OH）$_2D_3$ 与 VDR 结合并形成复合物。复合物可识别并特异结合到 VDRE 启动子（promoter），调节 VDRE 启动子的功能可刺激或抑制该基因的翻译或复制，从而产生生物学效应，1α，25（OH）$_2D_3$ 只调节含有 VDRE 的基因。而 1α，25（OH）$_2D_3$ 在血中的含量低，半衰期短，很快就会被代谢。

维生素 D 按照正常的代谢途径维持其功能，当内环境发生改变，维生素 D 代谢紊乱，可由多种原因引起：① VD_3 前体来源不足；②由 VD_3 转化来的主要代谢活性产物 1，25（OH）$_2D_3$ 减少；③机体对这些活性代谢产物的反应改变；④某些因素导致代谢活性产物与 PTH 及降钙素之间的相互反应发生变化；⑤维生素 D 与多种脏器病变有关，小肠（钙吸收障碍）、甲状旁腺（甲状旁腺功能亢进或低下）、肾脏（慢性肾衰）、皮肤（牛皮癣）、骨组织（骨软化、佝偻病、骨质疏松）等疾病均与维生素 D 代谢紊乱及 VD_3 与其他钙调节激素之间的相互反应发生改变有关。

（三）维生素 D 的生理作用

1. 对骨骼的作用

维生素 D 对骨矿物质代谢的影响是双向的，既可以促进新骨钙化，又可促进钙由骨中游离出来，使骨盐不断更新，维持钙的平衡。同时对骨胶原也有调节作用。

（1）对骨形成的作用：1，25（OH）$_2D_3$ 有促进骨形成，抑制骨吸收作用。作用于成骨细胞上的 VDR（维生素 D 受体），促进成骨细胞的分化和增殖，并且能够增加转化生长因子（IGF）的合成以及增加胰岛样生长因子受体（IGFR）的数量，还可以通过基质蛋白和Ⅰ型胶原相应基因的启动、转录而使成骨细胞合成增加，促使血和骨中的柠檬酸与钙螯合成复合物，转运至新骨，有利于钙盐沉着，加速成骨作用。

（2）对骨吸收的作用：维生素 D 与 PTH 协同有促进破骨细胞的溶骨作用，并促进肠钙吸收，使血钙增加。1，25（OH）$_2D_3$ 还可以使前体破骨细胞向成熟破骨细胞分化，破骨细胞数量增加，促进骨吸收增加。

（3）对骨胶原的影响：1，25（OH）$_2D_3$ 对骨胶原的影响报道不一致。早在 1976 年就有报道证明维生素 D 可以促进氚标记的脯氨酸合成骨胶原。维生素 D 缺乏时，生成不成熟胶原不利于骨的矿化和转换作用。1，25（OH）$_2D_3$ 或 24，25（OH）$_2D_3$ 可作用于类骨质并刺激关键性酶和前胶原的产生。维生素 D 的双向作用是侧重于成骨细胞还是侧重于破骨细胞取决于其剂量。

2. 对肠的作用

维生素 D 促进小肠吸收钙磷的作用主要是通过 1，25（OH）$_2D_3$ 来实现的，1，25（OH）$_2D_3$ 使线粒体浓集钙，造成胞浆钙浓度下降，间接地促进肠黏膜对钙的吸收。维生素 D 亦可改变膜的通透性，增加刷状缘上钙依赖性 ATP 酶的活性，加速钙的吸收。1，25（OH）$_2D_3$ 还能促进小肠对磷的吸收及转运。在没有维生素 D 的情况下，肠道钙的吸收率较低，仅为 10%~15%，磷的吸收率为 60%；在充足的维生素 D 的情况下，肠道钙的吸收率增加 30%~40%，磷的吸收率增加 80%。

3. 对肾脏的作用

维生素 D 在肾脏中的作用机制尚未彻底搞清楚。一般认为维生素 D 可以促进肾小管对钙磷的重吸收，减少尿钙及尿磷，增加血钙、血磷和促进成骨的作用。但近年来的研究表明，维生素 D 并不直接增加肾小管对磷的重吸收，而是与 PTH 协同促进肾小管对钙的重吸收。此外，1，25（OH）$_2$D$_3$ 还具有抑制肾脏 1-α 羟化酶和促进 24-羟化酶的作用。

4. 对甲状旁腺的作用

1975 年 Henry 和 Norman 发现在甲状旁腺里有 1，25（OH）$_2$D$_3$ 的受体。用 1，25（OH）$_2$D$_3$ 和 1α（OH）D$_3$ 对慢性肾衰及甲状旁腺功能亢进的患者进行长期治疗，结果血中 PTH 的浓度降低。这也可能是 PTH 的分泌受到上升的血钙浓度的抑制，而不是 1，25（OH）$_2$D$_3$ 的直接作用。

二、甲状旁腺激素

甲状旁腺激素（PTH）是一种由甲状旁腺分泌，具有 84 个氨基酸的多肽类激素。主要作用在骨骼、肾脏，调节血液中钙磷的浓度平衡，PTH 对骨代谢具有双向的调节作用，当甲状旁腺功能亢进时，PTH 可以促进骨吸收引起骨质疏松症；当间断给予小剂量的 PTH 时，可以促进成骨细胞增殖、抑制成骨细胞凋亡，治疗骨质疏松症。目前美国临床上推广治疗骨质疏松症的药物有美国 FDA 批准特立帕肽，为一种重组人甲状旁腺激素，应用于治疗骨质疏松症。因此，医学界越来越重视 PTH，对 PTH 的研究也就更加深入和广泛。

（一）甲状旁腺激素概述

各种哺乳动物（如牛、猪、鼠等）与人类的 PTH 在结构上十分相似，均由 84 个氨基酸组成。在甲状旁腺主细胞内首先合成 PTH 的第一前身物质，称为“前甲状旁腺激素原”，含 115 个氨基酸，而后这一前身物质在细胞内裂解成为含 90 个氨基酸的第二前身物质——甲状旁腺激素原，后者进而在细胞内裂解成为含 84 个氨基酸的直链多肽（PTH），分子量为 9 500。氨基末端 1~34 个氨基酸就能具备完整的 PTH 的生物活性，不需要具备完整的 84 个氨基酸的肽链，若少于 27 个氨基酸或去除第一个氨基酸，则 PTH 可丧失 90% 以上的生物活性，1~27 个氨基酸是保持其生物活性的最小构成。因此，PTH 的氨基端是活性端，即是 PTH 与靶组织相结合而发生生物学效应的部位。PTH 的羧基端包括中段无生物学活性部分，是 PTH 免疫活性的反应部位。

（二）甲状旁腺激素的分泌和代谢

多种内环境调节甲状旁腺激素的分泌：①血钙浓度变化通过甲状旁腺细胞内 cAMP 的产生来调节 PTH，血钙浓度降低时，增加甲状旁腺细胞内的 cAMP 的蓄积可以引起 PTH 分泌的增加，锂离子和钾离子对 PTH 的分泌也有直接地促进作用；②其他一些离子也能影响 PTH 的分泌，血浆镁离子浓度很低时，能够抑制 PTH 的分泌，此时即使血浆钙离子浓度减少，也不能对甲状旁腺组织产生有效地刺激。而给予镁离子后，可使甲状旁腺的分泌增加；③降钙素一方面有直接的刺激作用，促进 PTH 分泌增加，另一方面也可以通过降低血钙浓度间接的刺激作用，但这种调节在降钙素正常血液循环水平时并不重要，只有在降钙素浓度超过生理水平时才能直接刺激 PTH 分泌明显增加；④ PTH 与维生素 D 的代谢有相互影响，PTH 通过增强肾 1–α 羟化酶的活性，促进 25（OH）D_3 的进一步羟化，使 1，25（OH）$_2D_3$ 合成增加。而 1，25（OH）$_2D_3$ 对 PTH 的分泌又有反馈性的抑制作用，即当 1，25（OH）$_2D_3$ 浓度升高到一定程度时，可使 PTH 分泌减少。而此时 25（OH）D_3 转变成 24，25（OH）$_2D_3$ 增加，后者能使 PTH 的分泌迅速减少。

甲状旁腺激素在体内继续代谢分解后发挥其生物活性，即分泌入血液循环的甲状旁腺激素还要经过第三次裂解，而成为有生物活性的氨基端片段和无生物活性而有免疫活性的羧基端片段：①完整的 PTH 分子（PTH 1~84），分子量 9 500，同时具有氨基端和羧基端，有生物活性，其半衰期很短，约 3min，此种形式占 3 种形式总量的 15% 左右，血钙浓度改变可以引起它的显著反应；② PTH 的氨基端片段（PTH–N），分子量 3 000 左右，具有生物活性，约占 3 种形式总量的 10%；③ PTH 的羧基端片段（PTH–C），包括 PTH 的中段部分，分子量为 6 000 左右，半衰期较长，约 40min，此部约占 3 种形式总量的 75%，因无氨基端，故此片段无生物活性。实验表明，注射 PTH 后，血液流经肝脏和肾脏后，激素的浓度可降低 20%~30%，而经尿排出的则不到 1%。因此，肝脏和肾脏可能是 PTH 激素裂解成片段，并最后从血液中消除的主要器官。

血磷浓度与 PTH 的分泌也有一定关系。一般认为，血磷浓度增加并不能直接刺激甲状旁腺分泌 PTH，而是由于血磷增加，钙磷比例失调，并且高血磷可能降低血中钙离子的浓度，从而间接地促进 PTH 的分泌。

另外，甲状旁腺激素的分泌还受年龄、性别及季节等因素的影响。在儿童和青少年时期含量较高，成年后血中 PTH 含量随年龄增长而逐渐降低；进入老年期后，血中 PTH 含量又随年龄增长而逐渐升高。也就是说，在人的一生中，血中 PTH 的含量呈两端高、中间低的反弧线形式变化。健康人血中 PTH 含量还有与性别相关的变化。这主要表现在更年期，尤其是绝经的妇女，血中 PTH 水平明显增高。另外，人血中 PTH 水平还有季节性变化的特征，这种变化主要表现在冬末春初血中 PTH 浓度最高，而在夏季 PTH 浓度最低。

（三）甲状旁腺激素的生理作用

PTH 并不直接作用于血清钙，而主要是调节骨、肾、肠等靶器官上钙的运转过程。就是说，PTH 最重要的生理作用是控制着细胞外液的钙浓度，并通过对上述靶器官的调节而实现。

1. 甲状旁腺激素对骨的作用

PTH 有Ⅰ型和Ⅱ型两种受体，PTH-Ⅰ受体主要分布于骨骼及肾脏组织，通过与 G 蛋白 Gs、Gi 和 Gq 的耦联，实现对腺苷酸环化酶 - 环磷酸腺苷 - 蛋白激酶 A（PKA）和磷酸酯酶 C- 胞浆钙离子 - 蛋白激酶 C（PKC）两条信号传导通路的调节。PTH 刺激 cAMP 的产生是成骨细胞数量的增加和信号递进传导的起始必备因素。

小剂量予以 PTH 可明显促进成骨细胞增殖、增强骨形态发生蛋白 7 和 9 基因的表达，使骨密度增加；周期性小剂量给予 PTH 可明显增强骨小梁的骨量，而对骨皮质无明显影响；大剂量的给予 PTH 可抑制成骨细胞的增殖，促进破骨细胞形成，导致骨吸收增加，也能够明显促进人骨髓间充质干细胞的增殖。间断 PTH 能够促进骨髓中的成骨细胞前体增殖分化成为成骨细胞，增强成骨细胞的活力，对成骨细胞凋亡可有抑制作用。

2. 甲状旁腺激素对肾脏的作用

① PTH 对肾脏增加排磷的作用，其作用于近曲小管细胞，使细胞内 cAMP 增多，抑制磷的重吸收，因而尿磷排泄增加，血磷浓度下降。② PTH 加强肾脏对钙的重吸收，PTH 作用于远端肾小管细胞，使管腔侧的刷状缘 cAMP 浓度升高。如此管腔中原尿的钙离子易进入小管上皮细胞，再经过基底膜一侧的细胞膜进入血液。总的结果是钙的重吸收增加，而尿钙的丢失减少。③促进 25（OH）D_3 向 1，25（OH）$_2D_3$ 的转变，机制目前尚不清楚。总之，PTH 对肾脏的作用是与其对骨的作用相互配合的。因为血钙浓度降低刺激 PTH 分泌增加，会通过引起

骨吸收增加而使血钙、血磷同时提高，此时血磷需要被排出体外，否则它将抑制血钙浓度的升高。

3. 甲状旁腺激素对肠道的作用

PTH 能使肠钙吸收力增强，是直接作用还是间接作用，目前尚无定论，很可能是一种间接作用。因为 PTH 能促进 1，25（OH）$_2$D$_3$ 增加这一点是肯定的，1，25（OH）$_2$D$_3$ 有显著促进肠钙吸收增加的作用。

三、降钙素

降钙素是一种遗迹性激素（vestigial hormone），随着动物进化程度的不断提高，它以一种退化性的形式存在。降钙素（calcitonin，CT）由甲状腺滤泡旁细胞（parafollicular cell）或称之为 C 细胞分泌。正常人血清中降钙素浓度为 10~20ng /L，它对血钙的调节起着重要作用。

（一）降钙素概述

降钙素由 Copp 等于 1961 年发现，1963 年 Hirsh 等证明其具有调节钙、磷代谢，1975 年用于临床。所有动物均能分泌降钙素，但是在不同动物体内分布存在差异，在脊椎动物（如鸡和鱼类）分泌降钙素的腺体是终鳃体，人类和哺乳动物甲状腺滤泡旁细胞则是分泌降钙素的主要部位，而蜥蜴的分泌部位主要是肺。

目前已知，人、猪、牛、羊、大鼠、鸡、鲑鱼等降钙素均由 32 个氨基酸残基组成，都拥有 3 个基本结构域：① N 端 1，7 由二硫键形成 E 环状结构；② 8~22 位的两性螺旋结构（am-hipathichelix）；③ 23~32 位的 C 端随机亲水段，其中有 9 个氨基酸（1~7，9 和 28）是相同的，降钙素分子中 32 个氨基酸对于保持该激素的全部生物学活性都十分重要。任一氨基酸缺失，都使其生物活性发生改变。

（二）降钙素的分泌代谢及其影响因素

降钙素主要是通过钙离子浓度调节的，当钙水平达到约 95mg/L（2.37mmol/L）时，降钙素开始分泌。降钙素的分泌与血钙呈正相关，从而降低血钙，在 1h 内达到高峰。但在血浆中降钙素的半衰期很短，同种族组的降钙素结构相对保守，而种族间的结构差异较大，因而降钙素的半衰期也因物种而有差异，猪和人降钙素的半衰期都低于 15min。鲑鱼降钙素的活性是哺乳动物的高 50 倍左右，其活性强主要与分解缓慢，半衰期较长有关。降钙素在血浆中半衰期一般很短，失活迅速的主要原因是血清中有降钙素灭活物质存在。实验表明，猪、牛、羊等的降钙素化学结构相近，都主要在肝脏灭活，而人和鲑鱼的降钙素主要在肾脏灭活。

胃泌素、保胰酶素、缩胆囊素、胰高血糖素对降钙素的分泌有促进作用，可以防止餐后高血钙的发生。胰促胃泌肽（pancreozymin）促进降钙素合成分泌的因素主要是高血钙症。甲状腺激素，甲状旁腺激素，糖皮质激素、降钙素基因相关肽（CGRP）、胰高血糖素、高镁血症、β 受体兴奋剂等也是降钙素分泌的刺激因素，与血钙浓度相关，血钙浓度升高是诱发降钙素分泌增加的直接因素。此外，妊娠，哺乳期血中降钙素浓度也增加。抑制降钙素合成分泌的主要因素是低血钙、生长抑素、西咪替丁类、H_2 受体阻滞剂、烟酸等，甲状腺 C 细胞也合成和分泌生长抑素，并可抑制自身细胞的降钙素。健康人血中降钙素浓度也有随年龄和性别变化的特性，其中新生儿、孕妇、哺乳期妇女及青少年儿童血中降钙素含量较正常成年人高，而成年后血中降钙素含量又随着年龄的增长而逐渐下降[2]。

流行病学调查，骨质疏松患者与健康同龄组比较，血中的 CT 值偏低，男性的 CT 降低显著。

（三）降钙素的生理作用

降钙素的受体主要分布在骨和肾，其基本生理作用是降低血钙和血磷。因此，降钙素的主要生理作用的主要场所是在骨和肾。每个破骨细胞的降钙素受体在 100 万个以上，成骨细胞内降钙素受体尚未被证实，因此降钙素的作用机制是通过抑制破骨细胞的活性和增加尿中钙、磷的排泄而实现的。降钙素抑制骨的吸收存在着“脱逸现象”（escape phenomenon），即降钙素抑制骨吸收的作用具有一过性现象，时间延长，其抑制作用减弱，骨吸收作用重新出现并且还有所增强。主要是破骨细胞的降钙素受体（CTR）活性降低及补充的破骨细胞可能缺乏 CTR 等有关。

（1）降钙素对骨的作用。

①降钙素对破骨细胞的调节。降钙素通过作用于 cAMP 依赖性蛋白激酶和

钙蛋白激酶途径，抑制参与破骨细胞和基质相黏合的骨基质蛋白的表达，从而抑制破骨细胞的活性和数量。在降钙素作用下，破骨细胞的形态能够迅速发生改变，在数分钟内细胞停止代谢，使破骨细胞从骨表面的刷状缘皱缩，失去活性，进一步抑制破骨细胞降钙素受体的 mRNA 的转录和翻译，使降钙素受体的表达减少，从而抑制破骨细胞对钙的吸收。降钙素抑制溶骨作用的出现时间很快，大约 15min，破骨细胞的活力即减弱 70%；药理给予降钙素 1h 后，成骨细胞的活力明显增强，钙磷的代谢降低。②降钙素对成骨细胞的调节。降钙素可间接促进成骨细胞的活性而促进骨生成过程。降钙素能够增加成骨细胞碱性磷酸酶（ALP）的活性，促进骨的形成和矿化过程，骨钙的释放减少，又从血浆中摄取钙，使骨的生成增加，使血钙浓度降低。降钙素增加人成骨细胞的 IGF-1 和 IGF-2 表达及细胞间信号调节酶的磷酸化从而促进成骨细胞的增殖，抑制成骨细胞凋亡的作用。降钙素的这种抑制骨吸收的作用，在整体动物和离体骨培养的实验中都得到了证实。而且这种作用不依赖于 PTH 和维生素 D 的存在。

（2）降钙素对肾脏的作用。

肾脏存在着降钙素的特异性受体，而且肾脏本身也是参与钙磷代谢的重要器官。降钙素对肾脏的作用也是与肾组织中的特异性受体结合，生理剂量降钙素对肾脏无明显作用，药理剂量时才起作用，激活腺苷酸环化酶，抑制近端小管 Na^+/PO_4^{3+} 的共同转运分泌尿磷酸盐，减少肾小管对钙磷的吸收。

（3）降钙素对肠道的作用。

一般认为降钙素对胃肠道钙磷的吸收无显著的影响。但也有报道，在进食后降钙素对胃肠道的内分泌腺和外分泌腺的腺细胞可能有一定作用。小剂量降钙素因 1-α 羟化酶的活性降低，能够抑制小肠钙磷吸收，而大剂量降钙素促进小肠钙吸收，降钙素可增加胃酸和胃蛋白酶的分泌，减少胰淀粉酶和多胰肽的分泌，调节小肠的蠕动，增加钙离子的吸收。

（4）降钙素对中枢神经系统的作用。

降钙素在调节骨代谢方面发挥重要作用，同时对中枢神经系统的作用也引人注目。现已证实，中枢神经系统中存在着降钙素的特异性受体，而且发现降钙素与疼痛感觉的控制有密切关系，在缓解骨质疏松症引起的疼痛方面发挥一定的作用。目前认为其机制主要有 3 种假说：第 1 种，降钙素能抑制前列腺素 E_2 的合成；第 2 种，降钙素通过激活内源性阿片系统，降钙素受体（CTRs）结构与阿片受体结构类似而发挥镇痛作用；第 3 种，5- 羟色胺（5-HT）途径也参与了降钙素的止痛作用，可能包括由 CTR 直接介导或由内啡肽间接介导机制，大脑的某些核团如中缝核和网状核等的 5-HT 能神经元上含有丰富的 CTR。

四、雌激素

雌激素是女性的主要生殖激素，对骨代谢起着重要的调节作用。绝经后妇女体内由于卵巢功能衰退引起雌激素分泌大幅度减少，与同龄男性相比，女性绝经后容易患骨质疏松症。雌激素可以直接调节破骨细胞，抑制破骨细胞的分化，还可以通过减少成骨细胞的凋亡、促进成骨细胞的增殖分化以及调节核因子 κB 的活性等途径来调控骨代谢的平衡。

（一）雌激素概述

雌激素主要包括雌酮（estrone，E_1）、雌二醇（estradiol，E_2）、雌三醇（estriol，E_3）三种。雌激素在血液循环中主要与清蛋白或 β 球蛋白结合，近 20% 呈游离态而起作用。其中 E_2 在生育年龄分泌最多，生物活性最强，在体内易被氧化成 E_1，均代谢为 E_3。正常血浆 E_2 浓度为成人男性 8~36pg/mL，成人女性卵泡期 10~90pg/mL，排卵峰值期 100~500pg/mL，黄体期 50~240pg/mL，绝经后 10~30pg/mL，它在排卵前后各有一个分泌高峰。

（二）雌激素的内分泌代谢

青春期雌激素主要由卵巢的卵泡膜细胞 – 颗粒细胞和黄体产生，分泌 E_2 为主，女性在经历月经正常到绝经的过程中体内的雌激素发生巨大的变化，主要经历两个过程：围绝经期和绝经后两个阶段。围绝经期女性卵泡膜细胞数量减少，黄体不足，E_2 开始下降。绝经后由于卵巢滤泡功能的丧失，E_2 下降了绝经前的 90%，仅剩 10% 其中又有约 50% 因与性激素结合球蛋白结合，只有原水平的 5% 对靶组织起作用，E_1 水平是绝经前的 2/3，成为主要雌激素，来源于肾上腺皮质分泌的雄性激素在体内的转变，作用效果较 E_2 弱。E_3 是 E_1 和 E_2 的代谢产物，作用最弱。

（三）雌激素的作用机制

雌激素受体分为两种：雌激素受体 α 和 β。两种雌激素受体在骨细胞的生理过程中起到了不同的作用。在敲除小鼠成骨细胞系雌激素受体 α 的实验中发现小鼠密质骨有明显的减少，而松质骨未受明显影响。在敲除小鼠成骨细胞系雌激素受体 β 的实验中发现可以促进鼠骨骼的纵向生长，而在雌激素受体 α 缺乏时可表现为抑制骨骼的纵向生长。对小鼠的骨髓进行培养发现，雌激素可以促进成骨细胞的增殖分化，利于钙盐的沉积，增强骨密度。

雌激素与其受体结合后可以通过以下 3 条途径对骨代谢进行调节。

（1）细胞的凋亡途径。

雌激素对成骨细胞的调控作用可表现为抑制成骨细胞的凋亡，从而延长成骨细胞的存活时间。在成骨细胞中，雌激素与雌激素受体 α 和 β 结合形成复合物，转入细胞核通过激活 Src/Shc/ERK 信号通路和下调 JNK 基因的表达的级联反应，改变了下游一系列转录因子（如 Elk-1、cJun/cFos 等）的活性，表现出明显的抗细胞凋亡的作用，使成骨细胞存活。此外，雌激素促进 B 淋巴细胞瘤 -2 基因的表达来阻断糖皮质激素引起的成骨细胞凋亡，也可以通过雌激素受体介导的调节激酶快速激活来实现。

雌激素可以通过抑制细胞核因子 κB 的活性来间接调控骨代谢过程。细胞核因子 κB 调节破骨细胞前体分化为破骨细胞，还可以调节成熟破骨细胞的活性及其凋亡的速度。雌激素调控过程的相关机制途径之一为：抑制细胞核因子 κB 的活性引起 Fra-1 表达增加，而 Fra-1 是在骨基质形成过程中担当重要的转录因子。因而雌激素间接调控 Fra-1 的表达，从而促进成骨细胞的增殖分化。有相关实验表明，雌激素的缺乏可以使成骨细胞中的细胞核因子 κB 的活性明显增加，在抑制去卵巢大鼠的细胞核因子 κB 的活性后可以抑制破骨细胞的生成、活化，并减少骨吸收，增加骨密度。此外，雌激素也可以通过骨保护素和（或）骨保护素配体系统来调节破骨细胞生成和抗骨吸收。

（2）体液因子调节途径。

雌激素通过体液因子（PTH、CT、维生素 D）的调控从而影响成骨细胞的增殖分化而促进骨的形成，抑制破骨细胞的吸收而发挥抗骨质疏松作用。适量的 PTH 能刺激成骨细胞，增加骨的生成。但在人、牛的甲状旁腺组织中未发现 ER，雌激素可降低 PTH 刺激的促腺苷酸环化酶的活性来调节、抑制 PTH 刺激的骨吸收作用。E_2 可升高循环中 1，25（OH）$_2D_3$ 水平，一方面，1，25（OH）$_2D_3$ 能通过维生素 D 受体促进成骨细胞的分化，导致破骨细胞的血源性前体形成增多，从而间接促进破骨细胞的分化；另一方面，甲状旁腺细胞内有维生素 D 受体（VDR），1，25（OH）$_2$D$_3$ 可以减少 PTH 基因转录过程和 mRNA 水平，使 PTH 分泌减少，间接调节骨代谢。降钙素也是重要的抑制骨吸收因素，雌激素有刺激降钙素合成而抑制破骨细胞的功能活性。

（3）细胞因子调节途径。

雌激素与雌激素受体结合后，抑制成骨细胞产生一些因子，这些因子包括白细胞介素 1（IL–1）、白细胞介素 6（IL–6）、肿瘤坏死因子 α（TNF–α）、巨噬细胞集落刺激因子（M–CSF）、胰岛素样生长因子（IGF）、骨保护素（OPG）等。它们可以刺激破骨细胞增殖、分化和活化，增加骨髓中破骨细胞前体细胞的比例而增加对骨的吸收。在人体内各种组织中，IL–l、TNF 和 IL–6 等细胞因子间存在相互作用，共同调节骨代谢。雌激素先影响成骨细胞和成骨细胞前体细胞生长因子、细胞因子的生成，再由后者影响破骨细胞的分化和活性。IL–l 主要由外调单核细胞（PBM）分泌的多肽细胞因子，在 PGE 介导下可增加破骨细胞形成外，尚可通过旁分泌或自分泌机制刺激成骨细胞和骨基质细胞进一步分泌多种细胞因子，如 IL–6、TNF–α、CSF 等，促使破骨细胞前体形成细胞增殖、分化和激活，PBM 上有雌激素受体（ER）存在，正常情况下，雌激素可通过受体结合途径抑制 PBM 对 IL–1、TNF–α 等的分泌。雌激素调节其他细胞因子的作用方式和调节 IL–l 的机制相似。

雌激素水平降低可以抑制骨形成和促进骨吸收，但从骨代谢的整体水平来看，雌激素的缺乏可以同时引发骨形成和骨吸收亢进，又能同时抑制两者的代谢转化，从而维持人体的骨密度。

五、维生素

维生素是人类生命所必需的六大营养要素之一，即维生素同蛋白质、脂肪、糖、盐类和水一样，是人体绝对不可缺少的物质，它虽不是构成体内组织的原料，也不能提供能量，但维生素作为某些辅酶的组成部分，对体内的物质代谢具有调节与管制性的重要功能。维生素对骨代谢也起到重要的生物学调节作用，目前研究较为深入的有水溶性维生素 C，脂溶性维生素 A、维生素 D、维生素 E 和维生素 K 等。

（一）维生素 C 与骨代谢

维生素 C 又称抗坏血酸。维生素 C 对骨代谢的主要作用是参与胶原蛋白的合成。维生素 C 是一种强力抗氧化剂，与维生素 K 有协同作用；在实验室研究中已被证明能减少骨吸收。维生素 C 能促进成骨细胞生长，增加机体对钙的吸收；维生素 C 具有增进与维持羟化酶活性的能力，通过羟化原胶原蛋白肽链上的脯氨酸与赖氨酸，形成羟脯氨酸和羟赖氨酸，促进前胶原蛋白与胶原蛋白的形成。维生素 C 在骨膜细胞的碱性磷酸酶（AKP）的吸收与合成中起重要作用，缺乏维生素 C 时，会降低 AKP 的活性。Sahni 等调查研究发现，维生素 C 对髋部骨折具有保护作用。近期实验表明补充维生素 C 能有效地控制去卵巢大鼠骨密度的下降。

（二）维生素 A 与骨代谢

维生素 A 是脂溶性维生素，胡萝卜、玉米中含有丰富的胡萝卜素，胡萝卜素在体内可转变为维生素 A。在动物肝脏、乳汁、蛋黄及鱼油制剂中含有大量的维生素 A。

维生素 A 是维持人类一切上皮组织正常功能所必需的物质，它参与组织肉质中黏多糖的合成，后者对细胞起黏合与保护作用。研究证实，维生素 A 具有促使成骨细胞活跃的功能，从而对某些部位骨的生长产生重要影响。如维生素 A 缺乏性佝偻病，临床可见到肋骨的骨与软骨结合处不规则隆起、局部膨大，长骨干骺端 X 线显示骨密度增高、硬化等病理现象。

另外，维生素 A 也会刺激破骨细胞活性，增加骨吸收，大剂量摄入维生素 A 可以减少维生素 D 的活性，尤其是血浆高浓度维生素 A 同时伴有维生素 D 水平 $<$ 20ng/mL 的人群，易发生骨质疏松。

（三）维生素 E 与骨代谢

维生素 E 是脂溶性维生素，它的功能十分广泛，如增加肝糖原贮备，改善毛细血管循环，增加上皮形成，保障红细胞质量，消除铁离子聚积中毒，影响凝血机制，参与内分泌功能，调节代谢异常等。维生素 E 与性腺功能及生殖关系密切，因而又名 α- 生育酚。在骨代谢方面，维生素 E 是天然抗氧化剂，参与成骨细胞、破骨细胞的形成与凋亡，能直接清除 O^{2+} 自由基，保护细胞膜和细胞内的

核酸免受 O^{2+} 自由基攻击，活化并促进破骨细胞分化，激活骨吸收，控制体现机体脂质过氧化的丙二醛（MDA）水平，显著降低破骨细胞标记物血清 MDA 浓度，促进骨的形成。近期日本庆应义塾大学研究人员报告说研究小组通过基因操作获得不吸收维生素 E 的小鼠，每天摄取 1 000mg 的维生素 E，8 周后这些小鼠的骨骼量减少了约 20%，出现了骨质疏松症状。

（四）维生素 K 与骨代谢

维生素 K 是一大类甲萘醌衍生物的总称，主体结构均为甲萘醌，依其来源及化学结构上侧链的不同，主要分为 4 种：维生素 K_1、维生素 K_2 为天然产物，是脂溶性维生素；维生素 K_3、维生素 K_4 是人工合成品，为水溶性维生素。

维生素 K 是合成凝血酶原（凝血因子Ⅱ）不可缺少的物质，还具有调节凝血因子Ⅶ、Ⅸ、Ⅹ在肝内合成的功能。一旦缺乏，引起凝血酶原合成下降，就会导致出血性的相关疾病。

维生素 K 是谷氨酸 γ- 羧化酶的辅助因子，促进骨钙素（OC）中谷氨酸的 γ 位羧基化，骨矿盐沉积，最终骨形成。如果不发生 γ 位羧基化，则生成未羧基化骨钙素（ucOC），其结构和功能的不完整影响钙盐沉积；维生素 K 可通过抑制骨吸收激活因子，如 IL-1、IL-6，抑制破骨细胞活性，阻止骨吸收。Knapen 等对 325 名绝经后妇女进行干预治疗发现，口服维生素 K_2 组较安慰剂组骨矿物质含量及股骨颈宽度明显增加，但腰椎 BMD 水平无明显差异。但 Meta 分析结果显示能够增加腰椎 BMD 水平。

六、细胞因子

骨代谢包括骨的形成和吸收两方面。从总体上来说维生素 D 活性代谢产物是起双向调节作用，甲状旁腺激素主要是促进骨吸收，而降钙素是抑制骨吸收，这 3 种钙调节激素是全身性的调节因子，维持体内血钙的平衡。骨组织、软骨组织或其他组织中还存在一些局部调节因子，按照其来源分为 4 大类：①骨细胞合成因子，如骨形态发生蛋白（BMP）、成纤维细胞生长因子（FGF）等；②软骨衍生物，如类胰岛素生长因子（IGF）等；③血细胞衍生物，如白细胞介素（IL）、肿瘤坏死因子（TNF）、单核细胞集落刺激因子（M-CSF）等；④其他因子，前列腺素（PG）、一氧化氮（NO）等。

（一）骨形态发生蛋白（BMP）

BMP 位于骨细胞陷窝壁上，是一种高效的骨诱导物质，由骨母细胞产生。目前已知，有 20 余种 BMPs 被成功分离和克隆，除 BMP-1（一种前胶原 C 蛋白酶，基因定位于 8p22cen）外，其他 BMPs 均属于转化生长因子 β 超家族成员，BMPs 是唯一能够单独在异位诱导骨形成的信号分子中的一组多功能细胞因子。BMPs 诱导骨折周围未分化的间充质细胞，使其分化成软骨细胞和成骨细胞，通过增加成骨细胞分化的标志酶——碱性磷酸酶和骨钙蛋白等基因的表达，促进新骨形成及骨的层次化，钙盐的沉积，最终使骨组织修复。需要指出的是，BMP 作为诱导因子刺激 DNA 合成和细胞复制，但对骨细胞分化并没有刺激作用，BMP 的主要作用是促进骨基质的形成和钙化。

BMPs 还对破骨细胞具有一定的正向作用，可通过间接影响破骨细胞生成下调骨矿物质密度，BMPs 可以促进骨髓基质细胞分化成为多核的破骨样细胞，并诱导破骨样细胞的活性，实现骨吸收和骨形成的互相耦联。

（二）成纤维细胞生长因子（FGF）

FGF 超家族为正常骨骼发育所必需，目前已清楚 FGF 家族至少包括 23 个可编码相关结构蛋白的基因。FGF 具有很强的促细胞分裂和增殖活性。在 FGF 家族中，酸性成纤维细胞生长因子（acid fibroblast growth factor，aFGF）和碱性成纤维细胞生长因子（basic fibroblast growth factor，bFGF）最先被发现，这两种形式在骨细胞生长中起重要作用。FGF 受体的点突变可以引起软骨发育不全、Grouzon 氏病等骨病。aFGF 和 bFGF 都有促进骨髓基质干细胞有丝分裂作用。bFGF 是软骨细胞作用最强的有丝分裂原，可刺激蛋白聚糖及胶原合成，aFGF 在成骨细胞和间充质细胞分泌，沉积在骨基质中，通过骨生长因子的局部调节作用，促进骨形成和骨折愈合。FGF 还可以促进骨细胞成活，防止凋亡。也增加骨的吸收并诱导成骨细胞合成间质胶原酶。

（三）类胰岛素生长因子（IGF）

类胰岛素生长因子系统包括 4 个组成部分：类胰岛素生长因子（insulin-like growth factor，IGF），类胰岛素生长因子受体（insulin-like growth factor receptor，IGF-R），类胰岛素生长因子结合蛋白（insulin-like growth factor binding protein，

IGFBP），类胰岛素生长因子结合蛋白特异性蛋白水解酶（insulin-like growth factor binding protein proteases，IGF-BP-P）。

目前已知的 IGF 主要为 IGF-Ⅰ 和 IGF-Ⅱ。IGF-Ⅰ 和 IGF-Ⅱ 由骨细胞生成并储存于骨，同时通过自分泌或旁分泌负反馈调控成骨细胞。在骨细胞培养中发现，IGF-Ⅰ 和 IGF-Ⅱ 均可兴奋骨细胞的增殖和 I 型骨胶原的生成，且与剂量有相关性。IGF-Ⅰ 与 IGFBP 结合调节骨细胞生长、增殖与代谢，低剂量 IGF-Ⅰ 可增加骨小梁形成，减少骨丢失，防止和延缓骨质疏松性骨折的发生；IGF-Ⅱ 在骨吸收与骨形成的耦联过程中起关键性作用。破骨细胞活性增强进行骨吸收的同时，通过自分泌或旁分泌的方式释放出储存于骨的 IGF-Ⅱ，IGF-Ⅱ 则作用于前成骨细胞或成熟的成骨细胞，使其活性增强并承担相应骨吸收部位的修复作用，生成新骨。任何影响 IGF-Ⅱ 生成的量或活性的因素，均可导致这一耦联作用失平衡。持续的新骨形成减少可导致骨质疏松症，而新骨形成持续增加则发生骨硬化症。

（四）转化生长因子 β（TGF-β）

TGF-β 能影响破骨细胞和成骨细胞的活性，是骨重建有力的调节和耦联因子。研究提示 TGF-β 对骨吸收具有刺激和抑制的双向调节作用，在多数系统中其作用是刺激非转化成骨细胞的 DNA 合成和复制，抑制破骨细胞前体的分化和增殖，促进骨形成。另外，它还可以通过减少过氧化物而直接抑制破骨细胞活性和抗酒石酸酸性磷酸酶蓄积。

（五）白细胞介素（IL）

白细胞介素是由单核 - 巨噬细胞、T 淋巴细胞分泌的一种促炎性细胞因子，能调节并促进多种炎性介质的产生。主要有促炎性细胞因子，如 IL-1、IL-6、IL-15 等；抗炎性细胞因子，如 IL-4、IL-9、IL-10 等。在破骨细胞活化、白细胞迁移及骨质吸收等多方面发挥重要作用。

IL-1 是一种主要由外调单核细胞（PBM）分泌的多肽细胞因子。IL-1 在 PGE 介导下可增加破骨细胞形成，还可通过旁分泌或自分泌机制刺激 T 淋巴细胞进一步分泌多种细胞因子，如 IL-6、TNF-α、CSF 等，促使破骨细胞前体形成细胞增殖、分化和激活。Jurado S 等研究证实 IL-1 可以促进破骨细胞前体细胞的有丝分裂，增加骨保护素（osteoprotegerin，OPG）和 RANKL 的 mRNA 表达，间接地介导基质细胞和成骨细胞分泌参与破骨细胞分化所必需的“下游”细胞因子。IL-1 还可抑制成骨细胞的胶原合成。

IL-6 是调节骨吸收的关键因子。实验证实 IL-6 不但参与了绝经后骨质疏松的发生，且起核心作用。进一步研究还证明 IL-6 是通过 IL-6 受体系统（IL-6 受体及糖蛋白 gp130），通过旁分泌或自分泌方式作用于成骨细胞和骨基质细胞，从而刺激粒巨噬细胞集落形成单位（CFU-GM）及破骨细胞数量的增加。

（六）肿瘤坏死因子（TNF）

TNF 分为由激活的巨噬细胞产生的 TNF-α 和由淋巴细胞产生的 TNF-β（又称淋巴细胞毒素，lymphotoxin，LT），是能够抑制成骨细胞和刺激破骨细胞生成的细胞因子。Bertolini 发现，TNF-α 和 TNF-β 在体外有抑制骨形成和促进骨吸收作用。TNF-α 和 TNF-β 在骨组织中使破骨细胞增加，而加入破骨细胞的抑制因子——降钙素时，骨吸收受到抑制。荷兰学者用 TNF-α 阻断剂 adalimumab 治疗活动性类风湿患者，发现治疗组较对照组骨吸收被抑制，骨丢失停止。提示 TNF 通过激活破骨细胞促进骨吸收。白血病细胞产生的 IL-1 和前列腺素（PG）也有促进骨吸收作用，因此 TNF 与上述因子有协同促进骨吸收作用。

（七）单核细胞集落刺激因子（M-CSF）

细胞集落刺激因子（CSF）由骨髓微环境中成骨细胞、巨噬细胞、基质细胞、内皮细胞、T 淋巴细胞等破骨细胞旁细胞及破骨细胞系产生，在体内体外均诱导造血始祖细胞集落的生长，破骨细胞起源于造血始祖细胞，CSF 在破骨细胞形成上也具有非常重要的意义，其中对溶骨最重要的是 M-CSF，又称 CSF-1。现已明确，M-CSF 可刺激骨髓干细胞向单核细胞或巨噬细胞系分化，利于破骨细胞前体细胞的增殖并促进已分化的破骨细胞存活。

（八）一氧化氮（NO）

一氧化氮是大多数重要细胞的第二信使，介导神经传递、血管舒张、免疫防御等功能。NO 是 L- 精氨酸通过 Ca^{2+} 和钙调蛋白激活一氧化氮合成酶（NOS）而合成的小分子气体自由基。一氧化氮是雌激素对骨作用当中重要的第二信使，骨内 NO 的主要来源于成骨细胞和血管内皮细胞。NO 对骨有重要的双向调节作用。正常生理条件下，少量 NO 促进成骨细胞的增殖及其骨基质蛋白的分泌。低浓度 NO 介导雌激素对骨的保护作用还能促进成骨细胞生长、矿化；但高浓度

NO 对成骨细胞的生长和分化起抑制作用。许多研究发现 NO 可抑制破骨细胞性骨吸收，Kasten 等实验研究发现应用诱导型 NOS（iNOS）抑制剂能够促进大鼠骨质疏松症的发生。

（九）前列腺素（PG）

PG 可由骨细胞、骨髓细胞和骨膜组织产生，从骨培养及提取的 PG 主要包括 PGE_1、PGE_2、PGF_{2a} 等，其中 PGE_2 是花生四烯酸代谢的一种具有较强活性的骨吸收刺激剂，其作用主要是通过增加破骨细胞前体的增殖和分化而实现的。PGE_2 也有促进骨生成的作用，其主要机制是通过加强骨间质细胞向成骨细胞的转化而实现的。Blackwell 等研究发现 PGE_2 通过 cAMP 介导的通路促进破骨过程，或者通过作用于类成骨细胞产生破骨细胞分化因子途径使成骨细胞与破骨细胞之间形成耦联，激活破骨细胞加快破骨过程。高浓度 PGE_2 刺激骨吸收，而低浓度 PGE_2 促进骨生成。

与骨代谢有关的细胞因子并不限于以上几种。神经生长因子（NGF）是一个从神经组织中分离的多肽，参与骨再生代谢，促进骨折愈合，且具有协同 BMP-2 诱导成骨的作用。体外研究表明，NGF 能够刺激成骨细胞系的分化和抑制细胞凋亡，NGF 还能对骨折愈合过程中的炎性细胞和炎性介质进行调节，减轻炎症反应，促进骨折愈合。血小板源性生长因子（PDGF）有多种生物学效应的二聚体，主要表现在促有丝分裂作用和趋化作用，PDGF 对所有起源于间叶的细胞包括成骨细胞都有促有丝分裂作用；对多种细胞有趋化作用，尤其是巨噬细胞、成纤维细胞等结缔组织细胞，故在正常发育、创伤修复、组织蛋白合成中起着重要作用。此外，还有骨骼特异生长因子（SGF）、血管内皮生长因子（VEGF）、甲状旁腺素相关蛋白（PTHrp）、骨黏连素、软骨钙素等。

七、与脂肪代谢相关的因子

（一）瘦素（leptin，LP）

在相当长的一段时间，学者研究内分泌因素的重点，主要是围绕甲状腺素，降钙素，性激素等。人们在研究和防治肥胖的同时，也发现肥胖对骨骼具有保护作用：肥胖者较低体重者患有骨质疏松症发生率低，髋部骨折的发生率也较低。

体重或体重指数（BMI）与骨密度（BMD）的相关性已经得到公认，许多研究进一步证明体重的重要组成部分——体脂量（body fat mass）与 BMD 呈正相关。雌激素含量降低是绝经后妇女骨质疏松症的主要原因，而肥胖者脂肪组织中雄激素转变成雌激素增多，体重增加时骨骼所受到的应力也增加，肥胖对骨骼的保护作用似乎可以通过上述的性激素机制和生物力学机制得到解释。然而又有研究发现，在校正血清雌激素的影响后，体脂量和 BMD 仍呈显著的正相关，而且这种正相关不论是在负重骨还是非负重骨都存在。由此推测除激素和力学因素外，应该还有其他机制影响肥胖和骨密度的关系，其中瘦素（leptin，LP）的发现并克隆使骨代谢研究取得了突破性的进展，LP 与骨质疏松症的关系已成为新的研究热点，LP 有望成为骨质疏松症的防治提供一个新的靶点。

1. 瘦素及其受体的结构和特征

瘦素是由脂肪细胞分泌的一种蛋白质，为亲水性多肽，其相对分子质量为 16 000；它由 167 个氨基酸残基组成，N 端有 1 个信号肽序列，由 21 个氨基酸残基组成；C 端有 1 个二硫键形成的环状结构，由 2 个半胱氨酸残基组成。成熟的瘦素分子是由去掉 N 端信号肽后的 146 个氨基酸残基组成的。瘦素的二级结构中包含 α 螺旋和 β 折叠，整个瘦素分子为一个球状结构。

瘦素在机体内分布广泛，如皮下脂肪、大网膜、肠系膜、腹膜，这些组织中瘦素表达水平较高。近年来研究发现在乳腺、胎盘、胚胎、骨骼肌、血管壁、骨及软骨组织和胃黏膜中均有瘦素表达。瘦素的表达和分泌受多种因素影响，如胰岛素、糖皮质激素、肿瘤坏死因子 α（TNFα）和雌激素均可以提高瘦素的表达和分泌，而雄激素、游离脂肪酸和生长激素则可以降低瘦素的表达和分泌。

2. 瘦素的受体

瘦素受体（LR）为单跨膜受体，包括胞外、跨膜和胞内 3 个结构域，已发现其有 6 种异构体的受体亚型。根据其胞内结构域的氨基酸序列和长度，LR 又分为长型受体和短型受体，其中最重要的是短型受体 LRa 和长型受体 LRb。LRa 主要分布在大脑脉络丛及血脑屏障的微血管丛中，作为瘦素结合 / 转运蛋白使瘦素通过血脑屏障进入脑脊髓液。LRb 主要分布于下丘脑表达神经肽 Y（NPY）的多个核团区的细胞膜上，起信号转导作用，瘦素与之结合后可发挥不同的作用。瘦素专一诱导生成的，某一组织 LR 的基因 mRNA 的表达量间接反映了瘦素在此组织的表达情况。

3. 瘦素的主要生理功能

目前有关瘦素的研究不仅限于人类，在哺乳动物方面也有很多报道，其生理作用也涉及多个方面，包括对能量代谢、生殖、泌乳及免疫等的影响，可见瘦素是一种多功能的细胞因子。它在血液中游离或与瘦素结合蛋白结合后到达中枢和外周，通过与其具有高亲和力的受体结合而发挥作用，也有的在局部以旁分泌或自分泌的方式发挥作用。

（1）瘦素的中枢性骨代谢调节作用。

①瘦素可以中枢性作用方式间接的抑制骨形成。

Ducy 等研究发现，在瘦素缺陷（ob/ob）与瘦素受体缺陷（db/db）的小鼠中均表现为骨形成增加及骨矿质沉积速率增加，而且两种突变鼠的骨密度比野生型高 2~3 倍。给瘦素缺陷小鼠及野生型小鼠脑室内连续注射瘦素 28 天，缺陷型小鼠呈现可完全逆转其骨表型，但是在被检动物的血循环中未检到瘦素的存在；而在野生型小鼠呈现骨量丢失，提示在缺陷型及野生型小鼠存在同样的调节通路，其骨形成和骨重建可能是受下丘脑控制的，他们认为瘦素可能通过未明确的下丘脑物质或中枢神经系统发挥有效抑制骨形成作用，提示骨质疏松等代谢性骨病中可能存在瘦素调节。由此机制也可解释肥胖者体内存在的瘦素作用抵抗（主要是中枢抵抗）使瘦素中枢作用下降，从而减少了骨量丢失，使得肥胖者保持较好的骨密度。由此判断，如果存在的瘦素抵抗可保持骨骼稳态，那么准确定义每个个体的瘦素抵抗程度与中枢及外周的瘦素浓度，在瘦素—骨骼相互作用研究中可能成为必然要素，由肥胖所引起。Ebihara 等也证明了这一发现且进一步强调是由于瘦素信号缺失导致了骨形成增加。其证据是先天缺乏脂肪的 A2ZIP/F1 转基因鼠由于没有脂肪而瘦素水平极低，尽管体重减轻也表现出高骨量，而 Steppan 等发现在瘦素缺陷的肥胖型小鼠，其总的骨矿物含量（BMC）和 BMD 以及股骨的 BMC 和 BMD 都较正常小鼠低。而上述这些矛盾的结果一直到最近 Hamrick 等的研究发表才得到解释。他们认为瘦素信号的改变对骨产生的效应在中轴骨和四肢骨、密质骨和小梁骨是不同的。瘦素缺陷的肥胖型小鼠与正常小鼠相比，其股骨短，股骨的 BMC 和 BMD 低，皮质薄，小梁骨骨容量也少；但是其腰椎椎体长，BMC 和 BMD 较高，小梁骨容量也较多。瘦素的这种对不同部位骨骼作用不同的原因，跟股骨和脊柱周围的肌肉量以及髓腔内脂肪细胞的数量明显有差别相关。这一观点对今后研究瘦素与骨质疏松的关系无疑会产生重要的指导意义。

②瘦素通过交感神经系统调节骨形成。

瘦素对骨重建的中枢中继作用被发现后，研究人员对其下游的调节机制做了深入研究，实验表明瘦素在外周通过交感神经系统（sympathetic nerve system，SNS）影响骨形成，并且存在两条相互拮抗的途径，其中对骨形成的抑制作用占据主导地位。

瘦素必须通过完整的交感神经系统发挥其对骨形成的抑制作用。Bray 等观察到 ob/ob 小鼠肥胖不育，骨量升高且 SNS 活性较低。Sato M 等的实验证实下丘脑 VMH 部位可介导瘦素引发的儿茶酚胺类释放增加。Takeda 等发现，多巴胺 $-\beta_2$ 羟化酶（dopamine β_2 hydroxylase，DBH）缺乏小鼠（无法合成肾上腺素和去甲肾上腺素 ）由于骨形成增加而表现出高骨量，在其第三脑室内输注瘦素 28 天后，DBH 缺乏小鼠脂肪垫重量下降，而骨量不受影响 ob/ob 小鼠以及野生型（WT）小鼠连续 6 周腹腔内注射异丙肾上腺素后，骨形成、骨量及成骨细胞数均有所下降。WT 小鼠采用肾上腺素受体阻断剂（普萘洛尔饮水给药 10 周后），骨形成、骨量及成骨细胞数升高，并且普萘洛尔可以拮抗去卵巢小鼠的骨丢失。成骨细胞中仅表达 β_2 型肾上腺素受体（Adrβ_2），Adrβ_2 缺失小鼠骨形成增加而表现出高骨量。Elefteri 等发现，Adrβ_2 缺失小鼠第三脑室内输注瘦素后其脂肪垫重量下降，骨量未受影响，表明瘦素通过 SNS 对成骨细胞上的 Adrβ_2 发挥作用而实现其对骨形成的抑制。

（2）瘦素对骨代谢的外周性影响。

通过中枢神经系统，LP 是骨形成的潜在抑制剂，而 LP 对外周骨骼代谢起保护作用。在卵巢切除导致骨质丢失小鼠中，LP 治疗较雌激素治疗可更为有效减少骨小梁的丢失、小梁结构改变和骨膜骨的形成，这表明 LP 可参与骨的重建。研究还发现，LP 可增加下丘脑促性腺激素释放激素的释放，进而控制卵巢周期与雌激素的产生，并由此间接调节骨生长。营养不良和低体重可通过雌激素依赖或非雌激素依赖途径增加骨质疏松的风险。综合既往的研究，Whitfiel 认为 LP 是一种抗骨生成因子，可能通过刺激一种脑源性抗骨生成因子的释放，发挥抑制骨生成作用，由此推论，诸如骨质疏松症等代谢性骨病也存在 LP 介导的中枢性调控。有许多学者报道在人类成骨细胞、大鼠成骨细胞、人类软骨细胞、猪软骨细胞向成骨细胞分化的人类间充质干细胞以及成骨细胞系和软骨细胞系细胞上都有瘦素受体的表达；其次，大量的体外实验证明瘦素能直接促进成骨细胞系细胞的分化和成熟，骨髓基质细胞在一定的条件下能向成骨细胞、成软骨细胞、脂肪细胞和成肌细胞分化；还发现瘦素能促进骨髓基质细胞系细胞向成骨细胞分化，并能增加骨基质蛋白如 I 型胶原和骨钙素等在这些细胞内的合成；同时，瘦素能抑制骨髓基质细胞向脂肪细胞分化。对人类原代成骨细胞培养发现瘦素能减少成骨细胞的凋亡，促进骨矿化结节的形成。研究还发现，低浓度的瘦素能促进大鼠胎盘成骨细胞的增殖，其作用可与胰岛素样生长因子 I（IGFI）相比。

瘦素不仅对成骨细胞有合成作用，对破骨细胞也有直接调节作用。研究显示，瘦素通过减少单核细胞内核因子受体激活因子 κB（RANK）的产生，从而能抑制破骨细胞从人类周围血单核细胞的生成；对此现象进一步研究发现，瘦素能增加人类骨髓基质细胞中的骨保护素水平，并降低核因子受体激活因子配基（RANKL）的水平，从而抑制破骨细胞的生成；还发现瘦素能抑制小鼠骨髓培养中破骨细胞的生成。瘦素还能诱导人类单核细胞白介素 1（IL-1）受体拮抗剂的表达和分泌，因此阻断了 IL-1 介导的骨转换增加，而 IL-1 诱导的骨转换增加在雌激素缺乏引起的骨量丢失中起关键作用。瘦素对成骨细胞和破骨细胞的双重作用无疑会有效防止骨量的丢失。

综上所述，瘦素通过中枢和外周两种途径调节骨代谢。中枢机制可能是通过下丘脑 - 交感神经 -β 受体途径导致骨量减少，外周效应可能是通过影响骨髓基质细胞、成骨细胞和破骨细胞 3 个方面最终起到改善骨质疏松的作用。瘦素对骨代谢的整体作用可能是其中枢负性作用及外周正性作用两方面综合调节的结果，其效应可能取决于血浆瘦素的水平及血脑屏障的通透性。然而，骨质疏松和瘦素之间的关系及机制目前并不清楚，可能 SNS 在两者之间有着关键联系，并且 SNS 在骨质疏松的发病基础上有着始动因素，瘦素影响骨重建的机制尚未完全明了，仍有许多结论来自动物试验和离体研究，瘦素的分泌又受到很多因子的调控，瘦素抵抗与骨代谢有无关联，内在机制是什么？肥胖患者瘦素分泌的节律性趋向平坦是否是瘦素抵抗的原因之一，并进而影响骨代谢？选择什么样的患者接受瘦素治疗，依据是什么？瘦素的昼夜脉冲性释放有何生理意义，与骨代谢关系如何？研发具有较高血脑屏障通透性的瘦素类似物，是否可以充分发挥其中枢性骨形成抑制作用？开展瘦素对骨微结构、骨质量的确切影响和其安全性的深入研究，将为开发防治骨质疏松新药提供新的依据和思路。

八、基因水平的调节

骨密度（bone mineral density，BMD）是决定骨强度的主要因素之一，可用于诊断骨质疏松症，预测骨折发生率，它受营养、锻炼、遗传、激素水平及其他因素的影响，其中遗传因素是 BMD 的主要影响因素。家系调查发现 46%~62% 的 BMD 是由遗传因素决定的。基因包括维生素 D 受体基因（vitamin D receptor gene，VDRG）、甲状旁腺激素基因（parathyroid hormone gene，PTHG）、降钙素受体基因（calcitonin receptor gene，CTRG）、激素受体基因（estrogen receptor gene，ERG）、低密度脂蛋白受体 -5 基因（lipo-protein recptor-related protein-5 gene，LRP5G）、载脂蛋白 E 基因（apolipoprotein E gene，APOEG）及 I 型胶原 α-1 基因（collagentype alpha 1 gene，COL1G）等基因均是影响 BMD 的候选基因，其中维生素 D 受体基因（vitamin D receptor gene，VDRG）和雌激素受体基因（estrogen receptor gene，ERG）多态性与 BMD 的相关性是目前骨质疏松遗传学研究的热点之一。

（一）VDRG 多态性与骨质疏松症

VDR 等位基因位于第 12 对染色体，为 43.2kb，由 9 个外显子和 8 个内含子构成，Baker 等人于 1987 年成功地完成了 VDRG 的克隆及表达，这个基因的全长约为 1 300 个碱基对。1994 年 Morrison 等研究发现维生素 VDRG 直接与骨密度有着一定的关系。目前已知的 VDR 基因多态性包括 Bsm Ⅰ、Fok Ⅰ、Apa Ⅰ、Tap Ⅰ、Tru9 Ⅰ、EcoR Ⅴ等 20 多种酶切位点多态性。众多学者对前四种进行了较深入的研究，进而探讨它与 BMD 的相关性。

目前关于 VDR 基因 Bsm Ⅰ、Fok Ⅰ、Apa Ⅰ及 Tap Ⅰ多态性与骨质疏松的研究并没有得出一致的结论。1994 年 Morrison 等的研究资料表明 bb 基因型比 BB 基因型的 BMD 值可高出 15% 左右，表明 VDR 多态性与 BMD 间存在较强的关联，而王琦等研究甘肃省甘南藏族自治州夏河县藏族妇女发现藏族妇女 VDR 基因 Bsm Ⅰ多态性与骨量无关。2005 年 Abrams 等发现 Fok Ⅰ位点多态性与青少年全身骨矿含量、全身 BMD 相关，而 Cusack 等在 2006 年对 242 例丹麦女孩进行研究，结果表明 VDR Fok Ⅰ多态性与 BMD 无关。此外，Apa Ⅰ、Tap Ⅰ的研究也出现类似的结果。目前学者认为 VDR 基因 Bsm Ⅰ、Fok Ⅰ、Apa Ⅰ及

Tap Ⅰ多态性与骨质疏松的研究结论不一致，可能与性别、年龄、民族、受试人种、样本量、环境影响等多种因素相关。

（二）ERG 多态性与骨质疏松症

ERG（estrogen receptor gene）位于 6q25.1，长约 140kb，有 8 个外显子和 7 个内含子，5 个功能区。目前发现 3 种限制性酶（PstU Ⅰ，Pvu Ⅱ和 Xba Ⅰ）决定 3 个限制片段长度多态性（RFLPs），分别以 Bb、Pp、Xx 表示。ERG 也被认为是影响 BMD 和骨质疏松症发生的重要基因之一。

日本 Kobayashi 等研究小组对 238 例绝经后妇女 ER 基因 RFLP 与腰椎、全身 BMD 的关系的研究，发现各基因型 BMD 值大小呈：PP ＜ Pp ＜ pp、XX ＞ Xx ＞ xx，PPxx 基因型携带者 BMD 明显低于其他人群。而 Yasovanthi 等对印度绝经后妇女的研究发现携带 p 等位基因的妇女 BMD 低于携带 P 等位基因者。但英国 Keen 等对 129 例绝经前和 104 例绝后妇女的研究显示，ER 基因 RFLP 与 BMD、骨量丢失均无相关性；中国黄琪仁等也报道，237 例绝经后妇女 ER 基因 RFLP 与 BMD 相关，但修正混杂因素后，差异并不显著，其机制有待进一步研究。

（三）其他基因

除 VDRG 及 ERG 多态性与骨质疏松症的发生有相关性外，近来有报道Ⅰ型胶原 α1 链基因 Spl 结合位点上有一个 G-T 突变多态性同 BMD 和骨质疏松症有关，但后续研究未能得到相关结论，其中中国和韩国未检测出无突变的 SS 纯合子。此外 PTH 基因、降钙素基因、白介素 6 基因、白介素 1β 基因及 VDR 基因翻译起始位点多态性，载脂蛋白等位基因等均已有相关研究报道。

参考文献：

[1]廖二元，曹旭．湘雅代谢性骨病学［M］．北京：科学出版社，2013.

[2]肖建德，阎德文．实用骨质疏松学［M］．北京：科学出版社，2012.

[3]王莹，康万利，辛士刚，等．不同地区人发中微量元素的测定与生存环境的比较研究［J］．光谱学与光谱分析，2007，27（11）：2333-2336.

[4]宋娟娥．血样中微量元素测定及水样中铬形态分析［D］．北京：中国人民解放军军事医学科学院，2007.

[5]申治国，徐新云，张顺祥，等．ICP-AES 和 ICP-MS 法测定血中微量元素［J］．现代预防医学，2003，30（5）：644-645.

[6]廖艳，李文智. 氟对机体的生理与毒理作用研究进展[J]. 口岸卫生控制，2006，11(3)：41-42.
[7]马忠明，孙志健. 硅成为治疗骨质疏松的潜在药物[J]. 食品科学，2005，26(8)：542-544.
[8]张敏，郭雄. 氟、锶与骨质疏松症[J]. 国外医学：医学地理分册，2005，26(2)：53-55.
[9]王占朝，侯树勋，张俐，等. 血清铜含量变化在原发性骨质疏松症危险因素中的作用[J]. 中国临床康复，2004，8(36)：8270-8271.
[10]刘家远，曹峻岭. 缺硒是导致骨质疏松的潜在危险因素[J]. 国外医学：医学地理分册，2008，29(3)：105-107.
[11]张伟，李光飞，徐又佳. 铁稳态与骨质疏松[J]. 中国骨质疏松杂志，2013，19(12)：1291-1295，1326.
[12]雷鹏蛟，王亮，马远征，等. 微量元素与骨质疏松的相关性研究进展[J]. 中国骨质疏松杂志，2014，20(3)：343-346.
[13]孙长峰，郭娜. 微量元素铁的生理功能及对人体健康的影响[J]. 食品研究与开发，2012，33(5)：222-225.
[14]郑文治，王桂芝，姜银花. 生命元素铜铁锌及其生理功能[J]. 长春师范学院学报，2000，19(5)：12-15.
[15]曹谨玲，陈剑杰. 微量元素锌的生理功能及其应用研究[J]. 家畜生态，2003，24(4)：62-65.
[16]胡惟勤. 微量元素锌的生理功能与临床[J]. 医师进修杂志，1982，(6)：20-22.
[17]颜世铭，李增禧，熊丽萍. 微量元素医学精要Ⅰ. 微量元素的生理作用和体内平衡[J]. 广东微量元素科学，2002，9(9)：1-48.
[18]黄作明，黄珣. 微量元素与人体健康[J]. 微量元素与健康研究，2010，27(6)：58-62.
[19]朱瑜安. 元素镁的生理功效[J]. 微量元素与健康研究，2006，23(3)：65-66.
[20]黄琴，梁惠，杜风沛. 镁的生理与临床应用[J]. 微量元素与健康研究，2005，22(2)：61-63.
[21]白木. 镁在人体[J]. 金属世界，2002，(3)：14-15.
[22]刘金香. 人体中镁离子的生理生化功能[J]. 江西教育学院学报(自然科学)，2001，22(6)：44-46.
[23]马文辉，张英泽. 镁金属生理作用及其调节骨代谢效应[J]. 中国组织工程研究，2014，18(3)：432-439.
[24]刘献祥，林燕萍，苏友新. 骨的代谢及其调节[J]. 骨质疏松性骨折，2008，10(1)：029-034.
[25]孔喜良. 影响局部骨代谢的细胞化学微环境[J]. 中国临床康复学，2006，10(25)：143-146.
[26]谈志龙，任海龙，白人骁，等. 骨质疏松症与骨代谢生化测定指标[J]. 中国骨质疏松杂志，2006，12(1)：89-93.
[27]冯会英，李绍冰. 基质Gla蛋白在血管钙化中的作用[J]. 现代中西医结合杂志，2011，20(22)：2853-2855.
[28]栾静，崔亚洲，周小艳，等. 基质小泡蛋白与骨矿化[J]. 国际骨科学杂志，2011，32(5)：277-279.
[29]王秋颖. 碱性磷酸酶特性及其应用的研究进展[J]. 中国畜牧兽医，2011，38

(1): 157-160.
[30]卢戈. 胶原的分子类型结构分级及细胞外基质成分的关系[J]. 生物化学与生物物理进展, 1991, 18(4): 275-280.
[31]曹玉堂, 王晓毅. 黏液表皮样癌中血小板反应蛋白-1与血管生成[J]. 国际口腔医学杂志, 2009, 36(4): 435-437.
[32]王利民, 温铭杰, 李慎涛. 人核心蛋白聚糖的克隆及其在大肠杆菌中的表达[J]. 滨州医学院学报, 2009, 32(3): 192-194.
[33]柴克霞. 纤维黏连蛋白生物学特性与造血调控[J]. 军医进修学院学报, 2006, 27(5): 392-393.
[34]胡学武, 游长征, 熊辉. 中医药促进骨折愈合分子机理研究进展[J]. 中医药导报, 2006, 12(10): 79-81.
[35]皮银珍, 廖二元. 转化生长因子β1与骨生化指标和骨密度的关系[J]. 中国组织工程研究与临床康复, 2011, 15(24): 4537-4540.
[36]孙加节, 张春雷, 房兴堂, 等. 核心蛋白多糖基因(DCN)的研究进展[J]. 中国牛业科学 2010, 36(2): 54-58.
[37]汤译博, 赵亮, 苏佳灿. 骨黏连蛋白的理论研究与临床应用[J]. 中国组织工程研究与临床康复, 2010, 14(28): 5264-5267.
[38]钱虹, 樊明文. 富含亮氨酸的间质蛋白多糖及其在牙和牙周组织中作用的研究[J]. 国外医学: 口腔医学分册, 2004, 31(2): 107-109.
[39]卢光, 李建新, 张建. 细胞外基质与组织工程血管表面修饰的研究进展[J]. 首都医科大学学报, 2007, 28(6): 788-793.
[40]刘宏, 王勤涛, 吴织芬, 等. rhBMP-2对人牙周膜细胞骨桥蛋白表达的影响[J]. 中华口腔医学杂志, 2000, 35(5): 330-332.
[41]韩涛, 丁佑铭. 骨桥蛋白基本特性及在疾病中的作用的研究进展[J]. 实用医药杂志, 2011 28(6): 554-556.
[42]Gorski J P. 骨基质内酸性磷蛋白在生物矿化方面的作用[J]. 国外医学: 创伤与外科基本问题分册, 1993, 14(3): 159-161.
[43]覃芙, 李康华, 王剑青, 等. 1, 25-二羟基维生素D_3对原发性骨质疏松骨代谢的影响[J], 中国医师杂志, 2005, 7(12): 1614-1416.
[44]徐峰, 董进. rhPTH1-34对成骨细胞增殖及BMP-7、BMP-9基因表达的影响[J]. 中国骨质疏松杂志, 2011, 17(6): 489-492.
[45]张玲, 陆瑛, 李雅娜, 等. 重组人甲状旁腺激素(1-34)影响兔骨髓间充质干细胞增殖及向成骨细胞分化的量效关系[J]. 中国临床康复, 2006, 10(41): 10-12.
[46]戴哲浩, 戴如春, 萧毅, 等. 骨质疏松症药物治疗进展[J]. 中国骨质疏松杂志, 2010, 16(11): 894-906.
[47]王玉婵, 刑学农. 营养与骨质疏松[J]. 国际病理科学与临床杂志, 2013, 33(2): 170-174.
[48]雷泽, 付正启, 木晓云, 等. 补充维生素E有益骨健康[J]. 中国骨质疏松杂志, 2010, 16(9): 709-712.
[49]张月雷, 丁浩, 高悠水, 等. 维生素K参与骨代谢研究进展[J]. 中华骨质疏松和骨矿盐疾病杂志, 2015, 8(3): 251-255.
[50]杨洁, 李玉坤. 骨形态发生蛋白与骨代谢[J]. 中华骨质疏松和骨矿盐疾病杂志, 2013, 6(1): 89-94.
[51]周建, 陈克明, 王嘉琪, 等. 骨代谢相关因子研究进展[J]. 中国骨质疏松杂志,

2012，18（2）：175–178.

［52］王欢，查振刚. 前列腺素 E2 在骨形成过程中的作用机制［J］. 广东医学，2012，33（11）：1683–1685.

［53］赵凡，费琦. 雌激素受体基因与骨质疏松症［J］. 中国骨与关节外科，2013，6（5）：470–472.

［54］EYRE D R，APON S，WU J J，et al. Collagen type IX：evidence for covalent linkages to type Ⅱ collagen in cartilage［J］. FEBS Lett，1987，220（2）：337–341.

［55］KNAPEN MH SCHURGERS L J，VERMEER C. Vitamin K_2 supplementation improve hip bone geometry and bone strength indices in postmenopausal women［J］. Osteoporos Int，2007，18（7）：963–972.

［56］MORRISON N A，CHENGQI J，TOKITA A，et al. Prediction of bone density from vitamin D receptor alleles［J］. Nature，1994，367（6460）：284–287.

［57］LIEBEN L，BENN B S，AJIBADE D，et al. Trpv6 mediates intestinal calcium absorption during calcium restriction and contributes to bone homeostasis［J］. Bone，2010，47（2）：301–308.

［58］KRUSIUS T，RUOSLAHTI E. Primary structure of an extracellular matrix proteoglycan core protein deduced from clone cDNA［J］. Proc Natl Acad Sci USA，1986，83（20）：7683–7687.

［59］FISHER L W，TERM INE J D，YOUNG M F. Deduced protein sequence of bone small proteoglycan Ⅰ（biglycan）shows homology with proteoglycan Ⅱ（decorin）and several nonconnective tissue proteins in a variety of species［J］. J Biol Chem，1989，264（8）：4571–4576.

［60］DAVIES M，KASTNER S，THOMAS G J. Proteoglycans：their possible role in renal fibrosis［J］. Kidney lnt Suppl，1996，54：55–60.

［61］DIAMOND J R，LEVINSON M，KREISBERG R，et al. Increased expression of decorin in experimental hydronephrosis［J］. Kidey Int，1997，51（4）：1133–1139.

［62］KRESSE H，SCHONHERR E. Proteoglycans of the extracellular matrix and growth control［J］. J Cell Physiol，2001，189（3）：266–274.

［63］HANDLEY C J，SAMIRIC T，IIIC M Z. Structure，metalbolism，and tissue roles of chondroitin sulfate proteoglycans［J］. Adv Pharmacol，2006，53：219–232.

［64］BERGLUND M，RENO C，HART D A，et al. Pattens of mRNA expression for matrix molecules and growth factors in flexor tendon injury：differences in the regulation between tendon and tendon sheath［J］. J Hand Surg. 2006，31（8）：1279–1287.

［65］TERMINE J D，KLEINMAN H K，WHITSON S W，et al. Osteonectin：a bone-specific protein linking mineral to collagen［J］. Cell，1981，26（1pt1）：99–105.

［66］GUTIERREZ L S. The role of thrombospondin 1 on intestinal inflammation and carcinogenesis［J］. Biomark Insights，2008，3：171–178.

［67］HAYLOCK D N，NILSSON S K. Osteopotin：a bridge between bone and blood［J］. Br J Haematol，2006，134（5）：467–474.

［68］SODEK J，CHEN J，NAGATA T，et al. Regulation of osteopontin expression in osteoblasts［J］. Ann N Y Acad Sci，1995，21（4）：760：223–241.

［69］JAIN S，CHAKRABORTY G，BULBULE A，et al. Osteopontin：an emerging therapeutic target for anticancer therapy［J］. Expert Opin Ther Targets，2007，11（1）：81–90.

［70］RANGASWAMI H，BULBULE A，KUNDU C. Osteopontin：role in cell signaling and cancer progression [J]. Trends Cell Biol, 2006, 16 (2): 79-87.

[71] JAIN A, KARADAG A, FOHR B, et al. Three SIBINGs enhance factor H's cofactor activity enabling MCP-1ike cellular evasion of complement-mediated attack [J]. J Biol Chem, 2002, 277 (16): 13700-13708.

[72] AONUMA H, MIYAKOSHI N, HONGO M, et al. Low serum levels of undercarboxylated osteocalcin in postmenopausal osteoporotic women receiving an inhibitor of bone resorption [J]. Tohoku J Exp Med, 2009, 218 (3): 201-205.

[73] HACKENG T M, ROSING J, SPRONK H M, et al. Tatal chemical synthesis of human matrix gla protein [J]. Protein Sci, 2001, 10 (4): 846-870.

[74] WALLIN R, CAIN D, SANE D C. Matrix Gla protein synthesis and gamma-carboxylation in the aortic vessel wall and proliferating vascular smooth mulscle cells-A cell system which resembles the system in bone cells [J]. Thromb Haemost, 1999, 82 (6): 1764-1767.

[75] FOLLET H, BOIVIN G, RUMELHART C, et al. The degree of mineralization is a determinant of bone strength: a study on human calcanei [J]. Bone, 2004, 34 (5): 783-789.

[76] DELUCA H F. Vitamin D: the vitamin and the hormone [J]. Fed Proc, 1974, 33 (11): 2211-2219.

[77] BELL N H, MORRI SON N A, NGUYEN T V, et al. Apal polymorphisms of the vitamin dreceptor predict bone densit y of the lumbar spine and not racial diff erence in bone density in young men [J]. J Lab Clin Med, 2001, 137 (2): 133-140.

[78] TAKAHASHI N, UDAGAWA N, SUDA T. Vitamin D endocrine system and osteoclasts [J]. Bonekey Rep, 2014, 3: 495.

[79] CHERTOW G M, BURKE S K, RAGGI P, et al. Sevelamer attenuates the progression of coronary and aortic calcification in hemodialysis patients [J]. Kidney Int, 2002, 62 (1): 245-252.

[80] SNEDDONWB, LIUF, GESEKFA, et al. Obligate mitogen-activated protein kinase activation in parathy riod hormone stimulation of calcium transport but not calcium signaling [J]. Endocrinology, 2000, 141 (11): 4185-4193.

[81] COOP M E. Pseudotumour of the orbit: a clinical and pathological study of 47 cases [J]. Br J Ophthalmol, 1961, 45 (8): 513-542.

[82] HIRSCH E F. Carcinoma of the thyroid gland: report of 94 cases [J]. Med Ann Dist Columbia, 1963, (32): 498-501.

[83] MONE ZAIDI, BALJIT S MOONGA, ETSUKO ABE, et al. Calcitonin and bone formation: a knockout full of surprises [J]. J Clin Invest, 2002, 110 (12): 1769-1771.

[84] GUO Y S, SUN Z, MA J, et al. 17β-Estradiol inhibits ER stess-induced apoptosis through promotion of TF II-1-dependent Grp78 induction in osteoblasts [J]. Lab Invest, 2014, 94 (8): 906-916.

[85] GU G, HENTUNEN T A, NARS M, et al. Estrogen protects primary osteocytes against glucocorticoid-induced apoptosis [J]. Apoptosis, 2005, 10 (3): 583-595.

[86] SRIVASTAVA S, TORALDO G, WEITZMANN M N, et al. Estrogen decreases osteoclast formation by down-regulating receptor activator of NF-kappa B ligand (RANKL) -induced JNK activation [J]. J Biol Chem, 2001, 276 (12): 8836-8840.

[87] KIMBLE R B, SRIVASTAVA S, ROSS F P, et al. Estrogen deficiency increases the ability of stromal cells to support murine osteoclastogenesis via an interleukin-1and tumor necrosis factor-mediated stimulation of macrophage colony-stimulating factor production [J]. J Biol

Chem，1996，271（46）：28890–28897.

［88］Sahni S，Hannan M T，Gagnon D，et al. Protective effect of total and supplemental vitamin C intake on the risk of hip fracture–A 17–year follow–up from the Framingham Osteoporosis Study［J］. Osteoporos Int，2009，20（11）：1853–1861.

［89］ARSLAN A，ORKUN S，AYDIN G，et al. Effects of ovariectomy and ascorbic acid supplement onoxidative stress parameters and bone mineral density in rats［J］. Libyan J Med，2011：6.

［90］JEEDIGUNTA Y，BHOOMI REDDY P R，KOLLA V K，et al. Association of estrogen receptor alpha gene polymorphisms with BMD and their affect on estradiol levels in pre– and postmenopausal women in south Indian population from Andhra Pradesh［J］. Clin Chim Acta，2010，411（7–8）：597–600.

第三章

骨生物力学

第一节　生物力学的基本概念

生物学（biology）是研究生物的结构、功能、发生和发展的规律以及生物与周围环境的关系的科学，而力学（mechanics）是研究物质机械运动规律的科学。随着近现代科学技术的迅猛进步与发展，生物学和力学的问题交叉衍生了许多新的研究任务和课题，并逐步发展形成了一系列新的交叉学科，生物力学（biomechanics）由此应运而生。生物力学是研究生命体运动和变形的学科，通过生物学与力学原理方法的有机结合，认识生命过程的规律，解决生命与健康领域的科学问题。它利用连续介质力学、多相介质力学、断裂损伤力学和流变力学等力学基本原理，结合生理学、医学、生物学来研究生物体，特别是人体的功能、生长、消亡以及运动的规律。在骨科领域中，生物力学研究骨骼和骨骼肌肉系统在正常和非正常的生理环境中的生长、发育、萎缩、损伤、再造、愈合、协调、平衡、稳定等过程中的力学特性及其变化规律。骨力学是生物力学的重要分支，研究骨组织在外力作用下的力学特性和骨受力后的生物效应，是对骨质量进行评定的一种可靠方法。它可以帮助骨伤科工作者了解骨的力学特性；应用生物力学的概念和原理解释人体正常和异常的解剖及生理现象，有助于骨科医生更好地理解和治疗肌肉骨骼系统的疾病，所以，它已成为现代骨伤科医生必须具备的科学基础。

骨质疏松症是一种以骨量减少、骨显微结构破坏、脆性增加、易于发生骨折的全身性骨骼系统疾病。因此在骨质疏松症的治疗中必须结合骨量的提高和骨质的改善，达到骨恢复良好的生物力学性能。为此在研究骨质疏松症中必须了解和熟悉骨生物力学对骨生长和骨承载性能的作用，以保证骨骼保持正常的生理功能。

一、应力和应变

（一）概念

人体的任何活动都会对骨骼系统的骨产生复杂的力。若把骨骼看作一个力学系统，骨骼受力可分为外力、内力，两者相互作用使骨协调平衡。这里的外力指骨受到的其他物体的作用，包括载荷（主动力）和约束反力。约束反力是外界约束在约束处对骨的反作用力。如肌肉、韧带对骨的约束，骨受到肌肉及韧带施加给它的约束反力。内力是指外力作用物体使物体发生形变，其内部各部分之间因相对位置发生变化而引起的相互作用力称附加内力，简称内力。在这里，内力指骨内各个部分之间的相互作用力，外力作用于骨可引起骨的轻微变形，在骨的内部产生抵抗变形和破坏，但其抵抗能力是有一定的限度的。特殊骨的力反应可用定量分析方法分析承受力和引起变形之间的关系。

物体在外力作用下其形状和大小总要发生改变，这总改变称为形变，骨所受的力和其所发生的形变之间的关系，反映了完整骨的结构特性（structural behavior）。在中等量的载荷情况下，承受负荷的骨会出现变形，当负荷去除时，骨的原有形状和几何结构便恢复，我们将这种撤去外力后，物体完全恢复原状的情况，称为弹性形变；反之物体不能完全复原，这种形变为塑性形变。应用到骨骼上的话，如果骨骼系统受到严重创伤，超过了其所能承受的负荷，则会引起严重变形，并可能发生骨断裂。决定骨断裂抵抗力和变形特征的主要因素是骨所承受力的大小、方向、面积和几何形态，以及组成骨组织的材料特性等。

骨所承受的力越大引起骨的变形就越严重，且易引起长骨的断裂，骨承受轴向力（axial force）、弯曲力（bending）或扭转力（torsional force）有很大的差异。在骨骼系统中骨的解剖学上的差异，反映出作用于每一单骨力的类型。大骨抵抗力的能力优于小骨，因其受力面积较大。在同一块骨头上，因为其解剖形态不同，其承受力的能力也不同；如马信龙等应用有限元法模拟力学环境改变对股骨近端松质骨生物力学性能的影响，发现随着载荷和偏轴角度的增大，具有骨折危险性的松质骨比例增大，认为结构与功能的不匹配会降低股骨近端松质骨生物力学性能。因此恢复股骨近端骨原有的结构，对于促进骨折愈合非常重要。同时骨的几何结构对抵抗特殊方向的力具有一定的特殊性；Nawathe 等对 18 例近端股骨进行线弹性有限元分析，得出股骨颈的载荷分布规律如下：在站立加载状态下，股骨颈近端皮质骨承担高达 90% 的弯曲应力，而在侧摔实验时仅仅承担 60% 载荷，说明股骨颈近端皮质骨对弯曲应力承受能力较高。

在决定骨的变形和断裂特性中，组成骨组织的物质特性很重要，例如：松变的骨与正常骨有同样的几何学结构，在负荷情况下，会发生较大的变形，且在较小的力作用下，就会发生断裂。在相同负荷的情况下，松质骨与皮质骨的形变情况也会不同；在对椎体松质骨强度测试中，载荷 – 形变曲线显示椎体的松质骨可以承受很大的压缩载荷，断裂前其形变率高达 9.5%，而相应的皮质骨的形变率还不足 2%。

骨生物力学中最基本的概念是应力（stress）和应变（strain）。任何物体承受力时，会引起物体的变形，改变了原有的尺度（dimension），在物体内将会产生内力，物体任何一点均会发生变形。

作用在骨骼或关节上的力产生两种效应，一是外部效应（运动效应），即外力使被作用物体的运动状态发生改变；二是内部效应（变形效应），即外力使其结构、形状发生改变。用应力和应变可描述骨骼受力后的内部效应。

1. 应力（stress）

当外力作用于骨时，骨不仅发生变形，而且内部产生抵抗力来对抗外力，这就是应力。应力指局部力的强度，是单位面积之力。亦即应力描述的是内力的骨截面上各点的分布情况及其密集程度，应力的大小等于作用在某截面上的外力与该截面面积之比，公式为：应力（σ）= 外力（F）/ 面积（S）。单位为 Pascal（$1Pa=1N/m^2$，牛顿 / 平方米）。根据载荷方式的不同，可分为压缩应力（compressive stress，当载荷使骨标本长度缩短时产生的应力）、剪切应力（shear stress，当载荷使骨标本的一个平面相对于邻近平面滑动时，产生剪切应力）和张应力（tension stress，使标本延伸时则产生张应力）。其中压缩应力和张应力也可称为正应力。在实际力学实验中，上述 3 种应力常同时存在。应力为矢量，可以分解为与截面垂直（法向）分量 σ 和与截面平行的分量 τ。σ 称为正应力（拉力为正，压力为负），τ为切应力（或剪切应力）。

皮质骨能耐受较大的应力，对 3 种不同应力的耐受顺序由大到小为压缩应力、张应力和剪切应力。

2. 应变（strain）

在外力作用下，物体各点的位置要发生变化，即发生位移。如果物体各点发生位移后仍保持各点间的初始状态的相对位置，那么物体实际上只产生了刚体移动和转动，称这种位移为刚体位移。如果物体各点发生位移后改变了各点间初始状态的相对位置，则物体就同时也产生了形状的变化，统称为该物体产生了变形。

应变指局部的变形，是形变量与原尺度之比。亦即应变描述的是骨骼受力后的变形程度，它的大小等于骨骼受力后长度的变化量与原来长度之比。当物体受到载荷时，其结构将发生变形，这种变形一直延续到结构间的分子作用力可以防止进一步的变形为止。应变用于描述这种结构上的改变，指在载荷作用下，骨标本长度的百分变化或相对变形，即骨标本缩短或延伸的长度与其初始长度的比值。应变的单位包括百分比（%）和微应变（μs），其关系为 1% = 10 000μs。各种脊椎动物运动时骨骼的最大应变都非常接近，为 2 000~3 000μs。人类骨骼的应变在日常生活中一般保持在 2 400μs 的水平。

骨在任何一点遭受力产生的应变，从数学上说，与任何一点的应力有关。在应力和应变之间的定量关系，受组成整个骨的物质特性的影响。如果整个骨承受很重的力，就会超出骨组织所能耐受的极限应力或应变。在这一点上，将会产生机械性的损伤（mechanical failure），骨的断裂也会发生。如果组成骨的物质特性很差，例如骨软化，造成骨断裂的应力和应变要比正常组织构成的骨要低。

应变分为三种类型：线应变、切应变和体应变。

长度在变形前后的改变量与原长之比，定义为线应变，用 ε 表示，公式为 $\varepsilon=\dfrac{\Delta L}{L}$。

在切应力的作用下，边长为 a 的正方形变成了菱形，产生的形变称为切应变，用 γ 表示，公式为 $\gamma=\tan\alpha=\Delta a/a$。

在正应力作用下发生体积的应变，称为体应变，为 ΔV/V。

当单骨受力时，应力和应变不同且方式很复杂，将涉及整个骨的结构。为了完整地描述任何一点应力和应变的特征，通过每一点三个独立平面中的每个与应变相对应的六个应力值，必须详细说明。

假设要检查骨的 O 点应力，应力横向穿过骨干，作用于一个平面。我们把 O 点看作是无穷小的小立方体组成，立方体的顶面有一个区，指定为 A，两种类型的内力会作用于立方体的顶面。第一种力（F）与顶面相垂直，这种内力产生正常的一种应力，称为正应力，等于 F/A，作用于顶面的另一种内力为剪力，我们指定为 S。剪力产生一种切应力，等于 S/A。正应力既向立方体顶面产生压力，又离开立方体顶面产生拉力。同样切应力能与平行于立方体顶面的任何方向相适应。

正应力 = 垂直于所给平面的单位面积的力。

切应力 = 平行于所给平面的单位面积的力。

有两种类型的应力引起立方体的形变。一种张应力（tensile stress）会使立方体前面逐渐变薄变长。压应力（compressive stress）会使立方体前面逐渐变宽变短。立方体内正应变，被称之为立方体侧面的长度与原来侧面长度 之间的变化率。

加在立方体表面的剪应力会使立方体前面变形，使正方体变为平行六面体。切应力被称之为原来直角位立方体一侧的角偏向（angular deviation）。立方体承受的正应变和切应变的量，受立方体顶面正应力和切应力大小的影响，也受骨组织固有的物质特性的影响。

一般说，如果骨组织钙化程度好，其本身就较硬，在某一点承受应力产生的应变也较小；然而，组成骨组织物质的质较差时，立方体承受同样的应力，将会产生很大的应变。因为，骨的物质较软，易于受损。

总的来讲，内力是由外力引起的，应力是作用在物体内单位截面上的内力，应力反映了物体在外力的作用下发生形变时物体内部的紧张程度，应变是指物体在应力作用下的相对形变，反映物体的形变程度，是一个无量纲的物理量。

3. 骨应力 – 应变曲线

骨结构生物力学行为由下述变量决定：骨结构形状和大小的几何特性、骨量大小、骨内部的材料特性、骨微损伤的累积。骨力学行为由骨承受载荷的类型、大小和方向，以及骨硬度、强度及结构的相互关系而决定。

应力 – 应变曲线可定量地反映骨承受的载荷和载荷导致骨变形之间的关系，代表了整体骨的结构行为、骨内部材料特性分布和骨的几何形状。骨应力 – 应变曲线分为弹性变形区和塑性变形区，在弹性区内骨骼像弹簧一样，随着载荷的增加，变形呈线形增加，去除载荷后骨即恢复到原来的形状。使骨材料产生最大弹性形变，也称为弹性极限的应力（载荷）数值，称为骨的屈服点；超过屈服点数值的应力（载荷）会使骨材料出现结构的损坏和永久变形。

当外力超过一定数值时，出现骨的连续性被破坏即骨折。导致骨折所需的应力为骨的最大应力或极限强度。在应力－应变曲线弹性区，骨的应力和应变是正比关系，其斜率为弹性模量或杨氏模量（Young' Modules），表示材料抗形变的能力即材料的内在硬度（stiffness）。骨组织的弹性模量主要决定于骨矿含量，即真正的骨体积密度，同时受其他骨组织微结构因子的影响，如骨胶原纤维和晶体排列，骨胶原的组成和骨的显微骨折等。对一定的材料而言，弹性模量为一常数，弹性模量越大，产生一定应变所需的应力越大。

（二）骨的受载形式与骨折类型的关系

日常生活及运动中，骨常受到拉伸、压缩、弯曲、剪切、扭转载荷和复合载荷，并产生各种变形。当骨的载荷超过了其生理承受极限时便会产生各种相应类型的骨折。因此，常见的骨折类型与骨所受载荷的形式有关，一般包括有：拉伸、压缩、弯曲、剪切和扭转 5 种基本形式所致的骨折。这些类型的骨折与临床上所观察到的骨折类型相一致，只不过临床上常见的骨折往往是由多种负荷所致，其骨折类型也更为复杂多样，尤其在高能量负荷的作用下，由于应变率很快，则有可能引起严重的粉碎性骨折。

1. 骨受拉伸载荷所致的骨折

其断裂的机制主要为骨组织结合线的分离和骨单位的脱离。临床上，拉伸载荷所致的骨折常见于骨松质，表现形式多为撕裂性骨折。如跟腱附着点附近的跟骨骨折，尺骨鹰嘴骨折等。

2. 骨受压缩载荷所致的骨折

其机制主要是骨单位的斜行破裂。如运动员在单杠失手或跳伞落地技术不正确时所导致的胸腰椎骨折，其原因大多是由高处落下臀部着地时受瞬间冲力引起。瞬间冲力沿纵向挤压，产生椎体的压缩骨折，椎体在高压缩载荷下发生缩短且变宽。压缩载荷所致的骨折常见于椎体。

3. 骨受剪切载荷所致的骨折

当一对相距很短、方向相反的力的作用于骨时，往往会产生剪切骨折。其骨折通常见于骨松质，如股骨髁和胫骨平台骨折。

4. 骨受弯曲载荷所致的骨折

当骨骼受到超出其弯曲载荷承受极限的外力突然袭击时，造成拉应力大于压应力，发生骨组织的弯曲断裂（横行、蝶形骨折）。

5. 骨受复合载荷所致的骨折

骨受到多种不定的载荷的作用而致的骨折。临床所见骨折的形式也较为复杂。如临床上所见的嵌插型、长斜型、短斜型、螺旋型、粉碎型等骨折，都属于复合载荷状态下所导致的骨折类型。

综上所述，不同的外力，从不同的角度作用于骨上，使骨产生复杂的应力模式。作用于骨上的外力可分为三种基本形式：拉伸、压缩和剪切。这三种基本作用力单独或组合作用，使骨骼发生结构上的改变，而引起不同类型的骨折：分离骨折、压缩骨折、横断骨折、螺旋骨折、粉碎性骨折等。将骨的应力状态与骨的力学性质结合起来就能对不同骨折类型的发生机制加以解释。

二、骨的各向异性

骨受到不同方向的应力时，可表现出不同的力学特性，被称为骨的各向异性，密质骨和松质骨均有各向异性。由骨内部解剖结构可见骨是一种复合材料结构，由于骨骼结构在横向和纵向上是不同的，因此骨骼强度随载荷的方向而异。

经研究发现，人皮质骨的横向（径向或切向）试件的压缩模量约为纵向试件的 56%。但同一块骨的不同部分的力学性能是有差别的，如长骨在其管状部分的强度最高，股骨最强之处在上 1/3 处的外侧。

同时，即使是骨的某一点上，各个方向的力学性能也不相同，即具有明显的各向异性。例如长骨主要承受的是轴向的压力，因此沿轴向具有较高的强度和弹性模量。

另外，骨质也影响着骨中应力和骨的应变的大小。正常情况下，矿物质含量丰富的骨，生理应力引起较小的应变；相反，如疏松的骨，同样的应力则可引起较大的应变。在最常见的载荷方向上，骨的抵抗破坏的能力最强，即骨骼的强度和刚度最大。例如，人的股骨承受压缩的载荷比承受弯曲载荷的能力强。若人从高处跳下，垂直方向的应力可不会使股骨发生损伤；若同样大小的应力从横向作用于股骨，则会使股骨发生骨折。

三、应力集中

等截面直杆受轴向拉（压）时，横截面上的应力是均匀分布的。但是若有圆孔、沟槽、切口、细纹时，会使应力不再均匀分布。在骨骼上由于截面尺寸的改变，引起应力局部增大，这种现象称为应力集中。接头局部区域发生该现象时的最大应力值比平均应力值高。应力集中只是发生在孔边附近，离孔稍远应力急剧下降而趋于平缓，所以应力集中表现了局部性质。如椎间盘的重要作用是把应力均匀地分布给椎体以及整个脊柱，同时，减少椎体的应力，使脊柱在较低的应力下弯曲。

由于骨以及钢板的屈服阶段较短，一旦应力集中使局部区域的最大应力达到了抗拉强度，将引起局部脆性断裂，大大降低其承载能力，而断裂边缘会产生新的应力集中，继而又发生进一步的脆性断裂，直至整个结构破坏。应力集中往往是骨或内固定材料破坏的根源。在临床骨外科手术中，经常遇到应力集中现象，如四肢长骨骨折后，用螺钉固定钢板时骨要钻孔，骨牵引要钻孔；手术中切除骨骼形成小缺损等都出现应力集中。应力集中使骨骼强度减弱，抵抗破坏的能力降低。

应力集中现象的存在破坏了应力的均匀分布，在极端力学环境下还可能导致骨组织的显微损伤甚至应力骨折；然而，生物进化是一个结构与功能的优化过程，骨组织承受生理载荷是一种常规状态，而这种状态下的病理性应变很少，应力集中效应的存在也有利于骨组织对损伤的识别与定位，保证了骨组织生长与重建过程的顺利开展。

四、应力遮挡

当不同弹性模量的成分并联承担载荷时，较高弹性模量的成分承担较多的载荷，即对低弹性模量成分起到应力、应变遮挡作用。前提条件：一是不同弹性模量的材料应该是完整的，如果其中一种材料发生不规则断裂，其应力分担情况则视断裂部位的接触情况而改变。二是两种材料的形状体积相当。若把一根铁丝和一根木桩并联在一起，谁来承担更多的负荷是显而易见的。而骨干和各种固定材料的形状体积有显著差别。在实验中，无论是钢板还是外固定架，其应力遮挡率均$<50\%$，即骨折固定材料在多数情况下并非承担较多的负荷。综上所述，我们可以把固定材料对骨骼生理应力的分流现象称为固定材料对骨骼的应力遮挡。

于是较高弹性模量的成分起到了应力与应变的遮挡，因为施应力于临近骨组织上，形成遮挡效应。它会对骨折愈合造成影响。例如：钢板和骨是两种不同的材料，长筒骨的弹性模量只是钢板的十分之一，这样载荷的绝大部分将由钢板承担，骨只承受一部分，骨的功能被钢板所代替，因而骨组织没有得到应受的应力，骨吸收超过了骨形成，从而引起骨质疏松，骨强度减弱。对于应力遮挡效应的评价，袁旬华提出应力遮挡率 η 来做定量描述：

$$\eta = (\sigma_1 - \sigma_2) / \sigma_{2\max} \times 100\%$$

σ_1 为加板固定时骨上应力，σ_2 为未固定时相应位置上的应力大小，$\sigma_{2\max}$ 为未固定时断面上最大应力值。显然 η 愈大，接骨板越坚强，固定越紧，则应力遮挡效应愈大。

应力遮挡有利的一面，但也有不利，采用钢板固定，限制骨折端在允许范围内活动，使骨折得到满意的愈合，所以早期治疗骨折应加强固定，利用遮挡效应，消除不利骨折愈合的外力，不受刺激。 但是到了骨折的中后期，应力遮挡效应则会使固定范围内的骨组织得不到相应的应力刺激而发生退变，加上血液供应减少，骨无机盐降低，于是局部出现骨皮质变薄，骨小梁变弱，造成局部骨质疏松、骨萎缩，使骨愈合率降低，甚至造成再骨折。

如何避免应力遮挡效应？首先，要加强负重功能的练习，Diefrik（1984）研究了运动对人体骨再造的影响，结果表明身体长期固定，骨中钙、磷含量明显降低，正常活动 6 周后才能复原，骨关节长期固定会引起明显的肌肉及骨萎缩，所以要加强负重练习，以便血运恢复，矿物质沉积；其次，要选用设计合理的内外固定器材，改变固定钢板的形状，如梯形加压钢板、波形钢板等或采用与骨弹性模量相近的材料，如碳纤维、环氧树脂作为固定物，或具有生物降解作用的材料，如聚羟基乙酸等，来恢复骨结构的完整性。

第二节　骨的生物力学特性

骨的生物力学特性主要由两个方面描述：首先是骨的材料特性，第二是骨的结构特性。所以对骨折的分析时，既要考虑骨材料方面，或骨结构方面，又要考虑两方面同时存在骨衰退的可能。骨的材料特性是通过对标准的、均值的骨试样进行机械试验来获得，我们通常通过骨的应力 – 应变曲线来讨论骨的材料特性。

一、弹性与塑性

采用均质的骨试样在可控制实验条件下测试时，外力和骨的变形是可知的，进而得到骨的应力－应变曲线。

二、弹性模量

外力在一定范围内，骨材料的载荷与变形之间存在着一个线性关系，应力与应变成正比关系。材料在此范围内表现出弹性特性（即弹性区）。在这个范围内，外力移去后，材料将恢复到原来形状。若骨材料的载荷超过一定的数值（临界点），则试样除弹性变形外还产生塑性变形，即超过临界点后若将载荷撤掉，弹性变形可恢复，而另外遗留下来的变形不能恢复。临界点以上的曲线是非线性的，进一步加载超过这一点，材料将出现永久性变形。这个特性称为材料的塑性。这段非线性曲线部分为塑性区。

骨材料的载荷在临界点以下时，应力/应变是常数。此常数称为弹性模量或杨氏模量。其大小等于这段直线的斜率，用以表示材料抵抗变形的能力（刚度），弹性模量越高，所需产生一定应变的应力就越强。例如：钢的弹性模量比骨约强10倍；椎体的弹性模量比椎间盘高，它比椎间盘抵抗变形的能力强，在相同的压力下形变也少。

换一种说法，所谓弹性模量是指在载荷－变形曲线中弹性范围内任一点的应力与应变之比，即刚度值。骨小梁的弹性模量、强度和表观密度之间存在一定的相关性。Mosekidle 等研究增龄过程中人椎体的弹性模量和强度变化时发现 20 岁时垂直载荷方向上椎体的弹性模量接近 120MPa，以后每 10 年下降 17%，而强度每 10 年下降 6%，至 80 岁时弹性模量仅为 20MPa。

在临床中，外伤暴力超过正常骨质强度的极限强度，或者骨质本身脆弱而承受基本正常的负荷，均可发生骨折。如废用性骨质疏松、原发性骨质疏松、特发性骨质疏松、佝偻病等，可使骨改变其材料特性，从而改变其刚度（弹性模量），也就是降低材料的极限强度，这样就容易发生骨折。

三、变形能

变形固体处于弹性阶段时，可看成弹性体。弹性体在外力作用下产生变形时，其内部将储存有能量。外力撤除时，变形消失，能量也同时释放出来。伴随弹性变形而储存的能量，称为变形能。在应力－应变曲线中，整个曲线下面的区域大小表示材料破坏前由于变形所产生的能量。同样这个理论运用于骨的形变上，骨在外力作用下之所以能产生应力发生应变，是因为外力对骨做了功。通过外力做功，骨吸收了外部能量并通过变形把该能量转变成其形变势能储存在其内部。骨在被破坏前所储存的能量可以用应力－应变曲线下面的面积来表示。该面积越大，表明骨的强度越大，抵抗破坏的能力越强。由于骨处于弹性范围内时仍有塑性存在，部分能量变成热量而散失，所以随着弹性变形的重复进行，骨中变形能逐渐降低。

四、骨的功能适应性

遗传的程序、激素的活性及施加到骨上的载荷这三个因素控制着骨的内部结构和外部形态。德国科学家 Julius Wolff 在前人工作基础上，总结了三十多年工作中的经验、体会和临床观察，于 1892 年提出了“骨变化定律”，即骨功能的每一改变，都按照数学法则，以一定的方式改变其内部结构和外部形态，即骨的外部形态和内部结构是反映其功能的。更明确地说，骨的外加负荷和骨组织之间存在着一种生理平衡，即骨骼可以通过自身的生长和吸收来保持内部的应力水平。应力增加引起骨组织加强，随应力减少骨组织发生再吸收现象，即骨组织的生长和吸收是按照外力作用的改变而自我调整。即骨对作用于其上的负荷产生反应，若无负荷，骨将被吸收；若负荷正常，它将保持正常密度；若负荷较大，骨将过多地沉淀矿物质，以承受负荷；若骨的负荷过大，骨将被破坏。机体可以通过四种方式对载荷做出动态响应，即载荷可能由骨胶原、骨矿物质、骨细胞外液和骨细胞自身来感受。

骨的功能适应性或骨对应力的适应性描述了生物体如下功能：当生物体需要增加时，增加它们完成其功能的本领；当需要减少时，降低它们完成其功能的本领。

骨的内部组织情况也显示骨是一个合理的承力结构。根据对骨骼综合受力情况的分析，凡是骨骼中应力大的区域，其强度也较高。例如人股骨头的应力分布曲线显示：骨小梁的排列与其十分相近。可见骨能以较大密度和较高强度的材料配置在高应力区，说明虽然骨的外形很不规则，内部材料分布又很不均匀，但却是一个理想的等强度最优结构。骨小梁在长骨的两端分布较为密集，其优点有：①当长骨承受压力时，骨小梁可以在提供足够强度的条件下使用比密质骨较少的材料；②由于骨小梁相当柔软，但牵涉大作用力时，例如步行、跑步及跳跃情况下，骨小梁能够吸收较多的能量。

活体骨不断地进行着生长、加强和再吸收的过程，即骨的重建。骨重建的目标是使骨的内部结构和外部形态适应其载荷环境的变化。重建又分为表面重建与内部重建。表面重建指的是在骨的外表面上骨材料的再吸收或沉积；内部重建是指通过改变骨组织的体积密度时骨组织内部的再吸收或加强，即骨在需要处生长，在不需要处吸收（Wolff 定律）。如假体对附近的骨组织施加一应力，若该应力与骨组织所承受的应力不同，则骨按新的环境重建，重建的骨组织往往是较软弱的，从而导致外科处理的失败；又如临床使用加压钢板治疗骨折，有时出现已愈合骨的骨折，其原理是，在此种情况下载荷的绝大部分将由钢板承受，骨只承受很少一部分力，骨的正常功能被钢板所代替，因而骨组织未得到应受的应力，骨吸收超过骨形成，从而引起局部骨质疏松，骨强度减弱。

用来控制活体骨的重建性能的应力，不但在骨折临床处理和矫形等方面有着重要作用，对合理设计接触骨组织的骨科器械也特别重要，如骨折固定板、外固定支架、人工关节等。

第三节　骨生物力学的检测方法及意义

一、骨的应变测量法

（一）骨应变电信号检测法（简称电测法）

1. 基本原理

电测法是借助电子仪器，用电阻应变片作为传感元件，将被测表面的应变转换为电阻变化，再通过应变指示器将电阻的变化转换为电压或电流的变化并加以放大，然后以应变的标度给出指示，或将电信号输入到记录仪器进行记录的一种测试方法。电阻应变片和应变指示器统称为电阻应变仪。它的主要特点是：灵敏度与精确度高，目前应变仪可分辨到一个微应变（$\varepsilon=\Delta L/L$，无量纲，$1\mu\varepsilon=1\varepsilon\times10^{-6}$。应变片尺寸小，能满足应力梯度较大情况下的应变测量。可测静应变，也可测量频率范围由 0~500 kHz 的动应变，以及远距离的应力等。测量结果为电信号，易于进行数据处理和实现测试自动化。

电测法可以用于现场测定和模拟测定。现场测定测得的数据反映了构件内应力分布的真实客观情况和规律，这种测试法比其他方法更直接，这是电测法的最大优点。其次，电测法可用于各种复杂环境下的测量，还可用于远距离遥测，并能自动记录和自动分析处理数据。应变片可以根据需要做成各种形式或制成各种形状的传感器，可测定多种力学参数，如测力、位移、压强、加速度、扭矩以及大变形和裂纹扩展速率等参数，能满足力学测量上的多种需要。

2. 电测法在骨骼应变测定中的作用

作为一种简便实用的实验生物力学测试技术，进行骨骼的应变测量时，电测法可克服安装方式、测量标距等的限制；除了能测量轴向上的应变平均值外，而且能测出一点处任意方向的应变。电测法并能用于动物实体的测量，这对离体骨的力学性能测定，在体骨骼加载下的应力、应变分析，各种内置物加载下的受力分析都具有实际意义，如可在髋关节假体安装后进行股骨的应力测定；可直接在进行内固定器械操作时进行测定等，体现出其可进行现场测定的特性和优点，这是其他实验力学方法不具备的，目前仍在临床和动物实验中占有重要地位。

然而，电测法只能逐点测量构件表面的应变，不能直观得到构件上应力分布的全貌。同时应变片丝栅有一定的面积，只能测量该面积内的平均应变，对了解应力全貌及应力集中情况尚有不足之处。

（二）骨应变光学检测法（简称光测法）及应用

1. 基本原理

骨应变光学检测法简称光测法，是应用光学的基本原理，结合力学的理论通过数学工具的推演，以实验为手段去研究结构物中的应力、应变和位移等力学量的一门学科，它是实验力学学科中的一个重要的分支。光测法的基本特征是用透明的光弹材料制成平面或三维模型，受力后放在偏光弹性仪的偏振场中进行应力分布的观察分析。以模型的光学条纹图像显示出所研究的结构物内的力学量的大小和分布规律。

2. 光测法在骨骼应变测定中的作用

光测法是一种全场性测量法。故用这种方法能了解到结构物内应力（或位移）分布的全貌，能清晰地反映出应力集中现象，立即得到应力集中系数，能容易地定出最大应力值及其所在位置。它不但能精确地给出模型边界的应力分布情况，还可给出模型内部任一截面上应力分布情况；可以逐点求出应力或位移，也可以求出任意位置处的应力或位移，直观性强，一目了然。对于研究结构物的强度问题，对于方案设计的比较和改进，应用光测法是很有利的，特别由于很多光测图像是通过照相、摄像等方式获得资料信息的，不需在结构物上直接安装传感器或其他测试装置，所以它是非接触式测量，也是非破坏性的测量，而且获得的图像信息还长期储存，供日后反复研究复核。

电子计算机技术的发展虽然在工程技术领域对以往的实验测试技术冲击较大，但由于人体结构的复杂性，骨骼结构的不规则性，光测法作为一种实验力学测试技术，仍将在骨科生物力学测试技术领域继续发挥其重要作用。

（三）有限元法

1943 年 Courant 首创了有限元法（finite element method，FEM），1956 年 Turner 将其用于飞机结构的分析，此后相继在航空航天、交通运输 、化学化工 、建筑工程中得到了应用 。Brekelmans 和 Rybicki 在 1972 年第一次将有限元方法应用于骨科生物力学的研究，近年来发展非常迅速，尤其随着计算机和软件技术的突飞猛进发展，在骨科生物力学研究中成效显著，具有广阔的发展前景。

1. 基本原理

根据几何外形、材料特性以及受力条件等因素将弹性物体离散为有限的个体单元，这些个体单元只在有限个节点上相交接，力通过结点传递，导致每个个体单元的变形、任意个体单元或节点的应力分布可通过多种简单的方程式来求解。有限元法求解必须提供的已知条件有：节点数目、各节点坐标、单元数目和形态、材料的力学性能、边界条件、弹性模量和泊松比、外部节点的载荷等。通过将一个由无限个质点组成并且有无限个自由度的连续体近似为有限个单元所组成的集合体，这样就使结构、运动复杂的研究对象的力学参数计算成为可能。

2. 基本步骤

①把连续体分成很多有限尺寸的单元，单元之间用节点连接；②把单元的节点位移作为基本未知量，选择适当的位移函数来表示单元中的位移，并用节点位移来表示此位移函数；③由位移函数求单元的应变，亦即把单元中的应变用节点位移来表示；④通过材料的物理关系把单元中的应力用节点位移来表示；⑤将作用在单元上的载荷转化为作用在单元节点上的相当集中力，即等效节点力，应用最小势能原理，可求得单元等效节点力和节点位移的关系，即得单元刚度矩阵；⑥由各单元刚度矩阵集合成总刚度矩阵，列出每个节点的平衡方程，得出以节点位移表示的平衡方程组；⑦求解代数方程组，得出各节点的位移，根据节点位移求出各单元中的应力。可简略地认为是通过物体离散化、单元特性分析（选择位移模式 / 分析单元的力学性质 / 计算等效节点力）、单元组集、求解未知节点位移等步骤进行综合分析，从而正确求解。

模型的精确度（accuracy）视研究的对象不同要求而定，单元的个数取得越多，该模型的精确度就越高。当单元网格的密度趋于无穷大时，所得的解收敛于该模型的精确解。计算机技术的飞速发展给有限元方法奠定了坚实的基础，从而使许多复杂的计算得以顺利完成，目前已编制出许多通用和专用程序，这些程序与前处理机和后处理机结合使用，还可进行单元网格的划分和结果的图示。可以说，软件是有限元技术的生命线。

3. 有限元法的分析软件

目前国际上通用的有限元软件主要有 Ansys、ABAQUS、ADINA、MSC 等，各个软件的算法基本相同，但各有优缺点。Ansys 是通用大型有限元分析软件，致力于线性问题的处理，并且拓展广泛，已覆盖固体、流体、电磁场等领域。ABAQUS 软件在求解非线性材料力学问题有明显的优势，可以解决其他软件不收敛的非线性问题。ADINA 软件除了非线性问题外，其多物理场的流固耦合求解功能也是全球唯一的专利技术。MSC 软件主要是处理高度组合非线性结构等问题的高级有限元软件。

ANSYS 程序是一个功能强大的设计分析及优化软件包，作为可应用于骨科计算生物力学领域的软件，它有以下几个特点：

（1）与其他有限元分析软件如 SAP 或 NASTRAN 等相比，ANSYS 是完全的 Windows 程序，从而使应用更加方便，更有利于向骨科工作者演示；

（2）结构的静、动力分析，能够求解瞬间动力问题，并能抽取结构的自然频率进行模态分析，适用于人体复杂的生理运动过程的分析；

（3）能够求解结构非线性、材料非线性、几何非线性、单元非线性的二维、三维计算，而人体的结构（包括骨骼）正是上述几个非线性的组合体，保证了计算结果的可靠性。

4. 有限元方法在骨科生物力学研究中的应用

有限元方法在骨科生物力学领域的研究，可以说几乎涉及所有的方面，从骨骼系统的应力分析到内外固定系统的研究，以及人工各种假体的设计与优化，并有专门的文章进行综述，近年来有限元方法在人工关节、关节及其软骨研究、脊柱、小儿脊柱、创伤骨科方面有了更进一步的研究，建模更加逼真，计算结果更加可靠，结论更加可信。

有限元法在生物力学研究中具有以下特点：①可用数学形式对试件的各种性能、条件进行概括，可重复计算，节约实验成本；②可以很逼真地建立具有生物力学材料特性的三维结构模型；③得到的结果不受实验条件影响。任何有限元模型都是对实际情况的近似，不可能将研究的所有问题全部包括进去，都存在一定的缺陷或不足。其最终目的在于为临床提供生物力学基础和理论依据。因此，利用有限元模型得出的计算结果还需与体内或体外实验进行比较，必要时结合动物实验和临床观察来进行分析，从而起到相辅相成的作用，没有体内或体外实验作为基础，有限元分析是不可能得出可信结果的。

计算生物力学技术和实验生物力学技术都在不断地发展着，二者一直都是相辅相成、互为补充的，实验生物力学是基础，并为计算生物力学提供校核和辅助条件，计算生物力学为实验生物力学提供了拓展空间，应用起来经济、快捷，近年来计算机技术的发展使其几乎涉及所有领域，似乎无所不能，但应知道，理论始终是有简化和假设成分的，二者是不可相互取代的，随着计算机技术在实验生物力学测试领域的渗透，数据采集处理的自动化，二者的结合会更加紧密，也将更好地为骨科领域服务，取得更好的成绩。

二、骨生物力学测定

（一）骨的机械性能测试

主要采用拉伸、压缩、剪切、弯曲和扭转的方法，测定其强度与刚度。

（二）骨骼的力学性能参数测定

通常是用离体试样，考虑到骨骼材料的非均匀、各向异性和多种材料组成的复合结构的特性，一般是用三种不同试样：①单质试样：选取某部位的密质骨或松质骨或软骨的单质厚板或棒样试样。②多质试样：例如选取不同部位、不同经纬的颅骨试样，其内外板为骨密质、中间为特有的骨松质。③整体试样：例如选取整个跖骨，整个椎骨或整个股骨等试样。

经综合分析骨骼基本能量数测定的数据归纳为：①由于骨组织、骨密度的差异，导致各处骨骼在各个骨位、各个方向的抗拉、压、剪、扭、弯、冲击、疲劳能力和断裂韧性有显著不同。骨骼的抗压能力明显高于抗拉能力，抗拉能力却高于抗剪能力。②骨骼的新鲜程度影响骨骼力学性能，干骨抗冲击能力和塑性变形能力远不如新鲜骨。③密质骨的强度明显高于松质骨，但抗冲击缓冲能力松质骨优于密质骨。④人体骨骼强度随着年龄、性别、种族和先后天各种因素的不同而有所差异。一般而言，青壮年骨强度大于老年，男性骨强度大于女性，下肢骨强度高于上肢骨。

三、骨力学性能预测

骨质疏松症是以骨量减少、骨组织显微结构退化为特征，导致骨的脆性增高而骨折危险性增加的一种全身性骨骼疾病。骨的力学性能是发现与评价骨质疏松重要而直接的参考指标，但限于该指标只能由破坏性的检测方式获得，故临床尚难对骨质疏松患者的骨力学性能做出直接评估。因此，研究通过间接手段，即从与骨力学性能直接相关的因素中，预测骨的力学性能，既是骨质疏松研究领域的一个重要课题，又具有重要的临床应用价值。以下简述当前对骨质疏松性骨力学性能进行预测的研究进展。

（一）基于骨量预测骨力学性能

骨量是决定骨力学性能的直接因素之一，骨量减少是骨质疏松症的一个重要指标。因此，依据骨量指标推测骨力学性能，成为骨力学性能预测研究中最早采用的研究途径。骨量指标主要有骨矿含量（BMC）和骨密度（BMD），前者指被测区域内（感兴趣区域）的总体骨矿含量，后者指每单位骨体积内的骨矿含量。

双能X线吸收测量法（DEXA）是临床中最为常用的检测骨量方法，测定值已被WHO作为骨质疏松诊断的金标准。依据骨量可部分预测骨的力学强度，但须注意被预测部位的力学性能主要取决于该部位的骨量值。

但是DEXA测量法存在如下缺点：首先它无法区分松质骨与皮质骨，鉴于皮质骨也是决定骨力学性能的因素之一，因此，依据DEXA所测结果预测骨的力学性能存在一定局限。其次，由于DEXA法采用的是二维测量技术，测量值反映了骨的面积密度（g/cm^2）而非体积密度（g/cm^3），故测量的骨密度值还与被测骨的体积尺寸相关，由此导致对真实骨密度的估算误差，从而影响对骨力学性能预测的准确性。

（二）基于松质骨显微结构预测骨力学性能

骨的质量包含骨量与骨结构两个方面，仅依据单一的骨量指标并不能理想预测骨的力学性能，如临床发现许多骨量在正常范围内却具高风险骨折的患者。由于骨质疏松症中骨显微结构的退化主要指松质骨，而且松质骨的显微结构对骨质疏松的骨量丢失和骨强度减弱有极大影响，故基于松质骨的显微结构来预测骨的力学性能，成为继骨量后的又一个重要研究途径。

对松质骨显微结构的分析，可从形态特征、拓扑结构和纹理特征3个角度进行。其中形态特征主要指骨小梁的几何形态以及骨小梁间的髓腔宽度（也可理解为孔隙率），重要的形态特征参数有骨体积分数（BV/TV）、骨表面体积比（BS/BV）、骨小梁厚度（Tb.Th）、骨小梁间距（Tb.Sp）、骨小梁数（Tb.N）；拓扑结构特征反映了骨小梁的结构模型和网状连接性，其代表参数有结构模型指数（SMI）、游离节点数、连接节点数、骨小梁和骨髓星体积和欧拉数。其中结构模型指数反映了骨小梁的结构形状，即杆状还是板状，并以数值3代表理想的板状，数值0代表理想的杆状。由于骨质疏松是以骨小梁由板状趋向杆状方向发展为特征，故结构模型指数可作为骨质疏松研究中骨结构变化的测量指标；纹理特征描述的是从CT、MRI图像等放射影像中显示的骨显微结构的纹理特征。由于需经过一定的图像处理算法后才能得到这些特征值，故严格地说，它们是对骨显微结构的一种间接描述，该类特征值被称为表面特征值。

虽有研究表明，基于骨的显微结构较基于骨量能更好地预测骨力学性能，但是更好的预测结果是将两者结合起来。

（三）基于整体解剖结构预测骨力学性能

从材料力学的角度，骨材料本身的质量是决定其力学性能的主要因素，并且随着现代图像技术的飞速发展，已能从微纳米尺度探究骨材料的结构，并从微纳米层面研究骨的力学性能，以及力学因素对骨生长、骨改建、骨重建等骨生物学行为的影响机制（如骨的力学生物学）。但是，需要注意的是，随着研究手段或研究技术的发展而逐步深入至更微观层面时，骨的力学性能是作为一个整体器官而体现的，因此，对骨的力学性能的预测不仅应考虑骨的质量因素，而且还应考虑不同部位骨的解剖形态、结构以及皮质骨等整体因素。皮质骨对骨承载功能的作用大小取决于它自身的力学强度，而皮质骨厚度、在整体骨中所占区域的大小以及区域和极向惯性矩（area/polar moment of inertia）是决定皮质骨力学强度的主要因素。

（四）基于微型有限元模型预测骨力学性能

随着计算机软硬件技术的快速发展，对运算容量与运算能力有着较高要求的微型有限元分析法已逐渐应用于对骨力学性能预测的研究中。微型有限元分析法在建模与分析中包含了从微观角度对骨显微结构的考虑，即在模型中融入了骨显微结构特征，因此，通过微型有限元分析，能获得较好的对骨力学性能的预测结果；并且由于该方法可模拟对被预测体的多种力学加载条件，故更具有广阔的应用范围。

四、生物力学与临床

生物力学在骨折治疗上必须引起重视。骨折的发生一般来自器质性病变，或长期劳损形成退变性发病，或直接暴力型的冲击外伤，或各种因素导致骨骼肌肉系统平衡协调性的破坏而失稳等因素。骨折的实质性原因是骨骼承受过大的作用力和/或骨骼承受能力的明显下降所造成的。因而在骨折治疗中必须考虑到愈合过程中骨组织变化和骨应力相关性，依据骨功能适应法则（Wolff 定律）采取正确有效的治疗措施。

按骨功能适应性法则，较好地实现骨重建，必须采取相应的力学方法加速骨折愈合过程。骨折复位固定和功能锻炼中每一个环节都是调整及改变骨应力，使其愈合后符合骨的生理功能。复位的作用是使断裂的不同部位回复到断裂前的相对位置，这有利于骨应力的传递和骨组织变化，能加速骨重建和愈合。固定的任务主要是使骨断端保持相对稳定的正常位置，不至于发生移位、畸形、重新断裂，这主要是通过固定装置对断端施加不同形式的作用力，调节骨应力的大小，有利于加速骨折愈合。但有两种情况会影响骨的愈合：一是骨折固定中的应力遮挡效应，二是带有固定装置的骨的整体稳定性，因而在骨折复位后的固定中必须引起注意。功能锻炼是一种体育康复治疗方法，其目的在于依据骨功能适应性法则，一方面加强固定期中骨应力和骨组织相互作用机制，另一方面可弥补固定早期由于活动减少使骨骼肌肉系统原有的生理功能降低所造成的功能变化和失调。因此功能锻炼能使机体各系统之间的正常协调运行形成良性循环，使骨折处骨骼肌肉逐渐承受外力，改善恢复原来的生理功能。

因而有机地、正确地运用复位、固定、功能锻炼的方法，必然对于骨折愈合和生理功能恢复起重要作用。应力遮挡效应是从材料力学中演变出来的，即当两个或两个以上具有不同弹性模量的成分组成一个机械系统时，就会发生载荷及应力–应变重分配现象，具有较高弹性模量的成分承担较重的载荷，使较低者少承担或不承担载荷，应变也相应减少。也就是具有较高弹性模量成分承担大部分或全部的应力，从而保护了较低弹性模量的成分，此现象谓应力遮挡效应。骨折不论是内固定还是外固定，特别是用坚硬的金属接骨板内固定时，其应力遮挡保护确实存在，因此我们应予以克服。由于骨的形状极不规则，且常常处于运动之中，骨承受的力也随人体负重状态不同有较大的差异。一般来说，肢体的负重功能锻炼对骨折愈合有明显的促进作用，故应尽快恢复。因为负重对骨折愈合及骨力学和理化性质的恢复是最重要和最理想的，因而负重功能锻炼是克服应力遮挡效应的一个重要手段，必须引起我们的重视。

第四节　骨质疏松症的生物力学

随着人类平均寿命的延长，人口老龄化更加明显，骨质疏松症的发生率越来越高。骨质疏松症除了引起身高变矮、驼背、腰背痛等症状外，最大的危害是骨折。骨质疏松症是以骨组织的显微结构发生改变，以松质骨骨小梁变细、断裂、数量减少，皮质骨多孔和变薄为特征，以至于骨的脆性增高，易于发生骨折的一种全身性骨骼疾病，其本质特征是骨力学性能下降，从而导致骨折的危险性增加。尽管很早以前人们就发现骨的健康状态与作用于其上的力之间存在一定关系的现象，比如说骨折后的局部制动以及拔牙术后造成的局部骨质疏松，但是始终缺乏对其具体的发生、调节机制进行系统的研究。美国国立卫生研究院（NIH）2001年提出的新定义将骨质疏松症定义为一种骨强度受损为特征的骨骼疾病。定义的改变反映了人们对骨质疏松症认识的深化：骨质量（quality）与骨量（quantity）一样，均与骨的力学强度密切相关。过去的研究较多集中在非力学因素，如内分泌、细胞生长因子、维生素 D 、钙、骨效应细胞等，而生物力学研究多侧重于对骨质疏松症的后果——骨力学强度下降的检测和分析，并没有真正认识到生物力学因素在保持骨的结构与强度、引发骨质疏松症的机制中所占的重要地位。

骨质疏松症病因的生物力学解释：机械应力与骨组织之间存在着一种生理平衡，在平衡状态，骨组织的成骨细胞和破骨细胞的活性是相同的。当应力增大时成骨细胞活跃，引起骨质增生，骨承载面增大，使应力下降，达到新的平衡。当应力下降时破骨细胞的再吸收能力加强，骨组织量下降，使应力增加。因此骨具有能够通过改变它的大小、形状和结构以适应力学需要的功能来进行重建的能力。这种适应性是按照 wolff 定律进行的，即骨骼在需要处多生长，而在不需要处多吸收。因此使骨组织量与应力成正比。临床上常见许多长期卧病或肢体长期固定而引起肢体萎缩、骨质疏松等症状，相反从运动员骨量和肌肉较一般人发达这一事实，也证实机械应力可刺激成骨细胞以增加骨量。骨生物力学的变化在骨质疏松症发病上的作用，现在已经逐渐被人们所重视，美国学者 frost 教授发现并提出：激素、钙和维生素 D 在骨强度和骨量上仅仅起到 3%~10% 的作用，而力学的应力则达到 40% 以上的作用。这说明骨生物力学性能的稳定相当重要，在骨应力不足情况下补充再多的钙不但徒劳，而且有害。随着生物力学概念的引入，越来越多的学者认为“骨强度”概念的应用将使骨质疏松症的病因更加清楚，骨质疏松症的基本病因机制应该是在骨骼的代谢过程中骨吸收和形成的耦联出现失衡，骨吸收大于骨形成，导致骨质丢失、骨密度逐渐减少，骨强度降低而引起的临床症状。

一、骨质量是影响骨强度的重要因素

影响骨强度的因素主要包括骨量因素和骨质量因素。骨量减少在骨质疏松症发生中的作用很早即被人们所认识。WHO 所制定的骨质疏松症诊断标准，也是基于对骨密度（BMD）的测量。但是，BMD 的测量由于受到不同局部软组织厚度、不同人种、不同测量设备及软件等因素的影响，结果的准确度和精密度存在一定偏差。同时，由于各部位 BMD 值的相关系数不是很强，临床工作中常需要进行多部位测量。因此，一些研究人员及国际组织正试图创建新的诊断标准来避免单纯依靠骨密度（BMD）测量进行诊断所带来的偏差。影响骨强度的另一重要因素是骨质量因素。保证自主的生理负荷不至于引起骨折是哺乳动物负重骨具有的能力。能否完成这种“机械能力”将会最终检验骨的健康状况，这是骨的生物力学行为的主要目标。所以，对于骨质疏松来说，我们更为关心的是骨骼的强度。骨骼能够经受多大的负荷而不发生骨折，要比骨骼自身的个别物理学参数（如骨矿盐含量、骨外周直径、骨小梁厚度及连接强度等）重要得多。一些非侵袭性的检查方法被用来评价骨质疏松，这些方法有优点也有不足。定量 CT（QCT）和声速法检查的结果由于受到很多因素的影响，都还不能方便可靠地评估骨量和骨强度。双能 X 线吸收测量法（DXA）能够评价骨矿盐含量（BMC）和骨密度（BMD）等“骨量”因素，但是与骨强度破坏试验的结果比较发现，骨密度（BMD）不能够提供可靠的骨强度指标。因为，骨骼的强度不等同于骨量，强度是从整体上评估力学性能，除骨量外骨骼的强度还受到骨小梁的空间结构、骨矿盐的分布等结构形态学因素的影响。目前，大家较公认的 WHO 骨质疏松的诊断标准是通过病人的骨吸收计量学指标与健康成人同年龄组的相应指标比较而确立的。这一标准主要考虑到骨量的因素对骨强度的影响。可以说 WHO 的骨质疏松诊断标准是理论和实际的折中，因为目前只有活检能够比较确切地评价骨强度，而有创检查在临床又难以开展。只有通过安全性和可重复性相对较好的骨密度（BMD）测量来评价骨的健康状况。骨质量的影响因素包括多方面，例如：①骨作为一种材料本身的强度、硬度、弹性等材料属性因素。②在骨横截面上的骨量（决定骨强度的骨量的分布）：在一定允许的范围内，骨强度与横截面上的骨量成正比。在生长阶段骨量通常是逐渐增加的，到成人时达到高峰，然后减少。到 80 岁时，骨强度只相当于年轻成人的 70 %。③骨横截面的大小、形状以及骨的长度（结构因素）：双倍扩大骨的外径，而保持横断面上的骨量不变，这样皮质将会变薄但是抗弯曲强度将增加 8 倍。④骨的完整性，骨质中细微损伤的量（显微镜下的疲劳损伤），及其修复情况。细微损伤的产生与修复状态的不平衡就会减弱骨的强度。⑤骨的转换与更新率。⑥骨的胶原含量及基质矿化情况。

二、骨强度、骨量与骨应变的动态相关性

骨对力学环境的适应性或顺应性，是通过骨塑形（bone modeling）与骨重建（bone remodeling）来实现的，近年来逐渐形成的 Utah 骨生理模式（Utah paradigm）可协助我们简要地了解骨量、骨强度与载荷形成的骨应变之间的动态相关性。

骨骼是有生命的器官，它在不断地进行着新陈代谢。骨的基本代谢过程是：塑形（modeling）和重建（remodeling）。

（一）骨的塑形与重建

在生长发育过程中，骨组织通过吸收与骨形成的相互作用，形成与机体的功能需要相适应的骨形态（形状、大小等）及骨组织的有机组成，称为骨塑形。骨重建是指骨组织局部区域内由骨基本多细胞单位（basic multicellular units，BMUs）进行的骨转换活动（bone turnover）。

在组织水平上，存在某些控制机制，这一机制主要通过控制塑形和重建过程的启动和结束来使骨强度增加或减少。一般来说，塑形不会减低骨强度和骨量，塑形主要通过增加骨量、骨外周直径、骨皮质及骨小梁的厚度来增加骨的强度。而 BMUs 是一种多细胞、多功能的骨基本功能单位，作用上类似于肾脏的肾单位，BMUs 主要参与骨重建。健康成人每年约生成 300 万 BMUs，在异常情况下，数量变化范围可能达到 5 倍以上。骨重建为周期性，是一个“活化→吸收→形成”的过程，破骨细胞首先破坏一些骨，随后成骨细胞用新生骨取代它们。此过程终生进行，是去除失活性骨的主要方式。在儿童时期，塑形引起的骨形成大于重建引起的骨减少，所以骨强度和骨量增加。成年后，骨的塑形过程基本停止而重建过程仍在继续，于是骨强度和骨量通常减小。

（二）塑形与重建的调控

机械负荷（应力）作用于骨使之发生变形（应变），这些动态变化的应力产生了能够控制骨塑形和重建的信号。应变阈值可以分为：重建阈值（minimum effective strain of remodeling，MESr）、塑形阈值（minimum effective strain of modeling，MESm）、细微损伤阈值（minimum effective strain of operational microdamage，MESp）。它们之间的关系如公式所示：MESr < “E” <MESm MESp Fx 。其中 E 为标准峰值应变（typical peak strain），Fx 为最终强度（ultimate strength）。这一表达式也被称作“一般生物力学关系”（general biomechanical relation，GBR）。

当骨发生的应变小于 MESr 时，“废用性”骨重建将去除临近骨髓腔的部分骨质（内侧骨皮质和骨小梁），并将引起废用性骨量减少。在这种情况下，骨的髓腔将变宽、皮质将变薄、骨的外径正常或轻度增加。同时，骨小梁变得薄而稀疏，进而出现骨小梁断裂、缺损，发生微骨折。当应变超过这个 MESr 时，将启动“保留性”骨重建，以保留现有的骨质，防止骨量减少。当骨发生的应变超过 MESm 时，骨的塑形过程将增加骨的强度和骨量以减少应力引起的应变。在日常生活中，骨发生的所有应变中只有不到 0.01 % 的应变过程可以启动骨的塑形过程。例如对于股骨来说，每周可能发生 725 000 次以上的应变，但是其中只有大约 50 次左右的应变达到或超过骨的塑形阈值（MESm）。骨将会根据这 50 次应变发生适应性的改变从而提高骨强度。

目前，这种应变调控所依赖的信号系统被认为可能是骨组织发生形变和细微损伤所引起的骨小管内液体流动、晶体压电的电流电位移动等作用使骨细胞表面电位产生变化或激活其表面感受器，进而合成与分泌能够指导骨重建与骨塑形有关的细胞因子。参与获取、处理、传递信号的细胞可能有骨细胞、骨连接细胞以及骨髓中的部分细胞等。

对于自主活动所产生的应变，健康骨的强度往往比它们实际所需要的强度大得多，因此健康骨具有“骨强度安全系数”（bone’s strength-safety factor，BSSF）；骨强度安全系数相当于骨的最大强度除以塑形阈值（BSSF = Fx / MESm）。如果用应力数值来表示塑形阈值（MESm）和最大强度（Fx），那么正常成年人的负荷骨（load-bearing bones，LBBs）强度是它能承受最大正常随意机械负载（voluntary mechanical loads，VMLs）而不致发生骨折所需强度的 6 倍左右。上述结论提示了两种可能：①略微调高塑形阈值（MESm）就可能降低负荷骨的骨强度安全系数（BSSF），那么受累骨将会变得脆弱一些，从而更加容易发生外伤性或应力性骨折；②略微降低塑形阈值（MESm）的调定点将会增大负荷骨的骨强度安全系数（BSSF），那么受累骨强度将会提高一些，从而减少发生外伤性或应力性骨折。

在地心引力的作用下，我们的肌肉运动对负荷骨产生了最大的负荷。例如，足球运动员的股骨在比赛中可能会受到相当于其体重 5 倍的负荷。而骨的调控机制使其能通过强化自身来适应出生后的肌肉运动。因此，一些减少肌肉运动及骨骼负荷的病变和治疗措施，如脊髓损伤、石膏固定、术后制动等势必减少骨的应变，从而导致“废用性”骨重建，其结果是引起继发性骨质疏松。

反复的应变会使骨发生疲劳损伤即细微损伤（microdamage，MDx）。BMUs 参与的骨重建过程可以通过新骨的替换来修复有限数量的 MDx。少量的 MDx 对骨强度影响不大，但当骨所发生的应变超出 MESp 时，将产生过多的 MDx，以致超出了骨修复的能力。这种细微损伤的积累使骨的脆性增加，增加骨折的危险性（包括应力骨折、假性骨折和低能量骨折等）。也可能导致骨软化症的假性骨折以及股骨头无菌性坏死的软骨下骨塌陷等。

年轻时，神经肌肉系统的功能处于顶峰状态，肌肉运动及负重使骨组织产生达到或超过 MESm 的应变较多，骨的塑形过程不断发挥作用使骨强度提高，因此，骨骼可以承受较大的力而不发生骨折。此时，塑形和重建的作用总和为增加骨强度。随着年龄的增加，神经肌肉系统的功能减退，肌力减弱，骨发生的应变不足以引发塑形过程，当应变低于 MESr 时，“废用性”骨重建将被启动。加上细微损伤的积累以及生物学因素引起的骨量丢失、基质退化，使骨的强度下降，骨折危险性增加。此时，塑形和重建等作用的总和为使骨强度降低。

（三）力学调控稳定机制假说（mechanostat）

综合分析上述塑形、重建及其调控过程，可以发现骨骼对于机械负荷的适应过程可能受到某种机制的控制，这一假说即为“力学调控稳定机制假说（mechanostat）”。它可能将塑形、重建机制及其阈值，以及联系它们的信号系统组合在一起。这种组合形成的负反馈系统将会在总体上控制是否、何时、何处的骨需要更大的强度，或者不再需要多余的骨量即能够满足机械负荷的需要。由于骨塑形和重建过程只能缓慢地改变骨强度和骨量，不能立即完成机械负荷的需要，于是“力学调控稳定机制”通过尚未明确的反馈通路将“信息”传递到骨组织，使骨塑形和重建过程继续工作，直到骨强度满足需要为止。

Mechanostat 假说是 Frost 等观点的精髓所在。通过 Frost 等所列举的两个例子可以帮助理解这一学说。①汽车：假设作用在负重骨上的机械负荷是驾驶员；组织水平的调控因素是加减速装置；效应细胞是发动机和车轮。要搞清楚“汽车为什么驶向柏林而不是汉堡？”，我们不能只关注车轮，而应该也想到驾驶员。

各部件对于汽车的行驶起着重要的作用，但是单个部件并不能决定汽车的行驶方向。②恒温器：骨的塑形与重建阈值与空调中的恒温器作用类似。在恒温器中设定一个温度，空调就根据室温与设定温度的差异，开启加温装置，提高室温；或开启制冷装置，降低室温。同理，由于 mechanostat 的存在，骨将会以塑形和重建阈值为标准，将骨强度和机械负荷进行比较，当骨承受应力过大时，骨骼强度显得不足，于是启动塑形过程加强骨的强度，使骨骼强度保持在较高的新水平。而当较小应力作用于骨时，骨的强度略显有余；当达到重建阈值时，骨的重建过程就会减少骨的强度，而达到一个新的平衡。

总之，出生后骨骼可能通过 mechanostat 机制，在时间和解剖形态的空间上调整自身的状态以适应不同的机械负荷。所有这些过程将使负重骨满足 Frost 提出的结论。也就是说，强壮的肌肉（肌力）使相应的骨骼变为更加强壮，反之亦然。如果该调控机制中的各项反馈通路功能减退，或效应器官功能减退，可能导致老年性骨质疏松。如果因制动或外固定等原因使应力刺激减少，则势必导致废用性骨质疏松。Wolff 定理充分说明了这一点，即用则强，不用则废。

三、骨适应性反应的机制

骨细胞感应和转化机械刺激信号的途径至今未明，但已有学者对此进行研究。目前认为骨陷窝和骨小管网络是感应和传导机械刺激信号的结构。现已证明骨细胞是骨的初级机械感应细胞，因为骨细胞遍及整个骨陷窝－骨小管网络，而且骨细胞能对机械刺激做出反应。骨细胞通过间隙连接与骨表面细胞和邻近骨细胞保持联系，它们对机械刺激的反应是加快代谢、激活基因和产生生长因子和基质。在停止使用 24 小时后，去除机械负荷的骨细胞含氧量降低，这表明机械负荷对维持营养供应、废物排出和细胞生存力非常重要。短时间的负荷（$<$ 4 分钟）就可以阻止缺氧的发生。有人认为骨细胞的凋亡和 / 或骨细胞低刺激下引起破骨细胞抑制信号的去除是破骨细胞募集到骨表面进行骨重吸收的机制。

尽管骨应力能够直接激活骨细胞，然而机械应力也可通过骨小管内的基质而间接激活骨细胞。骨的机械负荷引起细胞外基质在骨陷窝、骨小管内流动，进而通过骨细胞膜上的流动电势（streaming potentials）和 / 或切应力（shearstress）来刺激骨细胞。中间信号的产生在骨对负荷反应过程中非常重要，而且这种中间信号产生依赖于切应力。这些细胞机制的数学模型表明，流体切应力模型（fluid shearstress model）和应力电势模型（stress-generating electrical potential mode）都不能预测负荷频率变化对骨形成的影响。负荷频率调节机械应力和骨形成之间的关系，在较高频率下骨形成增加。然而，另外一个模型表明流体切应力可以促进骨形成，但是骨细胞的机械敏感性依赖于流体力与细胞和 / 或基质黏性的相互作用。机械信号转化为生化信号是多个信号转导途径的共同结果，在骨细胞膜或细胞骨架水平被激活。切应力激活 C 蛋白耦联的机械刺激感受器，引起胞内钙、前列腺素（prostaglandin，PG）和一氧化氮水平的升高。同时，基质流动可诱导骨细胞内细胞骨架的重组，从而通过肌动蛋白和骨细胞核之间的直接连接来影响基因表达。一氧化氮、前列环素（prostacyclin）及前列腺素 E2（prostagladin E2，PGE2）作为中间信号，参与将机械信号转换为生化信号过程，引起成骨细胞增殖、分化以及骨形成增加。这些信号转导途径的活化最后导致骨形成的增加，从而改变骨结构以适应机械负荷。

四、存在的问题及困惑

虽然与骨质疏松症相关的生物力学因素的研究取得了一些进展，但值得我们去进一步了解和探索的问题仍有很多：

（1）根据目前的研究我们已经初步掌握了重建阈值（MESr）、塑形阈值（MESm）、细微损伤阈值（MESp）、最终强度（Fx）的数值范围。但是不同应力类型（包括切应力）、力的大小、力的频率、力的数量、振动方式等会对力学调控稳定机制（mechanostat）产生怎样的影响还有待进一步研究。

（2）重建阈值（MESr）、塑形阈值（MESm）、细微损伤阈值（MESp）、最终强度（Fx）的数值范围在松质骨和密质骨中是否相同，及两类骨组织对相同应力改变所产生的骨强度改变有何差异仍有待探究。

（3）骨的生物力学研究已经得出一些有价值的结论和假说。例如：骨骼对于机械负荷的适应过程可能受到调控稳定机制假说（mechanostat）的控制；骨具有“骨强度安全系数”（BSSF）、“一般生物力学关系”（GBR）等。上述结论和假说是否只适用于骨呢？软骨组织（如关节结构、骺板）及骨关节系统中的软组织（如韧带，肌腱）是否也有上述机制呢？这也非常值得考究。

（4）直到今天，重建阈值（MEsr）、塑形阈值（MEsm）、细微损伤阈值（MEsp）及 mechanostat 的调控机制仍未明了。骨细胞虽然已被证实能够对骨骼所受到的负荷和应力做出反应，但这并不表示骨细胞调控这些阈值。而要想从根本上预防和治疗骨质疏松，我们就必须了解有哪些细胞、细胞因子、介质参与了调节，各环节的信息传递过程以及这些过程的生物化学基础。只有弄清楚了这些，我们才有可能通过调控阈值来改变骨的强度从而预防骨质疏松的发生。

参考文献

[1]杨华元，生物力学[M]. 北京：人民卫生出版社，2012.

[2]崔伟，刘成林. 基础骨生物力学（一）[J]. 中国骨质疏松杂志，1997，3（4）：82-85.

[3]唐海，陈浩. 骨质疏松的生物力学研究进展[J]. 中国骨质疏松杂志，2005，11（4）：544-549.

[4]张敏，郭雄，何树梅，等. 老龄骨质疏松骨形态、骨密度、生物力学实验研究[J]. 现代预防医学，2009，36（22）：4311-4313.

[5]赵琪，刘叶，刘伯亮. 老年骨质疏松症与股骨颈骨折及髋关节生物力学[J]. 中国骨质疏松杂志，1998，4（2）：88-91.

[6]聂伟志，石关桐. 生物力学因素与女性骨质疏松症病人骨密度的关系[J]. 中国中医骨伤科杂志，2002，10（3）：1-3.

[7]常文举，丁海. 股骨近端解剖与生物力学研究进展[J]. 医用生物力学，2016，31（2）：188-192.

[8]李朵，魏启幼. 骨微结构与骨质疏松性骨折[J]. 中国骨质疏松杂志，2004，10（4）：519-522.

[9]胡侦明. 骨小梁的生物力学特性[J]. 医用生物力学，1996，11（2）：120-124.

[10]刘楠，陈亚平，周谋望. 骨质疏松性椎体压缩骨折的生物力学研究进展[J]. 中国骨质疏松杂志，2009，15（8）：618-622.

[11]姜宗来. 我国生物力学研究现状与展望[J]. 中国生物医学工程学报，2011，30（2）：161-168.

[12]王铁铸，王月，李永民，等. 中老年腰椎骨折的治疗和展望[J]. 中国骨质疏松杂志，2010，16（7）：542-546.

[13]王维，何成奇. 骨质疏松症与衰老的关系[J]. 中国临床康复，2005，9（7）：93-95.

[14]顾冬云，戴尅戎，张鹏. 椎体成形术的生物力学研究[J]. 中华骨科杂志，2006，26（6）：421-423.

[15]曾妍雯，肖新华. 肥胖症与肌量[J]. 中国现代医药杂志，2016，18（3）：101-103.

[16]戴如春，石泽梅，李瑾. 骨微损伤累积与修复[J]. 药物与临床，2015，12（15）：13-21.

[17]RACHNER T D，KHOSLA S，HOFBAUER L C. Osteoporosis：now and the future[J]. Lancet，2011，377（9773）：1276-1287.

[18]温鑫鑫，雷伟，王法琪，等. 松质骨显微结构参数与表观力学强度关系研究进展[J]. 中国骨质疏松杂志，2014，20（12）：1495-1500.

[19]李成镇，马静. 浅谈应力环境与骨折愈合[J]. 中外健康文摘，2013，10（19）：

152.
[20]陈阳，马信龙，马剑雄. 废用性骨质疏松症的研究进展[J]. 中国骨质疏松杂志，2013，19(12)：1286–1290.
[21]余光书，林焱斌. 肌力与骨量的相关性研究进展[J]. 中国骨质疏松杂志，2015，21(4)：514–518.
[22]孙铭. 骨的功能适应性与应力遮挡效应探讨[J]. 北京生物医学工程，1995，14(3)：178–179.
[23]顾志华. 骨伤生物力学[M]. 北京：人民卫生出版社，1991.
[24]张舒，吴兴裕，李莹辉. 骨骼的功能适应性与应力应变反应[J]. 航天医学与医学工程，2001，14(5)：368–372.
[25]唐丽灵，潘君，王远亮，等. 骨的应力集中效应[J]. 医用生物力学，2002，17(3)：189–192.
[26]孟瑶，雷涛. 骨的微结构与骨强度关系的研究进展[J]. 中国骨质疏松杂志，2011，17(9)：831–834.
[27]马信龙，马剑雄，徐卫国，等. 骨科生物力学研究的测量方法学专家共识[J]. 中国骨质疏松杂志，2014，20(9)：1039–1054.
[28]聂伟志，石关桐，郑昱新，等. 骨密度的生物力学影响因素及骨质疏松症骨强度诊断和骨密度诊断的初步比较[J]. 中国骨伤，2004，17(1)：22–24.
[29]顾冬云，陈亚珠. 骨质疏松性骨力学性能的预测[J]. 医用生物力学，2009，24(1)：70–73.
[30]FROST H M. Bone "mass" and the "mechanostat" a proposal[J]. Anat Rec，1987，219(1)：1–9.
[31]FROST H M. Why do marathon runners have less bone than weight lifters? A vital – biomechanical view and explanation[J]. Bone，1997，20(3)：183–189.
[32]BOURRIN S，PALLE S，PUPIER R，et al. Effect of physical training on bone adaptation in three zones of the rat tibia[J]. J Bone Miner Res，1995，10(11)：1745–1752.
[33]GOODSHIP A E，LANYON L E，MCFIE H. Functional adaptation of bone to increased stress. An experimental study[J]. J Bone Joint Surg Am，1979，61(4)：539–546.
[34]MEADE J B，COWIN S C，KLAWITTER J J，et al. Bone remodeling due to continously applied loads[J]. Calcif Tissue lnt，1984，36：25–30.
[35]RUBIN C T，LANYON L E. Kappa Delta Award paper. Osteoregulatory nature of mechanical stimuli：function as a determinant for adaptive remodeling in hone[J]. J Orthop Res，1987，5(2)：300–310.
[36]BURGER E H，KLEIN–NULEND J. Mechanotransduction in bone–role of the lacuno–canalicular network[J]. FASEB J，1999，13：101–112.
[37]DUNCAN R L，TURNER C H. Mechanotransduction and the functional response of bone to mechanical strain. Calcif Tissue Int，1995，57：344–358.
[38]EHRLICH P J，NOBLE B S，JESSOP H L，et al. The effect of in vivo mechanical loading on estrogen receptor alpha expression in rat ulnar osteocytes[J]. J Bone Miner Res，2002，17(9)：1646–1655.
[39]RUBIN C T，LANYON L E. Regulation of bone mass by mechanical strain magnitude[J]. Calcif Tissue Int，1985，37(4)：411–417.
[40]LAMOTHE J M，ZERNICKE R F. Rest insertion combined with high – frequency loading enhances osteogenesis[J]. J Appl Physial，2004，96(5)：1788–1793.

[41] HSIEH Y F, TURNER C H. Effects of loading frequency on mechanically induced bone formation [J]. J Bone Miner Res, 2001, 16 (5): 918-924.

[42] TURNER C H, FORWOOD M R, OTTER M W. Mechanotransduction in bone: do bone cells act as sensors of fluid flow? [J]. FASEB J, 1994, 8 (11): 875-878.

[43] TURNER C H, OWAN I, TAKANO Y. Mechanotransdnction in bone: role of strain rate [J]. Am J Physial, 1995, 269 (3): 438-442.

[44] ROBLING A G, HINANT F M, BURR D B, et al. Shorter, more frequent mechanical loading sessions enhance bone mass [J]. Med Sci Sports Exerc, 2002, 34 (2): 196-202.

[45] TURNER C H, PAVALKO F M. Mechanotransduction and functional response of the skeleton to physical stress: the mechanisms and mechanics of bone adaptation [J]. J Orthop Sci, 1998, 3 (6): 346-355.

[46] FROST H M. Why do bone strength and "mass" in aging adults become unresponsive to vigorous exercise? Insights of the Utah paradigm [J]. J Bone Miner Metab, 1999, 17 (2): 90-97.

[47] FROST H M, FERRETTI J L, JEE W S. Perspectives: some roles of mechanical usage, muscle strength, and the mechanostat in skeletal physiology, disease and research [J]. Calcif Tissue Int, 1998, 62 (1): 1-7.

[48] SCHOENAU E, FROST H M. The "muscle -bone unit" in children and adolescents [J]. Calcif Tissue Int, 2002, 70 (5): 405-407.

[49] RAUCH F, BAILEY D A, Baxter-Jones A, et al. The "muscle -bone unit" during the pubertal growth spurt [J]. Bone, 2004, 34 (5): 771-775.

[50] BECK B R, SNOW C M. Bone health across the lifespan-exercising our options [J]. Exerc Sport Sci Rev, 2003, 31 (3): 117-122.

[51] WALLACE B A, CUMMING R G. Systematic review of randomized trials of the effect of exercise on boric mass at pre-and postmenopausal women [J]. Calcif Tissue Int, 2000, 67 (1): 10-18.

[52] KOHRT W M. Aging and the osteogenic response to mechanical loading [J]. Int J Sport Nutr Exerc Metab, 2001, 11: 137-142.

[53] SCHOENAU E, NEU C M, BECK B, et al. Bone mineral content per muscle: cross -sectional area as an index of the functional muscle-bone unit [J]. J Bone Miner Res, 2002, 17 (6): 1095-1101.

[54] BIANCHI M L, MAZZANTI A, GALBIATI E, et al. Bone mineral density and bone metabolism in Duchenne muscular dystrophy [J]. Osteoporos Int, 2003, 14 (9): 761-767.

[55] RALIS Z A, RALIS H M, RANDALL M, et al. Changes in shape, ossification and quality of bones in children with spina bifida [J]. Dev Med Child Neurol Suppl, 1976, (37): 29-41.

[56] DALY R M, SAXON L, TURNER C H, et al. The relationship between muscle size and bone geometry during growth and in response to exercise [J]. Bone, 2004, 34 (2): 281-287.

[57] HEINONEN A, MCKAY H A, WHITTALL K P, et al. Muscle cross-sectional area is associated with specific site of bone in prepubertal girls: a quantitative magnetic resonance imaging study [J]. Bone, 2001, 29 (4): 388-392.

[58] HAMRICK M W, MCPHERRON A C, LOVEJOY C O, et al. Femoral morphology and cross-sectional geometry of adult myostatin - deficient mice [J]. Bone, 2000, 27 (3):

343–349.

[59] HAMRICK M W, MCPHERRON A C, LOVEJOY C O. Bone mineral content and density in the humerus of adult myostatin–deficient mice [J]. Calcif Tissue Int, 2002, 71 (1): 63–68.

[60] BECK T J, ORESKOVIC T L, STONE K L, et al. Structural adaptation to changing skeletal load in the progression toward hip fragility: the study of osteoporotic fractures [J]. J Bone Miner Res, 2001, 16 (6): 1108–1119.

[61] DODD J S, RALEIGH J A, GROSS T S. Osteocyte hypoxia: a novel mechanotransduction pathway [J]. Am J Physiol, 1999, 277: 598–602.

[62] BAKKER A D, SOEJIMA K, KLEIN –NULEND J, et al. The production of nitric oxide and prostaglandin E (2) by primary bone cells is shear stress dependent [J]. J Biomech, 2001, 34 (5): 671–677.

[63] KAPUR S, BAYLINK D J, LAU K H. Fluid flow shear stress stimulates human osteoblast proliferation and differentiation through multiple interacting and competing signal transduction pathways [J]. Bone, 2003, 32 (3): 241–251.

[64] GIANGREGORIO L, BLIMKIE C J. Skeletal adaptations to alterations in weight–bearing activity: a comparison of models of disuse osteoporosis [J]. Sports Med, 2002, 32 (7): 459–476.

[65] LEBLANC A D, SCHNEIDER V S, EVANS H J, et al. Bone mineral loss and recovery after 17 weeks of bed rest [J]. J Bone Miner Res, 1990, 5 (8): 843–850.

[66] MAGNUSSON H I, LINDEN C, OBRANT K J, et al. Bone mass changes in weight–loaded and unloaded skeletal regions following a fracture of the hip [J]. Calcif Tissue Int, 2001, 69 (2): 78–83.

第四章

中医关于骨质疏松症的理论

中医无“骨质疏松症”这一明确的病名，但历代中医文献对骨病的记载中，“骨痿”“骨枯”“骨痹”“骨蚀”“骨极”的描述与现代医学之骨质疏松症的病因病机及临床症状极其相似，其中定性定位较准确的当属骨痿。中医理论认为，骨质疏松症的发生主要与肾虚、脾虚、血瘀三个因素有关，其中肾虚是本病的主要病因。《素问》在论述肾的功能时指出：肾藏精，主骨生髓，主水，主生长发育和生殖。肾所藏之精包括先天之精和后天之精：先天之精禀受于父母，主生殖繁衍；后天之精来源于脾胃化生的水谷精微，主生长发育。肾藏精，精化髓，骨赖髓以充养，故曰“肾主骨”。骨与脾肾二脏关系密切，肾为先天之本，脾为后天之本。脾之健运，化生精微，须借助于肾阳的温煦；肾中精气依赖脾所运化的水谷精微的培育和充养，才能不断充盈和成熟。因此，脾与肾在生理上是后天与先天的关系，二者相互资助，相互促进；在病理上常相互影响，互为因果，脾虚可引起肾虚，肾虚可导致脾虚。若脾不运化，脾精不足，肾精乏源或肾精本虚，脾肾俱虚，骨骼失养，则骨骼脆弱无力，终致骨质疏松症，故骨质疏松症多发于老年人。又由于老年人机体功能衰退，易受外邪侵袭，使经络不通、气血不畅，故老年人脾肾俱虚的同时，往往伴随血瘀的存在。血瘀可致气血运行障碍，营养物质不能濡养脏腑，引起脾肾俱虚而加重症状。故《灵枢》中论述“不尽天年”的原因时，除指出“五脏不坚”等虚的一面外，又指出“脉不通”（血瘀）也是重要原因。此外，“肝主筋”“肾主骨”“肝肾同源”，肾阴虚可导致肝阴虚，最终发展为肝肾阴虚，髓枯筋痿，而致骨痿。综上所述，骨质疏松症的发生，“多虚多瘀”为其病机特点。

第一节　中医对骨的认识

一、骨的构成

（一）骨是构成人体的支架

骨属奇恒之府之一，与肾的关系最为密切。中医古籍《灵枢·骨度》对人体骨骼的名称、形态、数量等已有较为详细的记载，但古今对同一骨骼的命名不尽一致。如颈椎古称项骨，尺骨古称正骨，桡骨古称辅骨，股骨古称髀骨。也有古今名称相同的，如膝前之骨，均称髌骨。《灵枢·经脉》中说“骨为干”，支持人体支架和运动的骨骼属于骨的范畴；骨还应包含髓在内，因为肾藏精，精生髓，骨中有腔隙，内藏骨髓，全身百节之骨内皆充有骨髓，故曰“骨者髓之府”（《素问·脉要精微论》）。“齿为骨之余”，是说牙齿和骨骼的营养来源相同，均赖肾精滋养而生长，故《杂病源流犀烛·口齿唇舌病源流》中说“齿者，肾之标，骨之本。”《素问·五脏生成篇》中说：“诸筋者皆属于节”，王冰说“筋气之坚结者，皆络于骨节之间。”骨骼由关节互相连接起来，组成骨骼系统，说明骨包括关节在内，同时还包括关节周围的韧带组织，它们共同构成全部骨骼支架。《灵枢·骨度》对人体骨骼的名称、形态、大小、长度、数量等均有较详细的记载，为后世中医骨伤科的发展奠定了理论基础。

（二）髓藏骨中以养骨

“髓者，骨之充也”（《素问·解精微论》），“骨者，髓之府，转摇不能，肾将惫（音义同‘败’，耗损不足）矣”（《素问·脉要精微论》），明确了骨骼大体结构、骨与髓的解剖关系，并从临床骨病学的角度，指出骨、髓、肾之间的形态结构、生理和病理联系。古代医家还通过实践观察，发现人体之髓有脑髓，藏居于颅骨腔内；有脊髓，藏居于脊骨管内；有骨髓，藏于其他各骨腔骨管之中，充养于骨，维持骨骼的发育和“骨为干”的支架功能。古代医家对骨骼局部进行解剖过程中还有两点重要的发现：一是骨骼上分布有“骨空”（孔），其间有脉络穿行，这些穿行于“骨空”的脉络是为骨及骨髓输送“气血”等精微物质的通道（《素问·骨空论》）；二是对性状的观察，发现藏于骨中的髓（包括脑髓、骨髓、脊髓）有如脂、如膏、液状（如水）特征（《灵枢·五癃津液别》）。这一发现也是《黄帝内经》将骨、髓及肾藏精、与“茎”端“溺孔”泄注的“阴精”之间加以联系的另一重要启示。因此才可能产生“骨者，髓之府”（《素问·脉要精微论》）的观点。在骨髓对骨的作用上，中西医学认识相似。肾藏精，精能生髓，髓以养骨，骨髓对骨起滋养作用。现代医学认为，骨髓中含有的毛细血管、骨髓基质细胞等均包围着髓腔内表面的成骨细胞，对维持骨的正常生长与生理环境很重要，即髓养骨。病理情况下，如更年期雌激素减少所致老年骨质疏松症，骨髓失养所致成骨细胞减弱是其重要病理机制。《医经精义》中说：“肾藏精，精生髓，髓生骨。故骨者，肾之所合也，髓者，肾精所生，精足则髓足，髓在骨内，髓足则骨强。”

二、骨的功能

（一）支撑人体、保护内脏和进行活动

如人背面正中的项骨（即颈椎）、背骨（即胸椎）、腰骨（即腰椎）和尻骨（即骶骨与尾骨）由脊筋连接起来，形成支撑人体的脊梁。头部的天灵盖（即顶骨）、山角骨（即颞骨）、凌云骨（即额骨）和后山骨（即枕骨）互相连接成壳，保护着人的脑髓。胸部由胸骨和肋骨相连，共同构成胸郭，保护着心、肺。在骨与骨的连接处，由筋加以包裹约束，形成关节，再通过附着在骨骼上的筋和肌肉的收缩及弛张，保证关节的屈伸、旋转等活动。上肢由上臂骨（即肱骨）、前臂骨（即尺骨、桡骨）、腕骨和五指骨经筋连接而成，下肢由髀骨（即股骨）、髌骨、胫骨、腓骨、跗骨、跟骨与足五趾骨连接而成。骨与骨之间有关节相连，借助筋与肌肉的伸缩，保证了肢体的运动。

（二）骨髓生血，肾生骨髓

中医学认为，骨和骨髓与脏腑的关系中，与肾的关系最为密切，均由肾精所

生，肾在体为骨。“肾主骨”“肾生骨髓”“其充在骨”。在生理上，骨与骨髓的生长、发育、修复等均有赖于肾中精气的滋养。在骨髓的造血机能上，中西医认识也很一致。中医学认为，“肾为水脏，主藏精而化血”(《侣山堂类辨》)，“血即精之属也”(《景岳全书》)，精髓是化生血液的基本物质。补血要药熟地、何首乌等均通过填精益髓而起生血化血之功。现代医学认为红骨髓有造血机能，是整个造血系统的重要组成部分；肾脏对红细胞的生成也有着重要作用。

第二节　肾与骨质疏松

一、中医肾的结构与功能

《素问·脉要精微论》说：“腰者，肾之府。”《医贯》说：“肾有二，精所舍也，生于脊膂十四椎下两旁各一寸五分”，“形如豇豆，相并而曲，附于脊……。”说明肾位于腰部，左右各一。《难经·四十二难》说：“肾有两枚，重一斤一两。”《难经正义》：“长约三寸，阔约寸半，厚约七八分……。”

肾藏精，主生长、发育与生殖，在体为骨，主骨生髓。骨的生长发育，有赖于骨髓的充盈及其所提供的营养。肾中精气充盈，才能充养骨髓，正如《素问·四时刺逆从论》中说：“肾主身之骨髓。”小儿骨软无力，以及老年人的骨质脆弱，易于骨折等，都与肾中精气不足、骨髓空虚、骨失充养有关。

中医学对肾的功能可以概括为以下几个方面：

首先是解剖学意义上的肾脏的功能，即“肾者水脏，主津液”，明确指出维持体内津液代谢平衡是肾脏的主要功能之一，这与现代医学中肾脏在泌尿系统的重要功能是一致的；其次作为广义的综合功能意义上的“肾”，具有“藏精，主生长、发育与生殖”等功能，即包括了生殖系统、内分泌系统，乃至神经系统的功能。中医学中“肾”的上述两方面功能均与骨代谢的调节有关。

（一）肾主藏精，主生长、发育和生殖

肾所藏精分为先天之精和后天之精两种。先天之精秉受于父母，在父母之精形成下一代新生命体时，也成为下一代新生命个体的肾所藏之精发生的原始物

质。后世医家将此肾所藏之精发生的原始物质称为“元精”（元者，原也，新生命体发生时原来就已存在的；元者，源也，是新生命体独立存在于自然界时，其肾中所藏之精的生成根源）。因此禀受于父母生殖之精是负载生命体发生的原始物质。故有“何谓精……两神相搏，合而成形，常先身生，是谓精”（《灵枢·决气》）；“人始生，先成精”（《灵枢·经脉》）。后天之精，又称水谷之精，是生命个体在自身生长发育过程中，随着五脏六腑功能的强健，来源于饮食水谷和吸入自然界的清气，共同在体内转化成为营养五脏六腑之精，各脏腑之精在维持脏腑各自活动的前提下，富余之精由经脉的转运而藏之于肾，成为“肾藏之精”的重要来源，此即肾“受五脏六腑之精而藏之，故五脏盛，乃能泻”（《素问·上古天真论》），明确了肾所藏之精来源的另一途径。两者虽然来源不同，但却密切相关。先天之精赖后天之精的不断补充，后天之精又需先天之精的气化，才能继续产生，相互依存。相互促进，两者在肾中密切结合形成肾中所藏精气。所以，肾精的充足与否，与脾功能的正常与否有着极大的关系。肾精促进机体生长、发育和生殖。机体生、长、壮、老、已的规律与肾中精气盛衰密切相关，肾主骨，所以齿、骨、发的生长状况是观察了解肾中精气的标志，亦是判断机体生长发育和衰老的标志，所以祖国医学称肾为“先天之本。”

“肾者主水，受五脏六腑之精而藏之，故五脏盛乃能泻”（《素问·上古天真论》），这是对肾藏精功能的概括。肾和五脏六腑之精在贮藏、转输、相互调节方面是动态的、多向性的。其他脏腑可以将富余之精转输并贮藏于肾中，而其他脏腑对精的需求量增加而需要补充时，肾中所藏的后天之精会反向为其他脏腑输送和调节，这是“五脏盛（包括肾），乃能泻”（输送）的真正内涵，如此才能保障肾所藏之精的充足及其对全身各脏腑之精的贮藏和调节。这也是后来发生“五脏之虚，穷必及肾”和“肾虚必及全身”观点和治虚思路发生的缘由。

肾中精气是生命之本，又是元气的主要来源，它概括为肾阴和肾阳两个方面。肾阴又称元阴、真阴；肾阳又称元阳、真阳、命门之火。肾阴对人体各脏器具有濡养滋润的作用，是各脏之阴的根本；肾阳对人体器官具有温煦、推动的作用，是各脏之阳的根本。

肾阴、肾阳两者互相依存、互相制约，维持相对平衡。肾阴肾阳虚损严重时会相互累及，称之为“阴损及阳”“阳损及阴”，最终会阴阳两虚。肾阴肾阳失去平衡时，会导致各脏的阴阳失调。反之，各脏的阴阳失调，日久也会累及于肾，损耗肾中精气，导致肾的阴阳失调，称为“久病及肾”。

（二）肾主水液

《素问·上古天真论》云："肾者主水。"《素问·水热穴论》："肾者何以主水？岐伯对曰：肾者，至阴也。"《素问·灵兰秘典论》云："膀胱者，州都之官，津液藏焉。"《灵枢·本输》云："膀胱，津液之府也。"《灵枢·五癃津液别》曰："水下流于膀胱则为溺。"除此之外，《黄帝内经》对溺液从膀胱到体外的排泄之路也有着细致的观察；其次，《灵枢·本输》曰："肾合膀胱，膀胱者，津液之府也。"，人体水液输布和排泄，依赖脾的运化，肺的通调，膀胱的开合以及肝的疏泄等作用，清者运行于脏腑，浊者化为汗和尿液排出体外。在此过程中，都需要肾中精气的蒸腾气化作用。人入老年，肾中精气渐衰，蒸腾气化失司，水液潴留于体内，妨碍精微营养输布，脏腑、肌表、骨骼失于濡养，久而为病，可引起开合不利，出现尿少、尿闭、水肿或小便清长、遗尿、失禁、尿有余沥，身体重着，腰膝酸软，疼痛等病证。

（三）肾主纳气

纳是固摄、收纳的意思。虽然肺主呼吸，但吸入之气还须依靠肾的摄纳作用，保持一定深度，下纳于肾，为人体所用。肾气充沛，纳气功能正常，才能使呼吸平稳均匀，肺的气道通畅。若肾气不足，纳气功能减退，则出现呼多吸少、吸气困难、动则气喘等证候。此外，自然界的清气与水谷精微之气结合形成胸中宗气，胸中宗气贯心脉以行气血，肾失摄纳，则宗气亦为之所累，气血难行，瘀滞脉中，精微养分输布失常，脏腑骨骼失养，久而为病。

（四）肾主骨、生髓，通于脑，其华在发

骨是人体的支架，骨内有空腔，内藏骨髓，骨为髓之府。骨依赖于骨髓的滋润涵养，骨髓则由肾精化生，所以说肾主骨、生髓。肾中精气的盛衰，影响骨的生长发育。

脊髓上连于脑，髓聚而成脑，故脑称"髓海""元神之府"。肾中精气充盈，则髓海得养，脑的发育就健全。

发为血之余。发需血的濡养，精和血来源相同，且两者相互化生，精足则血旺，精血同源。发的生长则根源于肾。青壮年肾精气充沛，毛发致密光泽，老年人肾气亏而毛发变白脱落。故《素问·五脏生成篇》说："肾之合骨也，其荣

发也。”

（五）肾开窍于耳及二阴

听觉灵敏与否，与肾气的盈亏有密切关系。肾中精气亏虚，则髓海失养，听力减退或耳鸣、耳聋。老年人肾中精气多见衰退，听力亦减退。

二阴是前阴、后阴的合称。前阴主要指排尿和生殖器官，后阴主要是指肛门。前阴的排尿功能依赖于肾的气化作用，生殖功能也与肾藏精有关，肾精化生的天癸是人体生殖的物质基础。排便虽与大肠、脾胃有关，但也与肾阴、肾阳有关。肾阴不足可致肠液枯涸而致便秘等症；肾阳不振，气化无权而致泄泻、虚寒下痢或便秘，故说肾开窍于二阴。

总体来说，肾与人的基本代谢过程密切相关，其太过和不及均能影响机体，使其失去平衡而生病。

二、肾主骨理论

（一）《黄帝内经》对“肾主骨”理论的阐释

“肾主骨”源自《黄帝内经》,《素问·宣明五气篇第二十三》云：“五脏所主：心主脉，肺主皮，肝主筋，脾主肉，肾主骨，是谓五主。”《灵枢·五色第四十九》“肝合筋，心合脉，肺合皮，脾合肉，肾合骨也。”《灵枢·本藏第四十七》“肾应骨”。“肾主骨”中“主”的含义主要是主持、主宰、管理、控制的意思。“肾主骨”即肾对骨有主持、主宰的作用。具体地说，肾所藏之精可化髓养骨，是骨生长、发育的物质基础。又如《素问·五脏生成篇第十》“肾之合骨也，其荣发也”。《素问·六节脏象论篇第九》说：“肾者，主蛰，封藏之本，精之处也；其华在发，其充在骨，为阴中之少阴（太阴），通于冬气。”《素问·平人气象论篇第十八》曰：“肾藏骨髓之气也。”《素问·痿论篇第四十四》“肾主身之骨髓”。在《素问·阴阳应象大论篇第五》提出骨属肾系的内容，即：“北方生寒，寒生水，水生咸，咸生肾，肾生骨髓，髓生肝，肾主耳。其在天为寒，在地为水，在体为骨，在脏为肾，在色为黑，在音为羽，在声为呻，在变动为栗，在窍为耳，在味为咸，在志为恐。恐伤肾，思胜恐；寒伤血，燥胜寒，咸伤血，甘胜咸。”

肾主骨在病理方面的论述，主要表现有骨痹、骨痿、骨厥等病证。如《素问·脉要精微论篇第十七》“骨者髓之府，不能久立，行则振掉，骨将惫矣。得强则生，失强则死。”说明骨的营养靠髓，久立伤骨。《素问·至真要大论篇》有：“太阴司天，湿淫所胜，则沉阴且布，雨变枯槁。[民病]胕肿骨痛阴痹，(阴痹者)按之不得，腰脊头项痛，时眩，大便难，阴气不用，饥不欲食，咳唾则有血，心如悬，病本于肾。”《素问·逆调论篇》“帝曰：人有身寒，汤火不能热，厚衣不能温，然不冻栗，是为何病？岐伯曰：是人者，素肾气胜，以水为事；太阳气衰，肾脂枯不长；(一水不能胜两火)，肾者水也，而生于骨，肾不生，则髓不能满，故寒甚至骨也，所以不能冻栗者，肝一阳也，心二阳也，肾孤脏也，一水不能胜二火，故不能冻栗，病名曰骨痹，是人当挛节也。”《素问·痿论篇》“肾气热，则腰脊不举，骨枯而髓减，发为骨痿。”同一篇还有：“肾热者色黑而齿槁。”《灵枢·经脉》“肾足少阴之脉……气不足则善恐，心惕惕如人将捕之，是为骨厥。是主肾所生病者，口热舌干，咽肿上气，嗌干及痛，烦心心痛，黄疸，肠澼，脊股内后廉痛，痿厥嗜卧，足下热而痛。”《素问·四时刺逆从论篇》云：“太阳有余，病骨痹身重；不足病肾痹；滑则病肾风疝；涩则病积善时巅疾。”

《黄帝内经》还指出：肾病与骨病常互相影响。如《素问·痹论篇》说：“五脏皆有合，病久而不去者，内舍于其合也。故骨痹不已，复感于邪，内舍于肾。”《素问·刺要论篇》曰：“刺筋无伤骨，骨伤则内动肾，肾动则冬病胀、腰痛。”《素问·气交变大论篇》提出“水不及，四维有湍润埃云之化，则不时有和风生发之应，四维发埃昏骤注之变，则不时有飘荡振拉之复，其眚北，其脏肾，其病内舍腰脊骨髓，外在谿谷踹膝。”《灵枢·五邪》“邪在肾，则病骨痛阴痹。阴痹者，按之而不得，腹胀腰痛，大便难，肩背颈项痛，时眩。取之涌泉、昆仑，视有血者尽取之。”

（二）后世对“肾主骨”理论的发展与应用

“肾主骨”理论为历代医家所重视，在后世得到了广泛的推广与应用。如《仁斋直指方论·总论·五脏所主论》中有：“肾主骨，所藏者精与志，上应耳，外应腰背，其声呻，其色黑，其臭腐，其味咸，其液唾。(肾冷多唾，肾热多渴。)秉承了《黄帝内经》的思想，强调了肾主骨的理论，同时也说明了在肾系的内容中，骨是其中不可缺少的一项内容。《仁斋直指方论·辨筋骨四肢》说：

“肾主骨为寒，肝主筋为风，自古肾肝之病同一治，以其递相维持也。故经言胆主筋，膀胱主骨是也。或中风，或伤寒，得病之日便着床枕，非扶不起，筋骨为之疼痛，不能动摇，乃形质之伤。经云：寒伤形。又云：寒则筋挛骨痛。此之谓也。”

《普济方·卷第三十三·肾脏门·骨髓虚实（附论）》：“凡骨髓虚实之应。主于肾膀胱。若其脏腑有病。从骨生热则应脏。寒则应腑。故肾主骨髓。肾气之余。其气虚则骨弱酸疼。倦而无力。其气实则骨热苦烦。”

《太平圣惠方·治小儿解颅诸方》：“夫解颅者。其小儿年大。骨应合而不合。头缝开解也。是由肾气不成故也。肾主骨。为髓海。肾气不成。则髓脑不足。不能结成。故头颅开解也。”《太平圣惠方·治虚劳少精诸方》：“夫肾主骨髓而藏于精。虚劳之人，肾气虚弱，故精液少也。”指出骨的功能是以髓作为物质基础的，利用肾主骨生髓的理论治疗小儿解颅、虚劳之病证。

《圣济总录·口齿门·牙齿黄黑》：“论曰，肾主骨，齿者，骨之余也，人之肾气强盛，骨髓坚固，则齿牙莹白璀璨，今肾气虚弱，无以荣于骨髓，故令牙齿枯槁而黄黑。”《圣济总录·口齿门·牙齿不生》：“牙齿不生者，由风疳齿龋诸疾，遂致脱落，久而不生也，夫肾主骨，齿者骨之所终，髓之所养也，凡人血气强盛，骨髓坚固，齿虽脱落，则必复生，若血气衰微，骨髓虚弱，则齿不能更生也，内经谓男子八岁，肾气盛，齿更发长，至于八八，则齿发去是也，治法宜填骨髓，养肾气，则齿可复生也。”肾病可以影响到骨，导致骨的异常，由此也反证了肾主骨的理论。同时，牙病从肾治疗疗效甚佳。肾主骨的理论对临床疾病的治疗具有指导意义。

《金匮要略》中指出：“虚劳腰痛，少腹拘急，小便不利者，八味肾气丸主之”。又“妇人病，饮食如故，烦热不得卧，而反倚息者，何也？师曰：此名转胞，不得溺也……其人身体重，腰中冷，如坐水中，形如水状，反不渴，小便自制，饮食如故，病属下焦，身劳汗出，衣里冷湿，久久得之，腰以下冷痛，腹重如带五千钱，甘姜苓术汤主之。”《金匮要略》把腰痛辨为肾虚、肾水、伏饮及虚劳等。

在反复的医疗实践中和大量的研究报告中了解到很多肾虚证都可见到“骨软”或骨损的情况，而通过使用某些补肾药物又可使“骨软”等症状减轻或消失，或对骨折的愈合有促进作用；从而认识到肾的精气有促进骨骼生长、使骨强壮的作用，于是产生了“肾主骨”之说。《素问·阴阳应象大论》说：“咸生肾，肾生骨髓”；王冰注曰：“肾之精气，生养骨髓”；《医经精义》总结为“肾藏精，精生髓，髓养骨”，可谓精练明了。“肾主骨”一词较形象、具体地表达了肾、骨关系的主要内涵。随着时间推移，“肾主骨”被用以说明疾病的生理、病理、诊断、治疗，其含义和适用范围也大为扩展。我们认为《黄帝内经》“肾主骨”之说主要是指肾在生理上为骨之根本，肾对骨有“主持、主宰”的作用。具体地说，肾所藏之精可化髓养骨，是骨生长、发育的物质基础。所以，狭义上讲，“肾主骨”即是指肾为骨之根本，其对骨的生长，发育有主持、主宰和管理作用；广义上讲，“肾主骨”是中医学独特的思维模式的体现，它是古代医家通过长期对生理现象、病理变化的观察，从临床病证的治疗中反证出来，结合自然环境对人体的影响而总结、升华的理论。

三、肾主骨理论与中医整体观

中医关于肾主骨的理论，来源于长期临床实践，属于中医整体观念的范畴，所谓整体的中医内涵是指事物的统一性、完整性和联系性。中医学非常重视人体自身的统一性、完整性，及其与自然界的相互关系，它认为人体是一个有机的整体，构成人体的各个组成部分之间，在结构上是不可分割的，在功能上是相互协调、相互为用的；在病理上则是相互影响的。同时，中医学也认识到人体与自然环境具有密切关系，人类在能动地适应自然和改造自然的斗争中，维持着机体的正常生命活动。这种内外环境的统一性和机体自身整体性的思想即称之为整体观。整体观是古代唯物论和辨证法思想在中医学中的体现，它可以指导中医学的生理、病理、诊法、辨证、治疗等各个方面。

医学的研究对象是人，以人为主体的整体观认为，人体是一个以心为主宰，五脏为人体的中心，通过经络系统，把六腑、五体、五官、九窍、四肢百骸等全身组织器官联结成一个有机的整体，并通过精、气、血、津液的作用，来完成人体统一协调的机能活动。可以看出，这种五脏一体观，正是反映出人体内部器官是相互关联而不是孤立的一个统一的有机整体，内环境的自稳态是人体生理功能的表现。五脏又与各自相应的组织器官构成五个相应的子系统，如肾、膀胱、骨、耳和二阴构成“肾系统”等，由此类推，以五脏为中心而构成了五大子系统。各系统之间存在着五行相生、相克的关系，以维持五大系统间的平衡。在各系统内，脏、腑、形、窍之间，还有着非常密切的联系。各脏腑活动时，从外界摄取食物、空气、水液等营养而化生为气血津液，这些精微物质不但滋养脏腑本身，同时也滋养着形体和官窍。气、血、津液在营养脏腑、骨骼，维持人体功能活动的过程中，又不断被消耗，不断被补充，以共同完成机体的生理活动功能。“肾主骨”理论渊源于中医整体观念，肾与骨在生理和病理上与气、血、津液、脏腑之间存在着不可分割的密切关系。

（一）肾主骨理论与气血津液的关系

气、血、津液是构成人体的基本物质，也是“肾主骨”功能活动的重要物质基础。气血津液学说从整体角度来讲是研究人体生命的形成、输布及其生理功能的学说。

1. 气与肾主骨理论的关系

中医学继承和发展了我国哲学的气论并使之系统化，建立了中医学的气论。认为人体之气从整体而言是一种不断运动的、极其细微的物质，是由肾中精气、脾胃化生而来的水谷精气和由肺吸入之清气，在各脏腑的综合作用下生成的。它充沛于全身、四肢百骸而无处不到。因其来源和功能特点不同，又有不同的名称。

元气：根于肾，乃肾精所化生的肾气，统称肾中精气，具有推动人体生长、发育和生殖，激发和调节各个脏腑、经络等组织器官生理功能的作用。人从幼年开始，肾精逐渐充盛，一般女子在“三七”，男子在“三八”时发育到壮盛期，筋骨强劲，体魄健壮，并有生育能力。待到老年，肾精衰退，形体也逐渐衰老，“筋骨懈惰”，齿摇发脱，生殖功能消失。由此可见，精气的盛衰直接影响着筋骨的强弱，精盛则髓满，髓养骨而通于脑，髓足则骨健；精亏则骨痿，如一些慢性消耗性疾病，精亏日久，导致骨质疏松症的发生。同时，元气以肾所藏之精为物质基础，精盈则气盛，气化冲和，脏腑功能处于阴平阳秘的健康状态，官窍得以濡润，关节得以滑利，骨骼坚强，牙齿牢固，颜面润泽。

宗气：是由肺吸人的清气与脾胃化生的水谷精气结合，聚于胸中，贯入心脏，而行呼吸的营养之气。可见宗气与呼吸和气血运行有关。《读医随笔 · 气血精神论》中说：“宗气者，动气也。凡呼吸言语声音，以及肢体运动，筋力强弱者，宗气之功用也。”宗气旺则气血运行于全身，以维持脏腑组织包括骨骼的功能活动。

营气：是指脾胃运化水谷而化生的营养之气，它行于脉中，化生为血，成为血液的重要组成部分。营气循经脉流注全身，为脏腑经络等生理活动提供营养物质，运行全身上下内外，内而滋养五脏六腑，外而灌溉肌肤筋骨。

卫气：是指由脾胃消化水谷精微后所化生的行于体表的精微物质，其运行于脉外，人体体温的维持有赖于卫气的温煦。卫气可调节汗液的排泄，以维持体温的相对恒定，从而保证机体内外环境的阴阳平衡。卫气最重要的功能是防御作用，它是肌肤腠理抗御外邪的首道屏障。卫气不足时，防御能力低下，易被外邪侵袭。

综上所述，元气、宗气、营气、卫气等构成了人体的生命物质——气系统。而人体的气又可分为脏腑之气和经络之气，是构成脏腑经络的最基本物质，也是维持脏腑经络生理活动的物质基础。即脏腑经络之气运行和谐，升降出入正常，则机体健康而筋骨强健，中医称之为“气化”。肾中之气的气化功能，主宰了人的生、长、壮、老、已，气化的正常，对人体的生命活动有极为重要的意义。

2. 血与肾主骨理论的关系

中医学认为血是由水谷精微变化而来，运行于脉中而循环流注于全身的富有营养和滋润作用的红色液体。《灵枢・决气》中说：“中焦受气取汁，变化而赤，是谓血。”脾胃虽为气血生化之源，但肾在血的生成中同样有重要的作用。因肾中之气可化生元气，促进脾胃化生水谷精微，进而奉心化赤为血；又肾藏精，精血同源，血可养精，精可化血，用以濡养和滋润全身脏腑组织器官，维持正常的功能活动。全身各部分无一不是在血的濡养作用下发挥其生理功能的，故《素问・五脏生成篇》中说：“肝受血而能视，足受血而能步，掌受血而能握，指受血而能摄。”当血的濡养作用减弱时，机体除脏腑功能低下外，还可见到面色不华，肌肤干燥，肢体麻木，运动不灵。由于骨的生长、发育、修复均有赖于精血的充养，精血不足时可见筋弛筋挛、关节不利；骨失濡养则影响骨的生长、发育、修复，久之可发生骨质疏松等病变。

3. 津液与肾主骨理论的关系

津液是人体一切正常水液的总称，它包括各脏腑组织的内在体液及其正常的分泌物，如胃液、肠液、涕、泪、唾等，其中清而稀薄者称“津”，浊而稠厚者称“液”，是组成和维持人体生命活动的基本物质。《素问・经脉别论》中说“饮入于胃，游溢精气，上输于脾，脾气散精，上归于肺，通调水道，下输膀胱，水精四布，五经并行。”这是对津液代谢过程的概括。津液来源于饮食水谷，通过脾胃、小肠和大肠吸收饮食水谷中的水分和营养而生成，然后通过脾气的传输，肺气的宣降，三焦的通调，肾与膀胱的气化、排泄等一系列作用来完成其代谢过程。其中肾对津液的代谢 起着主宰作用，正如《素问·逆调论》中说“肾为水脏，主水液”，主要是指肾对水液蒸发气化的作用。因胃的“游溢精气”、脾的散精，有赖于肾的温煦、推动；肺的通调水道，小肠的泌别清浊，有赖于肾的蒸化协助；三焦、膀胱的气化等更以肾的升清降浊为基础，故脏腑功能的发挥，关键在于肾主水的动力作用，肾在维持人体津液代谢平衡中起着关键作用。

津液内含有丰富的营养物质，其本身为液态，故有滋润和濡养的双重作用。其中津随着三焦运行，布散于全身，以滋润和充养脏腑，渗透和润泽肌肉、筋骨、皮肤等组织，并参与构成血液，不断补充血中的水分，起到濡养和滑利血脉的作用；液经三焦，分别灌注于骨节、孔窍、脑髓等组织，起到填精补髓的作用。凡骨腔内的骨髓、颅腔内的脑髓都由液来充养。其次是滑利骨关节、濡润官窍、滋润皮肤，临床上久病重伤，耗伤津液或津液亏损时，骨失濡养，常可导致肌软无力，痿废失用，骨折延期愈合，陈伤宿积久留不去；骨质失养，精髓不充又可导致骨痛及骨质疏松的发生。

（二）肾主骨理论与五脏间的关系

人体是一个统一的有机整体，各脏腑、组织器官的功能活动不是孤立的，而是整体活动的一个组成部分。中医在认识疾病的过程中，首先着眼于整体，即重视人体某一部分的病变对其他各部分的影响及相互关系，以预测病情的演变，来指导中医临床诊断和治疗。骨虽与肾有着密切的关系，但其他脏腑功能的盛衰仍直接影响着肾主骨功能的正常发挥。

1. 肾与心

心位于上焦，主火属阳，肾位于下焦，主水主骨生髓属阴。心肾之间，具有升降相因，水火互济的关系。肾水可上济心阴，遏制心阳，使心火不亢，心火可下暖肾阳，遏制肾阴，使肾水不寒。心火之降，是由于肾水之升，肾水之升，又因心火之降，这样心肾之间的生理功能才能协调。这就是通常所说的“心肾相交”。从另一角度来看，心主血脉，肾藏精，血由营气和精髓化生而成，精髓又化源于肾精，这些营养物质，随血液循行周身，起“以荣四末，内注五脏六腑”的作用。肾主骨，骨骼的营养来自血液，心气充沛，血脉运行正常，人体各组织、器官、骨骼能得到充足营养。肾阴促进津液的分泌和血液的生成，肾阳加速机体的气化功能，对心的代谢和生理功能活动又起着调节作用，故心、肾的病变亦能相互影响。如果肾水不足，不能上济心阴，心火必然失其制约而偏亢，使心阴心阳失调，进一步导致心神不宁，出现失眠、多梦、心悸、心烦、健忘等症，同时伴有肾阴亏虚的种种表现，这就是临床所称的“心肾不交”。

再者，心为血之主，脉之宗，主宰着机体的生命活动进程，也与衰老密切相关。现代学者对“心主衰老”说也进行了研究，发现动脉血管的弹性降低可致衰老，血管病变是衰老的重要因素。心气充足，心阳温通，脉络通畅，才能生血、运血，否则会导致血行滞涩形成血瘀，血瘀又是衰老的重要因素，导致各脏腑功能不可逆性地衰退，出现所谓“七七”“八八”之变。

2. 肾与肝

肝藏血，肾藏精，肝肾关系极为密切，故有“肝肾同源”之说。又肝主筋，肾主骨，筋骨的强健与精血的充盛有直接关系。因精能生血，血能化精，生理上精血之间相互滋生、相互转化，肝与肾同盛共衰；病理上精与血的病变亦相互影响。肝主筋，而全身的筋膜亦依赖于肝血的滋养，肝血不足，血不养筋，则可见筋膜拘挛、关节屈伸不利、手足震颤、肢体麻木等症；肾精亏损，可导致肝血不足，骨枯髓减，发为骨痿。另外，肝主疏泄与肾主封藏之间亦存在相互制约、相辅相成的关系，主要表现在男子的泄精和女子的月经来潮这一生殖方面的生理功能，若二者失调，则可出现内分泌系统的紊乱，对骨骼的发育和生长有着直接的影响。由于肝肾同源，筋骨相连，故在骨伤科临床中，特别强调补血柔肝以养筋，补肾填精以壮骨的治疗原则，这一治则对某些属于肝肾亏虚的退行性骨关节疾病均有显著疗效。

3. 肾与脾

肾为先天之本，脾为后天之本。肾藏精、主水、纳气、主骨生髓；脾主运化、统血、主肌肉及四肢，二者在生理上相互资助、相互促进。脾之健运须借助于肾阳的推动，肾中精气虽然禀受于先天亦有赖于脾运化后天水谷之精的培育和滋养。脾主运化水谷精微，供给肌肉骨骼营养，并有促进水液代谢的作用，可把人体所需要的水液运输到周身组织中去，以发挥其滋养作用，还可把代谢后的水湿排出体外。脾肾之间的病理关系，多表现在阳虚方面。若脾失健运，脾阳虚弱，化源不足，久之必致肾精亏乏、肾阳虚衰；当肾阳不足，不能温暖脾阳，更可致脾阳虚衰。因此临床上，二脏同时阳虚所出现的脾肾阳虚之证非常多见。脾主肌肉，肾主骨。当脾胃功能失调时，不但骨骼、肌肉缺少营养，而且水液也不能布散而停滞于肌肉、关节等处，致使关节肿痛、屈伸不利。脾阳久虚，损及肾阳，阳虚水泛可使关节肿痛加重，故在临床上治疗营养不良性骨病、腰腿痛、骨质疏松症以及关节肿痛时，常健脾、温肾法同用就是这个道理。

4. 肾与肺

肺主气，为“水之上源”；肾纳气，为主水之脏。肺的宣发肃降和通调水道，有赖于肾阳的推动作用；而肾主水功能，亦有赖于肺的宣肃功能，二者在维持水液代谢平衡中发挥着重要的调节作用。肺的通调水道功能，可把有用的水液运输到全身，维持各组织器官包括骨骼在内的正常功能，同时将多余的水分排出体外。肺肾与脾等脏腑的共同协作才能完成水液代谢过程。如肺失宣肃，通调水道功能失常，水泛为患，可造成肢体关节肿痛，日久累及于肾，则又加重肢体浮肿。再者，肺肾二脏的协作关系也体现在呼吸方面，呼吸虽为肺所主，但必须有肾的摄纳，呼吸才能归根，故有“肺主呼气，肾主纳气”“肺为气之主，肾为气之根”之说。如果肾气不足，摄纳无权，就会出现虚喘，称之为“肾不纳气”，治疗必须从补肾着手，如单纯治肺，必无效果，常需采用温肾纳气之法，则虚喘自平。此外，肺肾之间的阴液也是相互滋生的，肾阴为一身阴液之根本，肺阴虚可损及肾阴，肾阴虚亦不能上滋肺阴，故临床上肺肾阴虚常可并见，出现骨蒸潮热、腰膝酸软等症。因此，中医治疗关节病常用宣肺利湿的药物。对腰膝酸软、阴虚劳伤的“骨痿”，多用“虚则补其母”的金水相生法，金水互生，两脏同补，充分体现了中医宏观的辨证思维和多方位的治疗方法，在临床上有着重要的意义。

（三）中医“五脏相关”理论的应用基础研究

1. 五脏相关理论科学内涵

可以用“三个层次”表述五脏相关理论科学内涵：①五脏系统内部的关联，即五脏的功能系统观；②系统之间的关联，即五脏之间的联系观；③系统与外部环境的关联，即天人合一的整体观。这是邓铁涛教授的学术思想。

2. 五脏的功能系统观

人体可分为肝、心、脾、肺、肾五脏机能子系统，五脏系统呈多层级功能结构，构成一个多维联系的立体网络。这样一个多层级功能结构体现了中医学对人体系统复杂性的认识，也隐含着对五脏功能子系统的非线性特征的启示。因此，对肝、心、脾、肺、肾五脏机能子系统中任何一个子系统的研究，都可以认为是属于五脏相关范畴的研究，如脾主肌肉、肾主骨的研究。对多发性肌炎动物模型肌酶谱检测及其肌细胞组织与其他脏器组织病理改变的相关性进行研究结果发现，多发性肌炎病位在脾，除肌酶谱异常升高外，还合并间质性肺炎或其他脏器的损害。对骨质疏松症虚证的五脏相关性进行研究的结果表明，63 例经腰椎骨密度检测确诊为骨质疏松症虚证患者中，仅有 9.5%（6/63）为肾虚的单脏证，90.5%（59/63）为肾虚合并它脏虚证的多脏证，腰椎骨密度值越低，涉及病变的脏腑越多。

3. 五脏之间的联系观

即脏与脏系统之间的联系，以最基本的两两相关为单元。按数学的排列与组合公式，五脏之间可以发生的两两关系应有 10 种，发生三脏关系也有 10 种，四脏关系有 5 种。两两相关模式有：脾肾相关、心肾相关、肝肾相关、心脾相关、心肺相关、肝脾相关、肺肾相关、脾肺相关、心肝相关、肺肝相关。三脏相关模式有：肺脾肾相关、肝心脾相关、肝心肺相关、肝心肾相关、肝脾肺相关、肝脾肾相关、肝肺肾相关、心脾肺相关、心脾肾相关、心肺肾相关。四脏相关模式有：肝心脾肺相关、肝心脾肾相关、心脾肺肾相关、肝心肺肾相关、肝肺脾肾相关。

广州中医药大学由国医大师邓铁涛教授领衔的课题组目前正重点对两两相关模式“心脾相关”“脾肾相关”“肝脾相关”“肺脾相关”进行深入研究。

四、肾虚与骨质疏松

肾虚证的常见症状包括腰膝酸软而痛，耳鸣耳聋，发白早脱，齿牙动摇，阳痿遗精，精少不育，女子经少经闭，以及水肿、二便异常等。与骨质疏松症发病相关的肾虚病机包括肾阳虚、肾阴虚和肾精不足。

（一）肾阳虚

多由素体阳虚，或年高肾亏，或久病伤肾，以及房劳过度等因素引起。

腰为肾之府，肾主骨，肾阳虚衰，不能温养腰府及骨骼，则腰膝酸软疼痛；不能温煦肌肤，故畏寒肢冷。肾处下焦，阳气不足，阴寒盛于下，所以两足发冷更为明显。阳气不足，心气无力振奋，故精神萎靡不振。气血运行无力，不能上荣于面，故面色晄白。肾阳极度虚衰，浊阴弥漫肌肤，故面色黧黑无泽。舌淡苔薄白，脉沉弱，均为肾阳虚衰，气血运行无力的表现。

肾主生殖，肾阳不足，命门火衰，生殖功能减退，男子则阳痿不举，女子则宫寒不孕。命门火衰，火不生土，脾失健运，故久泄不止，完谷不化或五更泄泻。肾阳不足，膀胱气化功能障碍，水液内停，溢于肌肤而为水肿；水湿下趋，故腰以下肿甚，按之凹陷不起；水势泛滥，阻滞气机，则腹部胀满；水气凌心，心阳受损，则心中悸动不安；水邪上逆犯肺，宣降失常，则咳嗽气喘。

（二）肾阴虚

多由久病伤肾，或禀赋不足，房事过度，或过服温燥劫阴之品所致。

肾阴不足，髓减骨弱，骨骼失养，故腰膝酸痛，脑海失充，则头晕耳鸣。心肾为水火既济之脏，肾水虚亏，则心火偏亢，致心神不宁，而见失眠多梦；相火妄动，则阳强易举；君火不宁，扰动精室，而致精泄梦遗。妇女以血为用，阴亏血来源不足，所以经量减少，甚至经闭；阴虚则阳亢，虚热迫血可致崩中。肾阴亏虚，虚热内生，故见形体消瘦，潮热盗汗，五心烦热，咽干颧红，溲赤便干，舌红少津，脉细数等症。

肾阴和肾阳，是以肾中精气为其物质基础的，肾的阴虚或阳虚，实质上均是肾中精气不足的表现形式。所以肾阴虚到一定程度的时候，可以累及肾阳，发展为阴阳两虚，称作“阴损及阳”；肾阳虚到一定程度的时候，也可累及肾阴，发展为阴阳两虚，称作“阳损及阴”。

（三）肾精不足

多因禀赋不足，先天发育不良，或后天调养失宜，或房事过度，或久病伤肾所致。肾藏精，主生殖，为生长发育之本。肾精不足，不能化气生血，充肌长骨，故小儿发育迟缓，身材矮小；无以充髓实脑，致智力迟钝，动作缓慢；精亏髓少，骨骼失养，使生长迟缓，囟门迟闭，骨骼痿软，成年则多见早衰。肾精主生殖，肾精亏损，男子精少不育，女子经闭不孕，性功能减退。肾之华在发，精不足，则发不长，易脱发；齿为骨之余，失精气之充养，故齿牙动摇，甚则早脱；耳为肾窍，脑为髓海，精少髓亏，脑海空虚，故见耳鸣耳聋，健忘恍惚。故精充则筋骨隆盛，动作矫健，精损则筋骨疲惫，转摇不能，动作迟缓，足痿无力；精衰则脑失充，灵机失运，记忆模糊，故老年可见精神呆钝。

肾藏精，主骨，藏真阴而寓元阳，为先天之本。由于先天禀赋不足，加之后天失养，或房事频繁、生育过多，耗伤真阴，损伤元阳，使精血不足，肾阳衰微，不能充骨生髓，而形成骨质疏松；或男过“八八”，女过“七七”后未注意养护，肾虚精亏明显，正气不足，腠理不密，卫外不固，抗邪无力，易于罹患骨质疏松。

五、对肾主骨理论的现代医学认识

中医学脏腑的概念是集合解剖学、生理学及病理学的一个综合的概念。中医学对肾功能的定义可以概括为解剖学意义上的肾脏的功能，即狭义的肾；同时作为广义的综合功能意义上的肾，具有“藏精、主生长、发育与生殖”等功能，则包括了生殖系统、内分泌系统、乃至于神经系统的功能，即广义的肾。中医学中“肾”的上述两方面功能均与骨代谢的调节有关。

肾主骨理论，渊源于经典著作《黄帝内经》。中医学“肾”的含义广泛，它包括了现代医学中肾脏的大部分功能，也包括了其他器官的部分功能，涉及现代医学的骨代谢、能量代谢、水盐代谢、神经体液调节等。中医理论体系中的“肾”是一个多功能的独立体系，在整个机体的生理活动中占有十分重要的位置，也是人体进行骨代谢的内环境。随着医学科学技术及现代检测仪器的发展，医学家们从各个不同的角度开展了对中医学中有关肾功能研究的探讨，初步提示了肾虚的实质及肾主骨理论的物质基础；证实了中医关于“肾藏精”“肾主骨”理论的正确性和科学性，为进一步研究“肾主骨”理论提供了客观指标，也为“肾主骨”理论指导骨科疾病的临床研究找到了坚实的科学依据。

（一）肾主骨理论与内分泌系统的关系

肾藏精，主骨生髓。现代医学研究也证实了中医“肾”的功能含有内分泌系统的作用。内分泌系统的功能是多方面的，其中与骨代谢相关的有垂体的某些促生长激素、甲状腺、甲状旁腺、肾上腺、性腺激素等及内分泌腺以外的有关激素。而下丘脑－垂体－性腺轴与骨组织的状态有密切关系，性腺系统对骨骼的生长、代谢活动又具有重要的作用，这种作用的机制构成了“肾主骨”功能的主要内容。研究表明：肾（指实体的肾脏）通过作用于下丘脑－垂体－性腺轴、甲状腺轴、肾上腺轴的三个靶腺轴，抑制和促进不同激素的释放，从而发挥对骨代谢的调控作用。例如，肾可将垂体分泌的生长激素转化为胰岛素因子类的物质，作用于成骨细胞和骨细胞，促进胶原和硫酸软骨素的合成及沉积。又如：由性腺分泌的雌激素可直接促进钙的沉积，骨基质的增多或成骨细胞的活跃。雌二醇则通过抑制骨吸收因子的生成而抑制骨的吸收，并且可在其受体介导下作用于肾上腺皮质细胞，抑制皮质类固醇激素分泌，进而发挥调节成骨细胞的功能。这些骨代谢调节激素之间复杂的调节关系形成一个复杂的调控网络，肾脏则是整个骨代谢调控中的重要组成部分。

现代医学对肾虚证的实质已经有较为明确的研究结果，主要表现在对内分泌系统的影响，即由于下丘脑－垂体－性腺轴、甲状腺轴、肾上腺轴的三个靶腺轴的功能紊乱，导致垂体、甲状腺、肾上腺等腺体的功能衰退，而这些腺体分泌的激素大都与骨代谢密切相关。另外，肾虚还可能造成 1-α 羟化酶系统异常，一方面影响活性维生素 D 的生成，导致肠钙吸收减少，骨矿化延迟，成骨不足，破骨增加；另一方面导致血中代谢产物潴留，血磷增高，血钙降低，钙磷比例失调，从而影响钙盐在骨基质中的沉积。尽管这些指标仅反映了肾精气盛衰的一个侧面，但无不有力地证明了肾精气盛衰与骨代谢之间物质联系的客观性。

正常骨组织的代谢，包括由成骨细胞调节的骨形成和破骨细胞调节的骨吸收［即骨形成－吸收耦联（coupling）］及其之间的平衡（骨重建平衡，bone remodeling balance）。这一耦联负责骨组织的更新，以维持其解剖及结构的完整性。青少年期，成骨作用大于破骨作用，骨骼才能因此而生长发育；成人阶段，与成骨、破骨作用保持动态平衡；老年阶段，破骨作用大于成骨作用，骨的吸收超过了形成。骨的吸收超过形成的结果，就是造成了骨的丢失，这是骨质疏松症等老年性疾病的发病基本病理机制。生长激素及性腺的分泌与肾的功能活动关系密切，而这些激素的分泌又直接关系到人的生长发育与生殖。垂体前叶分泌的生长激素，对全身各系统、各器官、各组织的生长、发育均起着重要作用，也可以说整个人体是其靶组织，但其对骨和软骨的生长发育不能起直接作用，它必须先在肾（或肝）内经过处理变成类胰岛素因子一类的物质，促进成骨细胞和骨细胞对胶原和硫酸软骨素的合成及沉积，而后二者又是骨和软骨生长发育、代谢修复时所必需的物质。骨的重建由包括激素（如生长激素，雌激素及其受体、甲状旁腺激素、降钙素等）和骨代谢局部调节因子（如胰岛素样生长因子 IGF-Ⅰ，Ⅱ、成纤维细胞生长因子 FGF、骨骼生长因子 bGF、IL-1，6、骨衍生生长因子 BDGF、转化生长因子 TGF-β，骨形态生成蛋白 BMP1-7、集落刺激因子 M-CSG、GM-CSF 等）在内的许多因素所调控。在这些调控因素中，生长激素（growth hormone，GH）和胰岛素样生长因子（insulin-like growth factors，IGFs：IGF-Ⅰ&IGF-Ⅱ，即生长素介质，somatomedins）发挥着重要作用，而且两者的生理特性、生理作用特点及其缺乏时的病理变化特征和“肾主骨”的病理生理特征有诸多的相似之处。

国内学者程志安对“肾主骨”与GH–IGFs轴之间的内在联系进行了研究，其认为“肾主骨”的理论依据在于：①“肾主身之骨髓”和《素问·上古天真论》关于齿、骨的生长状况是观察肾精盛衰的标志的理论基础；②补肾药对神经内分泌的调节作用，现代药理学研究表明，补肾药能多层次调节下丘脑–垂体–性腺轴的功能；③补肾药防治骨质疏松症的确切疗效。临床和实验研究表明，补肾药可显著增加骨质疏松症患者和骨质疏松症动物模型的骨密度和骨矿含量，促进成骨细胞的增殖；补肾药具有补肾的作用是几千年来中医药理论和临床工作的基础，是实践的结晶；④IGFs在骨重建耦联过程中对成骨细胞分化、增殖及骨形成的促进作用及骨组织中IGF–Ⅰ的水平随着年龄的增加而下降；⑤GH对IGFs的调节作用，对成骨细胞及骨形成、吸收、转换的促进作用；⑥IGFBPs对IGFs作用及其骨重建平衡的调节作用；⑦肾虚的临床表现与GH和IGFs缺乏时临床表现的一致性。

现代医学已经证实，在人体的下丘脑–垂体–性腺之间保持着一种动态平衡，以促进人体的生长发育与生殖功能的旺盛。随着年龄的变化和某些疾病的影响，内分泌腺相互之间的动态平衡失调，造成分泌不足而致机体衰老或死亡。因此在肾脏疾病中，由于肾脏的损伤而引起人体发育异常或出现遗精、阳痿、月经不调等，均与肾脏病变后，性激素与生长激素的分泌紊乱有着密切关系。中医学中的补肾药可以调节肾的功能，经补肾治疗后，可以使上述症状得以改善或消失，亦可证明“肾”与内分泌系统之间有内在联系。

性腺以卵巢和睾丸为主，均属于中医“肾”的范畴，其分泌的男、女性激素，均有使骨的生长速度增快的作用。女性激素有增强成骨的作用，当女性进入青春期的生殖期时，骨的生长速度特别快。由于女性激素使干骺早期愈合的效应比男性激素强，因而女性生长比男性要早停数年。男性激素可增加骨的生长速度，使骨骺变粗。由于男性激素有促进一般蛋白质的合成功能，因此骨基质的增加，钙、磷的沉积增多均受其影响，其促使干骺愈合的作用，一般较女性为晚。按照《黄帝内经》中关于女性每7岁、男性每8岁为一年龄组的划分法，国内学者丁氏等人用SD–100型单光子骨矿含量测定仪，分别测定男、女不同年龄组桡骨骨矿含量（BMC）、骨宽度（BW）和骨密度（BMD），发现其变化规律与《素问·上古天真论》中阐述的基本一致。从儿童至壮年期间，桡、尺骨骨矿含量逐渐增加，女性14岁之前、男性16岁之前BMC迅速增长，这正是“女子七岁肾气盛”之后，“二七天癸至”；“男子八岁肾气实”之后，“二八肾气盛，天癸至”，是人生骨骼发育、成长的关键时期。因为骨骼的有机质决定着骨质的韧性，骨矿物质的含量决定着骨骼的坚硬性，BMC 的迅速增长，有助于骨质变致密、坚硬。“女子三七”“男子三八”为“肾气平均”时期，此阶段的 BMC 是人一生 BMC 总和的平均值。女性从 50 岁开始，桡骨、尺骨骨矿迅速丢失，男性从 64 岁以后也出现骨矿含量的快速下降，这亦与“女子七七任脉虚，太冲脉衰少，天癸绝”及“丈夫七八天癸竭，精少，肾气衰；八八 则齿发去”的理论基本吻合。近来不少学者报道用补肾疗法可提高骨矿含量，就证实了肾与骨有密切关系，进而为肾主骨理论运用于临床治疗骨质疏松症提供了依据。

（二）肾主骨理论物质基础的研究

中医肾主骨理论认为，肾与骨有着密切的关系，即肾能接受五脏六腑之精封而藏之，充实于骨，濡养于骨，对骨的生长发育和维持骨的成分及结构正常具有重要作用，是人体骨代谢的内环境。中医学所说的“肾”实际包括现代医学泌尿系统、生殖系统的功能，而且还与神经、内分泌、血液等系统密切相关，自然包括现代医学中泌尿系统的主要器官 – 肾脏。从胚胎学等方面也证明肾与骨在发生学上是同源器官，皆发生于中胚层。“肾主骨”的中心环节是钙和磷代谢及必要的激素和细胞因子参与，而这些物质也与肾的功能活动密切相关，是“肾主骨”的物质基础。肾脏分泌大量活性维生素 D，调节钙、磷代谢平衡，确保骨骼强壮。

有国内学者提出，中医理论的物质基础应该具备 3 种特性，即唯一性、专一性和可验证性，三者不可或缺。唯一性是指只有这种物质最为符合中医理论的特点，最能够解释该项中医理论的内在规律；专一性是指该种物质的生理和病理作用仅仅或者主要反映在该项中医理论中；可验证性是指该候选物质能够对有关中药的治疗产生效应。

根据以上原则，结合“肾主骨”理论的特殊性，国内学者们探讨了中医“肾主骨”理论的物质基础，这种物质应该具备的条件是：①主要来源于“肾”；②对“肾”和“骨”的生理和病理过程起重要作用；③主要作用于“肾”和“骨”的生理和病理过程，对其他脏腑组织的作用甚微；④能够反映补肾药物对肾和骨疾病的治疗作用。目前，有多种物质可以候选“肾主骨”理论的物质基础。

综合当前的研究，肾主骨理论的物质基础可以通过以下几方面体现：

1. 肾与维生素 D 及钙、磷代谢

骨组织的钙化与钙、磷代谢有着直接的关系。钙、磷被吸收到机体内并转化成为骨盐，维生素 D 起着决定性作用。它可调节钙、磷代谢，促进肠道钙磷的吸收，同时也可增加肾小管对磷的重吸收，减少尿磷的排出，与甲状旁腺素（PTH）有协同作用，促进骨基质的钙化过程，使血钙、血磷的浓度增加，以利于在骨内沉积。但维生素 D 必须在体内转变为有活性的胆钙化醇（维生素 D_3）和麦角钙化醇（维生素 D_2）才能发挥其对骨的作用。在肾小管上皮细胞的线粒体内，存有两套酶系统，一为 1-α 羟化酶系统，它可在与 a 球蛋白相结合的 25-羟维生素 D 的第一位碳键上羟化上一个（OH）基，使其形成具有强烈生物活性的 1，25- 二羟维生素 D，此类维生素 D 可促进骨盐的形成、更新、修复。另一为 24 羟化酶系统，它可在 25 羟维生素 D 的第 24 碳键上羟化上一个（OH）基，形成 24，25- 二羟维生素 D。这两套酶系统可调节活性维生素 D 的生成和转变，在形成新骨上有较强的作用。由此可见，肾的羟化酶系统对骨的生长、发育及代谢过程有极其重要的作用，也可以看作是“肾主骨”理论体系中一个重要组成部分。

肾对钙、磷代谢具有调节作用，其调节机制是通过肾小管加强对钙的重吸收，并从尿内排出大量的磷，以维持血浆内钙、磷的动态平衡。这种排磷保钙的生理调节功能，可适应骨骼的生长发育和骨损伤修复的需要。当这种调节功能发生障碍时，可因体内钙的大量丢失、骨骼钙的不断减少，而导致骨质疏松。故肾对钙、磷代谢的调节功能直接影响着骨代谢，从而体现了中医“肾主骨”理论的科学性。

基于上述肾藏精与维生素 D 功能的描述可以推断：维生素 D 为肾所藏之精。活性维生素 D 来源于肾，对“肾”和“骨”“生殖”的生理和病理过程起重要作用；维生素 D 对骨形成、代谢以及对生殖系统的影响与中医肾精的生理功能具有相似性。可以体现该种物质的生理和病理作用仅仅或者主要反映在该项中医理论中。中医肾的藏象理论从维生素 D 可得到较好的解释。《灵枢 · 师传》：“肾者主为外”，及《素问 · 刺禁论》：“肾治于里”。可从维生素 D 来源于皮肤经肾代谢后具有活性及维生素 D 对维持毛发、皮肤的发育这方面得到较完美的解释。维生素 D 季节变化与“肾应冬”相关。维生素 D 作用于小肠 VDR 促进钙的吸收、对肌肉运动能力的影响，可解释“脾肾关系”。维生素 D 对免疫系统的调节作用可解释《素问 · 金匮真言论》曰：“藏于精者，春不病温”。维生素 D 通过肝肾的两次

羟化过程可解释“肝肾关系”。肾和五脏六腑之精在相互转化、相互调节方面是动态的、多向性的，“五脏之虚，穷必及肾”和“肾虚必及全身”观点由此也可得到较好的阐述。

综上所述，维生素D伴随着人体生长、发育、生殖的整个过程。维生素D可解释肾藏精的多种功能与作用，具备了唯一性和专一性。可能涉及维生素D从遗传信息到整体功能实现中的整体－器官－细胞－分子多个层面。由此有学者提出中医肾藏精与维生素D相关的肾“主骨－生髓－生殖－其华在发－维生素D”一体论，为中医肾本质研究提供一个新思路。

2. 肾与促红细胞生长因子（erythropoietin，EPO）及髓生血、髓养骨

肾是生成促红细胞生长因子（erythropoietin，EPO）的重要场所，内源性EPO的90%由肾远曲小管、肾脏皮质、髓质小管周围的毛细血管内皮细胞产生。EPO可促进原始红细胞的增生分化成熟，促进骨髓内网织红细胞的释放，促进骨髓对铁的吸收，有利于红细胞的生成，为骨骼的生长发育提供了必要的物质条件，由此证明了中医“髓能养骨”理论的客观性。

3. 肾与BMP-7

（1）BMP-7的产生

骨形态发生蛋白（bone morphogenetic proteins，BMPs）亚家族是TGF-β细胞因子超家族的一员，至少有15种骨形态发生蛋白（BMP1-15）。肾脏中表达的骨形态发生蛋白有BMP2、3、4、5、6、7。在哺乳动物胎肾和成年肾脏中，BMP-7含量最丰富，而肾脏也是机体中BMP-7产生较多的部位。BMP-7也称为骨调素1（osteogenic protein1，OP1），最初从骨基质中分离纯化得到，其功能是调控骨和软骨的发生。近年研究发现此蛋白与肾脏关系密切。

BMP-7不仅在肾脏发育中具有重要作用，还与许多肾脏疾病有关。生命早期BMP-7是一种刺激中胚层器官形成的重要因子。在胚胎期，BMP-7广泛分布于胚胎心、脑、肾、骨骼等组织和器官中，对多种器官的形成和发育进行调控。BMP-7表达于早期肾的输尿管上皮和间叶组织中，也存在于未成熟的肾小球上，调控和维持后肾间叶细胞的分化，抑制间叶细胞的过度增生，协调输尿管芽分支和小管上皮的形成，并有剂量依赖性刺激作用。出生后，BMP-7主要由肾脏合成并进入血液而发挥作用。至成年期，BMP-7在其他器官的表达明显减退或消失，但仍然高表达于肾脏髓质小管，主要在集合管。

肾脏表达BMP-7，也存在BMP-7受体，提示BMP-7可能通过自分泌和旁分泌途径来调节肾脏功能。在大鼠循环血液中检测到浓度为 0.1~0.5ng/ mL 的 BMP-7，说明 BMP-7 除能有局部作用外，还能通过血液循环对远隔组织发生作用。

（2）BMP-7 对肾和骨的生理作用

在肾的发育过程中，BMP-7 调控和维持肾的组织结构的形成，成年后 BMP-7 Ⅰ型和Ⅰ型受体表达于肾脏、肾小球、近曲小管和髓质集合管上皮细胞的胞浆膜，说明 BMP-7 对肾脏具有自身调节作用。BMP-7 具有高效骨诱导活性，可诱导间充质细胞向成骨、成软骨细胞分化，进而产生新生骨，促进碱性磷酸酶的表达，修复和重建骨、软骨缺损。BMP 家族中只有 BMP-7 能够刺激不同种属和不同年龄动物来源的关节软骨细胞，使多数软骨细胞外的基质蛋白合成增加，并阻碍众多分解代谢介质的退化作用。

BMP-7 不仅能促进细胞分化和胶原合成，而且可与甲状旁腺素（parathyroid hormone，PTH）、胰岛素样生长因子（insulin-like growth factor，IGF）等蛋白分子协同促进骨的重建塑型，即使在感染情况下 BMP-7 仍可保持骨诱导作用。

（3）BMP-7 在肾和骨疾病中的作用

BMP-7 与肾脏生理之间不仅有密切的关系，其对骨骼发育也有着重要的影响。在有些时候，BMP-7 的变化可以引起肾和骨骼同时发生改变，这对“肾主骨”理论的阐述则更具说服力。

BMP-7 基因缺陷小鼠表现为特殊的骨骼缺陷；除此之外，与野生型小鼠相比，肾脏明显缩小，存在严重的发育不良和肾单位较少。纯合子在出生后 48h 因尿毒症而死亡。BMP-7 基因变异体在出生后 24h 以内死于肾功能衰竭，并出现骨骼重叠，缺乏眼的形成。

用 BMP-7 处理输尿管阻滞引起肾损伤的动物，发现 BMP-7 能抑制间质炎症，阻止小管间质纤维化，在梗阻后的前 5 天就能起到保护肾功能的作用。其主要原因可能是 BMP-7 能防止肾小管萎缩。慢性肾脏病（chronic kidney disease，CKD）继发的甲状旁腺功能亢进可以导致骨小梁周围纤维化（纤维性骨炎），相关的高分化骨营养不良。BMP-7 处理可以降低骨小梁周围纤维化程度，增加成骨细胞数目、成骨细胞面、矿化面以及单一标记表面，从而防止骨小梁周围纤维化的进展以及减少骨吸收，改善 CKD 骨营养不良组织形态学表现。

将表达 BMP-7 骨髓基质细胞（bone marrow-derived stromal cells，BMSCs）与聚乳酸 - 聚乙醇酸生物材料复合后修复兔桡骨缺损，BMP-7 能够提高成骨和修复骨缺损的能力。BMP-7也能促进软骨细胞分泌产生特异性的细胞外基质（蛋白多糖和Ⅱ型胶原），为关节修复提供基本条件。BMP-7甚至能够诱导黄韧带骨化和后纵韧带骨化。

（4）BMP-7在补肾中药治疗肾病和骨病中的作用

目前有2个这方面动物实验研究。在醋酸泼尼松诱导的大鼠肾阳虚模型中，血清BMP-7含量下降，肾脏和股骨BMP-7的表达亦明显下降。淫羊藿治疗能提高血清BMP-7的含量，并在mRNA水平和蛋白水平上增加肾脏和股骨BMP-7的表达，显示增加诱导成骨作用，修复骨组织损伤。

总之，学者们从以上的研究综合分析，认为BMP-7应是肾所藏之精，其功能即肾精所化之肾气，主肾脏的生长、发育，且具有主骨的功能；而BMP-7在肾脏发育中具有重要作用，说明肾精充足，则肾脏发育正常，骨骼健壮；肾精不足，则肾脏、骨骼发育不良，甚至会因肾精空虚，阳无以生而致死亡。

4. 肾与下丘脑－垂体－性腺轴、甲状腺轴、肾上腺轴

下丘脑－垂体－腺体或激素系统是肾主骨的调节手段

研究表明：肾通过作用于下丘脑－垂体－性腺轴、甲状腺轴、肾上腺轴的三个靶腺轴，抑制和促进不同激素的释放，从而发挥对骨代谢的调控作用。例如，肾可将垂体分泌的生长激素转化为胰岛素因子类的物质，作用于成骨细胞和骨细胞，促进胶原和硫酸软骨素的合成及沉积。又如：由性腺分泌的雌激素可直接促进钙的沉积、骨基质的增多或成骨细胞的活跃。雌二醇则通过抑制骨吸收因子的生成而抑制骨的吸收，并且可在其受体介导下作用于肾上腺皮质细胞，抑制皮质类固醇激素分泌，进而发挥调节成骨细胞的功能。这些骨代谢调节激素之间复杂的调节关系形成一个复杂的调控网络，肾脏则是整个骨代谢调控中的重要组成部分。

沈自尹院士认为，中医学肾的功能与下丘脑－垂体－甲状腺轴功能关系密切，大量的研究资料为此提供了很多实验依据。例如在对实验性骨折愈合过程的研究发现，分泌垂体促甲状腺激素（thyroid stimulating hormone，TSH）的细胞在骨折后一周时数量略有增加，而术后2周则大幅度减少，然后随时间延长而逐渐恢复。对应同期甲状腺形态显示术后一周功能受到较明显抑制，术后2周则开始恢复。分析其原因在于垂体TSH细胞受骨折创伤影响而致分泌释放减少，进而因促甲状腺激素不足使甲状腺功能下降，较低下的甲状腺功能有利于局部的成骨作用并抑制破骨细胞功能。由于甲状腺功能低下，甲状腺激素分泌不足，反馈性地促进垂体 TSH 功能，使 TSH 分泌增加，因而术后 2 周起甲状腺功能则逐渐得到恢复。

甲状腺激素能促进成骨细胞、破骨细胞活性，加速成骨和破骨过程。沈自尹院士认为，肾阳虚的本质就是一种以下丘脑－内分泌功能减退为主，同时兼有自主神经功能紊乱的病变，它涉及诸如下丘脑－垂体－肾上腺皮质轴、下丘脑－垂体－甲状腺轴和下丘脑－垂体－性腺轴等；而肾阴虚本质则是以下丘脑－自主神经功能失调为主，同时兼有体液改变。具体表现在肾阳虚证患者与老年人在甲状腺和性腺轴上的比较，可见与老年人相差 30~40 岁的肾阳虚年轻患者，其甲状腺和性腺轴上的异常值与老年人相比较为类似，经温补肾阳药治疗后，此等异常值均有改善与恢复。研究发现，针刺补肾穴位可以促进性激素、生长激素分泌，抑制骨折后肾上腺皮质功能的亢进，解除垂体－甲状腺轴的抑制，其调节作用贯穿于整个骨折愈合全过程，由此针刺研究也从另一方面证明了中医肾与垂体－甲状腺轴有密切关系。中西医结合的多方面研究表明："中医学的肾包括甲状腺、甲状旁腺、性腺等功能"

5. "肾主骨"与下丘脑雌激素受体及神经内分泌代谢网络

另外，还有学者通过从下丘脑－垂体轴神经内分泌代谢网络中丘脑组织雌激素受体的变化，将传统医学中的肾、脑、骨、生殖的功能、概念有机地结合起来，探讨"肾主骨"的理论内涵。

（1）下丘脑雌激素受体对骨形成吸收耦联的调节作用

下丘脑是重要的神经内分泌中枢，尤其弓状核是下丘脑和垂体联系的核心部位，能够合成分泌多种神经递质和肽类物质，共同协调完成机体神经内分泌系统的调节，对骨的生长、代谢亦具有重要作用。免疫组化方法显示大鼠下丘脑前内侧、腹内侧核、弓状核等部位广泛分布雌激素受体免疫反应物（ER immunoreactivity，ER–IR），存在 ERα、ERβ 两种类型。雌激素主要通过与 ERα 结合发挥作用。研究发现，雌激素可调节该部位雌激素受体的表达。卵巢切除后大鼠下丘脑雌激素受体水平明显降低，可能是卵巢切除造成雌激素缺乏进而无法调节雌激素受体的生物合成，导致受体下调或退用性萎缩，最终引起功能异常。给予雌激素后，雌激素受体含量明显增加。大量的动物实验提示，雌激素能够改变成年动物神经元结构。控制生长激素释放的神经元主要集中于下丘脑弓状核区域，其神经纤维伸入正中隆起，对垂体前叶生长激素的合成及分泌进行精细的调节。而大部分控制生长激素释放的神经元内含雌激素受体，是雌激素在下丘脑的靶细胞之一。去卵巢后大鼠生长素水平明显下降，推测由于去卵巢后雌激素水平降低，造成下丘脑弓状核控制生长激素释放的神经元中的雌激素受体减少，使控制生长激素释放的神经元水平萎缩，从而导致垂体细胞分泌生长激素减少。而生长激素对骨的生长、代谢及骨量维持具有重要作用。

（2）从下丘脑雌激素受体探讨“肾主骨”的理论基础和意义

理论上讲，研究“肾主骨”与下丘脑雌激素受体之间的联系便于更深刻地理解“肾－骨－脑－生殖”的神经内分泌代谢网络，以及进一步明晰“以肾治骨”的治疗机制。可见下丘脑－垂体－生长激素轴与骨代谢有密切关系。脑－垂体系统可直接分泌各种激素，如生长激素。生长激素不仅能够直接刺激成骨细胞的增殖、分化，同时也能促进破骨细胞的活性，亦可通过诱导肾（或肝）脏自分泌或旁分泌胰岛素生长因子Ⅰ的合成，作用于成骨细胞和骨细胞，促进胶原和硫酸软骨素的合成及沉积。而下丘脑雌激素受体的水平可直接调节生长激素的分泌，间接作用于骨组织，提示了下丘脑雌激素受体在骨代谢过程中扮演重要角色。雌激素、下丘脑雌激素受体以及骨发育、骨重建耦联过程的这种相关性与“肾主骨、髓藏于骨中、脑为髓之海”“肾主骨、生髓、通于脑”的中医理论相通。

6.“肾藏精，主骨、生髓”与干细胞

有学者从肾精与干细胞的关系思考“肾藏精，主骨、生髓”的物质基础。

张进等认为，中西医学研究对骨与骨髓在形态结构与功能上认识的高度一致，提供了一个中西医结合研究的创新点，从两种医学理论体系角度全方位思考骨与骨髓的生成与功能，发现“干细胞”与骨和骨髓的关系非常密切，提出“干细胞与‘先天之精’相关”的理论

干细胞是一类具有自我更新与增殖分化能力的细胞，能产生表现型与基因型和自己完全相同的子细胞。干细胞还具有可塑性，能跨胚层转分化。从精的先天与后天两大来源，以及精的繁衍生殖、生长发育、生髓化血、濡养脏腑四大功能角度看，精与干细胞都有较大的相关性，尤其是先天之精与干细胞直接相关。从精的来源角度，先天之精即禀受于父母的生殖之精。来自父母的精子与卵子结合而成的受精卵，此即全能干细胞，故先天之精内涵包括全能干细胞内的全部遗传物质及其蕴藏的种属特异的发育信息。从功能角度，精的繁衍生殖功能由生殖干细胞完成，生长发育功能与基因控制为主的成体干细胞的增殖分化机制相关，生髓功能与骨髓腔内骨髓干细胞及脑髓中神经干细胞相关，主骨功能与骨髓间充质干细胞相关，化血功能完全由造血干细胞执行。故有理由认为，干细胞与先天之

精密切相关，干细胞具有先天之精属性，是先天之精在细胞层次的存在形式。

另外，从肾精所化生的“骨”“骨髓”与干细胞的关系来看，肾藏精，精生髓，髓可化血，精足则血充，故有精血同源之说。肾主骨，髓居骨中，骨赖髓以养。从干细胞角度看，肾精盛，则先天之精盛，干细胞功能正常，故骨坚髓充。现代医学认为，骨髓中主要有间充质干细胞（mesenchymal stem cell，MSC）与造血干细胞（hematopoietic stem cell，HSC）2 种。间充质干细胞主要存在于骨髓中，能参与诱导、调节骨髓造血干细胞和基质的发育，是骨髓的重要组成部分，其具有分化成骨、软骨、肌肉、肌腱、脂肪等组织的能力。故间充质干细胞对骨的生长发育及功能的维持都起着不可缺少的作用。所以，肾精足、间充质干细胞成骨功能正常而骨骼能坚固有力。造血干细胞研究得最透彻，它能最终产生所有种类的血细胞，包括淋巴系细胞、髓系血细胞和血小板，目前已被常规用于移植治疗白血病、免疫系统疾病等。肾精足，造血干细胞功能正常，则能生血。造血干细胞作为先天之精的一部分，是精生髓化血功能的最完全的执行者。肾精足则化生肾气，使正气充足。如《素问遗篇·刺法论》说：“正气存内，邪不可干”，正气即人的免疫功能，主要由造血干细胞产生的淋巴细胞与粒细胞等来执行。气盛则能摄血、止血，这是血小板的功能。因此，造血干细胞与精的化髓生血及化气后的防御、摄血止血功能十分相关。

“肾藏精，主骨，生髓”之说也为证明“干细胞具先天之精属性，为先天之精在细胞层次的存在形式”的理论提供了依据。

7. 补肾类中药的健骨作用

（1）补肾中药与下丘脑 - 垂体 - 甲状腺轴和肾的相关性

下丘脑 - 垂体 - 甲状腺轴在人体的生命活动中起着重要的作用，与能量代谢、物质代谢及信息传递密切相关。中医肾的研究已经注意到下丘脑 - 垂体 - 甲状腺轴与肾阳虚证的关系，利用中药的作用来研究中医理论是目前普遍使用的研究方法之一。沈自尹等在使用补肾药物对神经内分泌老化的调节作用研究中发现，肾阳虚大鼠血清中甲状腺激素 T_3、rT_3、T_4 浓度明显低于正常大鼠，同时垂体分泌的 TSH 也明显低于正常大鼠，使用了补肾壮阳中药之后，能恢复肾阳虚大鼠血清 T_3、rT_3、T_4 和 TSH 水平。由此说明，补肾壮阳中药可能通过影响垂体 - 甲状腺轴的功能及其反馈调节起到补肾壮阳的作用。在进一步的研究中证明，肾阳虚大鼠存在着垂体 - 甲状腺轴的超微结构损伤，补肾中药能够改善垂体超微结构的损伤，但改善甲状腺结构损伤的作用不显著。运用现代医学的理论分析，由于肾阳虚大鼠垂体 TSH 细胞、甲状腺滤泡上皮细胞细胞核降解，线粒体肿胀，嵴空化，内质网扩张，而使核的 DNA 复制、转录，线粒体的氧化磷酸化，内质网的蛋白质合成等功能受到影响，致使细胞的功能下降，合成和分泌激素的能力减弱，能量代谢率降低，最终导致多种器官的功能下降，而产生一系列的肾阳虚的症状。可见垂体 – 甲状腺轴与肾阳虚证有密切的关系，补肾益气中药能够明显改善垂体的超微结构损伤，恢复其细胞的功能。

（2）补肾中药对肾和骨的共同作用

在有关的研究中，复制肾损伤动物模型，发现实验动物的肾脏 1–α 羟化酶羟化活性在肾损伤时明显降低，导致骨质疏松的发生，主要表现为腰椎骨密度降低，股骨的生物力学指标下降，形态计量学观察发现骨小梁变细、稀疏，间距增宽，骨的矿化沉积率减小。肾脏局部的病理结果显示，模型大鼠的肾近曲小管电镜下可见纤维增生，线粒体肿胀，电子密度降低，甚至空泡变性，而血清中的 1，25– 二羟维生素 D_3 水平降低。应用以黄芪、何首乌等为主的补肾益气中药，辅以温补肾阳，可以使模型动物的骨密度提高，腰椎和股骨的最大载荷、最大应力增加，骨小梁体积增大，骨的质量得以改善。补肾中药还可使肾脏线粒体的损伤得到修复，肿胀明显改善，线粒体嵴排列致密等。这些研究结果为临床上补肾法的应用提供了实验依据，有利于以肾脏 1–α 羟化酶及肾脏的钙、磷调控功能为线索进行有关补肾法的研究。上海医科大学用补肾中药加雌激素对老年大白鼠股骨抗弯力进行观察，其结果显示上述药物可使骨的抗弯力和骨皮质厚度明显增加，延缓了骨质疏松的发生、发展；同时可提高动物性腺对促性腺激素的反应性；改善去势动物的溶骨现象。

补肾中药更多内容详见下文“（三）肾主骨理论的临床应用研究”。

8.“骨病及肾”及“骨肾同病”的现象

许多骨病可波及肾从而影响肾的正常生理功能。临床观察常发现青年男性骨折后会发生遗精，老年骨折后会发生二便失调，女性骨折后常出现月经不调。另外，类风湿关节炎、慢性骨髓炎和骨髓瘤等，又为肾脏淀粉样变最常见的诱发因素。

药物对肾和骨质可产生共同损伤。众所周知，四环素易沉积于牙齿和骨骺，如长期服用，易造成对牙齿（“齿为骨之余”）和骨的损伤。而如果服用过期变质的四环素，不仅损害牙和骨，还能损害肾脏组织，从而引起所谓的“获得性肾小管多功能障碍综合征”。这充分说明，肾与骨之间具有共同的生理病理基础，两者之间的关系超过一般脏器组织之间的关系。弄清肾与骨之间的这种共同的生理病理基础，必定有助于加深对“肾主骨”理论的理解。

（三）肾主骨理论的临床应用研究

中医“肾主骨”理论一直有力地指导着中医的临床实践。随着医学科学的不断发展，对“肾主骨”的认识也在不断地深化。骨矿含量（BMC）的微观测定，为研究中医“肾主骨”理论提供了客观指标；对肾虚实质的探讨，又较充分地提示了肾主骨功能与老年性骨病的关系及补肾药物对骨骼的影响。这为今后骨伤科“肾主骨”临床研究提供了坚实的物质基础。

“肾主骨”理论主要是指肾精在保持骨骼组织正常功能中的主导作用。肾精所化之气则是机体诸功能活动的原动力。骨之强劲与脆弱是肾中精气盛衰的重要表现之一，而肾虚证的关键是肾精之耗损。临床上常可见到因肾精不足，骨髓和血的化源不足，骨失充养而骨骼脆弱无力，易骨折或腰膝酸软，不耐久立等衰弱状态。近年来，很多学者从现代医学的角度来研究和探讨“肾虚”的实质，认为中医的“肾虚”是多器官多系统的功能失调与低下的病理、生理学概念，表现为免疫功能低下；垂体、甲状腺、甲状旁腺、肾上腺、卵巢、睾丸等腺体呈退行性病变；丘脑－垂体－肾上腺系统及垂体－性腺系统功能紊乱；微量元素减少；红细胞钠泵活性降低，微血管数目减少和口径缩小；衰老指标的超氧化物歧化酶（SOD）活性降低；血脂代谢紊乱以及因性激素的降低而导致的骨骼组织的退行性变等。以上表现很多与导致骨矿含量减少的疾病病理相一致。因此，从现代研究和中医理论来分析，“肾主骨”不仅局限于肾本身，“肾虚”也是一个整体宏观的概念。国内一些学者据此论而测定肾虚者骨矿含量（BMC），结果普遍低于正常人，可见 BMC 的检测可以帮助我们从肾虚者中筛选出肾主骨功能减弱者。根据中医未病先防，既病防变的治疗原则，见肾虚而察其骨，欲壮其骨当补其肾，在临床中对于骨质疏松症、颈、腰椎骨质增生，大骨节病，风湿、类风湿性关节炎等骨科疾病辨证为肾虚者，用补肾壮骨法治疗后，各种症状都有不同程度的改善或消失，均取得满意的疗效。

综上所述，中医“肾主骨”理论有着丰富的内涵，由于传统医学与现代医学技术相结合，我们近乎清晰地看到宏观上所讲的“肾”与微观上骨细胞及分子水平之间的联系桥梁——维生素 D、雌激素、BMP-7 等物质的作用。其可以直接作用于骨细胞或骨中的离子，亦可以通过调节下丘脑神经内分泌代谢间接作用于骨，构成一个相互制约，极其复杂的调节系统，以保证骨代谢的平衡，同时也将中医理论中的肾、脑、骨、生殖、泌尿等器官功能有机地结合起来，使中医理论的现代科学内涵被不断地揭示和丰富。由此可见，中医“肾主骨”理论是以“整体制约论”为主导，强调“多因素病原学说”，从客观的角度，用科学的方法来理解“肾主骨”与人体各结构、各功能间的协调，以及与内外环境间的相互影响，从而建立起一套独特的理论体系。这些思维特点和现代医学明显不同，所以，用现代医学中反映人体功能、结构、代谢变化的生理、解剖、组织、生化等某些指标去探讨中医“肾主骨”的实质，仅能反映出某一侧面。因此，今后对中医“肾虚”的本质及“肾主骨”的物质基础的研究，还应开展多学科、多指标的相关分析和同步测试，进一步全面地揭示其本质，使传统的中医学理论与最新的科学相结合，让中医学更好地为人类健康做出贡献。

第三节　脾与骨质疏松

一、中医脾的结构与功能

《医贯》说：“膈膜之下有胃……其左有脾。”说明脾位于腹腔，在胃的左方。一般认为脾“形如刀镰”。

脾的功能主要有以下几个方面：

1. 主运化

运化是运输、转化的意思。脾主运化，主要表现在运化水谷精微和运化水湿两个方面。

（1）运化水谷精微

是指脾具有消化、吸收、运输营养物质的功能。饮食物经过胃与小肠的消化，其中的精微物质，通过脾的运化、吸收，上输于心肺，转运至全身，以营养全身组织。这种功能正常称为“脾气健运”，反之称为“脾失健运”。脾失健运，则出现腹泻、便秘、食欲不振、消瘦、倦怠、营养不良等。

脾运化水谷精微，而水谷精微是维持人体生命活动的基本物质——气血的主要生成来源。所以中医有“脾为气血生化之源”“脾为后天之本”之说。

（2）运化水湿

是指脾有促进水液代谢，防止水液在体内停滞的作用。脾在运化水谷精微的同时，也将水液输送到组织中去，但不致有水湿的潴留。如脾运化水湿功能异常，可以引起水湿、痰饮等病变。正如《素问·至真要大论》说："诸湿肿满，皆属于脾。"

脾主运化功能以升清为主。脾气升清则耳聪目明，并维持腹内脏器的相互间位置。

如脾气不升或下陷则可见头晕目眩、耳鸣、久泄、脱肛、内脏下垂等症。

2. 主统血

统，有统摄、控制、管辖的意思。脾统血是指脾有统摄血液行于脉中，而不溢出脉外的功能。气为血之帅，气能摄血，脾气健运，气血生化有源，气的固摄作用正常。如脾气虚弱，则气不能摄血，血溢于脉外，形成离经之血，则出现尿血、便血、崩漏等病症，称为"脾不统血。"

3. 主肌肉、四肢

脾运化水谷精微，营养肌肉、四肢，使肌肉丰满发达，四肢强劲有力。反之，脾失健运，气血生化乏源，营养缺乏，可导致肌肉痿软，四肢无力。这就是"脾主肌肉"的含义。

4. 开窍于口，其华在唇

人体的饮食、口味与脾的运化有着密切关系。脾气健运则食欲旺盛，口味正常。脾失健运，则食欲不振，口味异常如纳谷不馨，口淡乏味以及口腻、口甜等。

脾主肌肉，口为脾窍，因此口唇能反映脾主运化水谷功能的盛衰。脾气健运，则口唇红润光泽。脾失健运，则见口唇萎黄不泽。

总的来说，脾主运化水谷精微，为气血生化之源、"后天之本。"脾的运化水谷精微功能旺盛，机体的消化吸收功能才能健全，才能为化生精、气、血、津液提供足够的养料，才能使脏腑、经络、四肢百骸及筋肉皮毛等组织得到充分的营养而进行正常的生理活动。

二、脾虚与骨质疏松

脾胃为后天之本。素体脾胃虚弱，或久病成虚，中气受损，则受纳、运化、输布的功能失常，气血津液生化之源不足，无以充养五脏，运行血气，以致筋骨失养、关节不利，肌肉削瘦，肢体痿弱不用。久痿必致骨无所用，进而导致骨质疏松。与骨质疏松症发病相关的脾虚病机包括脾气虚和脾阳虚。

（一）脾气虚

脾气虚，多因饮食失调，劳累过度及其他急慢性疾病耗伤脾气所致。

脾气不足，运化失调，消化迟缓，输布精微乏力致水湿内生，脾气反为所困，因而形成虚性腹胀。脾胃相为表里，脾气不足，胃气亦弱，腐熟功能失职，故纳呆食少。水湿不化，流注肠中，则大便溏薄或先干后溏。脾主四肢肌肉，脾气不足，肢体失养，可见倦怠乏力，少气懒言。脾虚失运，水湿浸淫肌表，则面色㿠白，浮肿。脾胃为后天之本，气血生化之源，脾气不足，可致营血亏虚，而成气血两虚之证。气血两虚，肌肤失去血的濡养和温煦，可致形体逐渐消瘦，肌肉痿弱不用，肉痿而髓空，骨无以充养，久之导致骨痿。舌淡苔白，脉缓弱，是脾气虚弱之征。

（二）脾阳虚

脾阳虚，多由脾气虚发展而来，或过食生冷，或肾阳虚，火不生土所致。

脾阳虚衰，运化失调，则腹胀。阳虚阴盛，寒从中生，寒凝气滞，故腹痛喜温喜按。水寒之气内盛，水湿不化，流注肠中，故大便稀薄，甚则完谷不化。四肢禀气于脾胃，脾阳虚不能外温四末，所以四肢不温。中阳不振，水湿内停，膀胱气化失司，故小便不利；水湿流溢肌肤，则肢体困重，甚则全身浮肿；脾阳虚，阴寒之气内盛，可见舌淡胖，苔白滑。

需要强调的是，脾和肾的关系极为密切。脾为后天之本，肾为先天之本。髓与生殖之精同源于水谷精微。“何谓液……五谷之津液，合和而为膏者，内渗于骨空，补益脑髓。”“下流于阴股，髓液皆而下，下过度则虚”（《灵枢·五癃津液别》）。此处明确地表达了生成髓和生殖之精都与饮食水谷精微有直接关系，同源于饮食水谷精微中“液”的观点。脾之健运，化生精微，需借助于肾阳的温煦，故有“脾阳根于肾阳”之说。肾中精气亦有赖于水谷精微的培育和充养，方能不断充盈和成熟。因此，脾与肾在生理上是后天与先天的关系，它们相互资助，相互促进，在病理上亦常相互影响，互为因果。肾“受五脏六腑之精而藏之”（《素问·上古天真论》）是指后天水谷之精在营养五脏六腑的同时，肾受其充养也在其中；同时五脏六腑之精在满足各脏腑活动需求的同时，富余部分归藏肾中，转化为肾精“而藏之”；还可不断地通过穿行于“骨空”脉络输注于骨腔而“易（即转化）髓”（《素问·骨空论》）。所以肾精生髓受后天水谷之精的影响。后天水谷之精也能直接通过穿行于“骨空”的脉络（《素问·骨空论》）输注于骨腔而直接化髓，此即“谷入气满，淖泽注于骨，骨属屈伸，泄泽，补溢脑髓”（《灵枢·决气》）的观点。可见，髓的生成、补充是多途径的，除肾精生髓的主要途径之外，“五谷之津液”直接穿行于“骨空”的脉络的输注而生成的如脂、如膏的髓。因此营养五脏六腑的水谷之精不足，亦可使髓之生成减少而致骨病；或者因久病、消耗性疾病，或者年迈体衰，脏腑之精自然衰少，髓的生成不足而不养骨导致骨病。故有“液脱者，骨属屈伸不利，色夭，脑髓消，胫酸，耳数鸣”（《灵枢·决气》）；“骨枯而髓虚，发为骨痿”（《素问·痿论》）；以及房事过度，劫耗肾精，而致“髓液皆减而下，下过度（指性生活频繁，生殖之精泄出过多）则虚，虚故腰背痛而胫酸”（《灵枢·五癃津液别》）诸疾。如肾阳不足，不能温煦脾阳，则可见腹部冷痛，下利清谷，成五更泄泻，水肿等症。若脾阳久虚，可损及肾阳，而成脾肾阳虚之病证。

三、中西医学对脾认识的异同

中医学中的脾胃，不同于西医学中的消化系统，也不同于西医学器官中的胃、脾及胰腺，但中医脾胃学说所反映脾的生理功能、病理表现和临床病证，又与消化系统及其所属的器官有密切的联系，并有很多相似之处。目前，对“脾胃”实质研究的工作日益深入，运用现代的科学手段，从高级神经中枢、自主神经系统、内分泌系统和消化系统等多方面着手，选择许多客观指标进行探索，获得了一些重复性较好的指标，有助于阐发脾胃学说的本质。《素问·太阴阳明论》中说：“脾与胃以膜相连。”《医贯》进一步说：“膈膜之下有胃，盛受饮食而腐熟之。其左有脾，与胃同膜而附其上。”并强调脾“其色如马肝赤紫，其形如刀镰。”《医学入门》说：“形扁如马蹄，又如刀镰。”《医籍考》指出脾位于“肺之下，心之右。”《难经·四十二难》对脾的描述更为具体，如其所言：“脾重二斤四两，扁广三寸，长五寸，有散膏半斤。”这些描述虽然与现代解剖学的描述相比过于简单，但仍可知二者所描述的“脾”乃同一实体。

中医学非常重视脾的生理功能，称之为“后天之本”，中医学运用“司外揣内”“以象察脏”的方法探讨出脾的主要生理功能是主运化、主四肢和肌肉，而西医学则认为脾是人体最大的免疫器官，并有造血、破血和储血的功能。现代生理学研究证实，脾的白髓是淋巴细胞聚集的部位，其中 T 细胞在淋巴鞘，B 细胞在淋巴小结，脾的红髓中含有大量的红细胞。脾除具有与淋巴结相似功能外，还有造血功能、破血功能、储存红细胞及铁质的功能。脾还可能产生第 Ⅷ 凝血因子。但是现代学者们研究发现，因各种原因行脾切除的成年人，其功能可以被其他器官所代替，而对机体并无多大的影响。西医学仍然持亚里士多德（公元前 384—前 322 年）的观点未变，即脾在维持人体的生命中并非必要。这种认识与中医学对脾的认识截然不同。

当然，现代许多学者在研究中医学“脾”的实质时，不是拘泥于脾器官的生理功能，而是从消化、吸收、营养代谢系统及自主神经系统、内分泌系统、血液系统、免疫系统等着手的。如有人提出中医学的“脾”主要属于消化、吸收、营养系统，现代生理学的脾属于血液与免疫系统。中医学的脾胃功能是一体的，现代生理学的脾和胃功能是没有直接联系的。因此，现代多从“脾虚证”等病理研究中，间接证实中医脾的实质，并取得了可喜的成绩。有学者提倡健脾益气防治骨质疏松者从“治痿独取阳明”立法，认为中医的“脾”不仅包括整个消化系统功能，而且与机体免疫系统、造血系统、内分泌系统、体液调节系统、神经系统以及物质代谢功能等都密切相关。若脾胃虚弱，不仅能影响胃肠对钙、磷等微量元素、蛋白质及氨基酸等营养物质的吸收，而且还影响药物的吸收利用。有人发现血清 1，25（OH）$_2D_3$ 水平降低或肠道对其敏感性减弱时，会引起肠道钙离子吸收下降，而健脾养胃药可以促进 1，25（OH）$_2D_3$ 生成。

有研究报道脾虚大鼠其甲状腺、肾上腺细胞均有不同程度的损伤，各内分泌腺均表现酸性磷酸酶减弱，个别内分泌腺细胞则示琥珀酸脱氢酶、三磷酸腺苷酶和糖原反应的变化，表明内分泌功能也受到影响。其甲状腺滤泡变得不规则，滤泡上皮呈低立方状，滤泡间隙变宽；甲状腺滤泡细胞酸性磷酸酶和滤泡液的糖原反应明显减弱；甲状旁腺碱性磷酸酶增强，酸性磷酸酶反映减弱。肾上腺球状带明显变窄；各带细胞染色浅，胞质呈空泡状，细胞间隙变宽；肾上腺皮质与髓质琥珀酸脱氢酶、乳酸脱氢酶、碱性磷酸酶、酸性磷酸酶、三磷酸腺苷酶、3-β 羟甾脱氢酶、糖原均有不同程度改变。脾虚大鼠的睾丸体积明显缩小，曲细精管呈不规则、管径缩小，管壁变薄，细胞间质水肿明显；各级生精细胞中琥珀酸脱氢酶、碱性磷酸酶、酸性磷酸酶、三磷酸腺苷酶活性有明显变化；睾丸间质细胞

3–β 羟甾脱氢酶活性有轻度增强，提示其生殖系统也有病理改变，在这一点上，说明脾虚与肾虚的病理相关联。

临床观察表明，脾气虚患者红细胞铜－锌超氧化物歧化酶活性明显降低，与正常对照组比较有显著差异。脾气虚患者血清中锌、镁含量明显降低，铜含量明显升高，铜、锌比值明显升高，与正常组对比有明显差异，提示脾虚患者存在着微量元素代谢的异常。研究资料显示，脾虚患者甲皱微循环主要表现为，微血流速度减慢，可出现红细胞聚集，血管袢周围出血，管袢交叉和畸形增多，清晰度下降，血管袢顶瘀滞，各型的积分值均显著高于正常对照组；舌间微循环主要表现为异常管袢增多，显著高于正常对照组；血液流变学改变的特点为全血黏度和血浆黏度增高，血沉增快，血小板聚集增高；血球压积、红细胞电泳、纤维蛋白原等则与正常人无显著差异。表明脾虚患者血液流变学、外周微循环有异常变化，即血瘀的发生与脾虚有直接关系。

祖国医学认为“脾主运化”，脾与消化系统关系最为密切。消化系统形态和功能的异常是脾最基本的病理变化。有关脾虚证与消化系统关系研究的许多实验结果表明，胃肠道运动功能、胃肠内分泌细胞、胃肠道激素、胰腺外分泌功能的改变，均是脾虚证发生的病理机制。如有学者采用破气苦降加饮食失节法建立大鼠脾虚模型后，观察实验动物胃运动功能和胃电波的变化情况，与正常对照组相比，脾虚大鼠胃电慢波振幅显著减小，快波振幅也减小，胃运动明显减弱；经四君子汤加味治疗后的大鼠胃电波和胃运动波恢复，接近正常对照组水平；表明实验性脾虚动物的胃电波和胃运动波有明显变化，四君子汤加味能够予以改善。又有人对脾虚证胃痛患者胃窦黏膜内 G 细胞的分布情况进行观察后发现，G 细胞数明显减少，造成胃泌素含量相对性增多，抑制胃蠕动及胃排空的作用增强，引起食停胃脘，脘部胀闷、疼痛。另有人观察了脾虚胃痛患者胃黏膜的超微结构后发现，脾虚证患者 G 细胞分泌功能低下，餐后血清胃泌素明显低于对照组（$P<0.01$），相关的动物实验研究也证明了上述观点。对脾气虚证患者进行胰腺外分泌功能测定的结果表明，发生脾气虚证时，血清淀粉酶及其胰淀粉酶同工酶、胰脂肪酶的活性下降，且胰淀粉酶同工酶活性下降的幅度与脾气虚证的程度具有相关性。提示胰腺外分泌功能的降低是脾气虚证发生的病理机制之一。

脾胃虚损在五脏衰老过程中也起着重要的作用。有学者提出“脾虚致衰论”，认为阳明脉衰，气血不足，脾运不健，是衰老的病机特征，指出脾气虚导致衰老是由于脾的运化功能失常导致的免疫功能紊乱、代谢功能下降、枢机不利而致自由基及其损伤作用增强；并从分子生物学水平探讨了脾虚证与衰老的关系，认为脾虚衰老导致机体自由基损伤加重，破坏了机体的过氧化与抗氧化的平衡，影响了细胞膜酶的活性，进而导致线粒体缺失突变等，并通过运用补脾的方药改善了各种证型脾虚大鼠的衰老症状，这为中医脾虚致衰本质的研究提供了现代生物学依据。

有学者从分子生物学水平探讨脾虚动物模型的生物膜结构与功能变化的规律，发现脾虚证动物模型血清脂质过氧化物升高，抗氧化酶活性下降，机体抗氧化能力显著降低，心肌、骨骼肌、肝和小肠线粒体超微结构异常，提示脾虚与生物膜损伤密切相关；还发现脾虚时自由基氧化反应增强，机体清除自由基能力减弱，与衰老变化类似脾虚患者脂质过氧化物含量显著高于无虚证者，而血清超氧化物歧化酶含量及其活性均明显低于无虚证者。

《黄帝内经》有“脾主四肢”之说。《灵枢·本神》指出：“脾气虚则四肢不用。”若饮食失调，饥饱失常，或久病卧床，四肢少动，脾气受损，运化无力，气血乏源无以化精生髓，髓枯、经脉失和不仅发为骨痿，还可导致畸形和骨折，继而出现骨质疏松症常见的临床并发症。现代研究认为，体重大小、肌肉发达与否，均与骨质疏松症有关。有人对黑人女性总钙量（TB Ca）、桡骨骨矿含量（BMC）和肌肉量的指标（TBK）进行测定，并与同龄组的白人女性进行比较。结果发现：黑人女性的 TB Ca、BMC、TBK 均明显高于白人女性。因此，黑人女性骨质疏松症和骨折发生率均少于同龄白人女性。而机械应力（如肌肉牵拉等），可对成骨细胞产生刺激，促进成骨活性，增加骨形成，从而可防治骨质疏松症。这也从一个方面证实了中医“脾主四肢”之说。

现代对脾的研究大大加强了中医诊疗骨质疏松症的力度，完善了骨质疏松症的中医治疗方法和研究途径，是中医现代研究中不可缺少的部分。

第四节　血瘀、瘀血与骨质疏松

一、中医关于血瘀、瘀血的论述

血，是一种红色的液体，运行于脉中，循脉流注全身，具有很强的营养与滋润作用，是构成人体和维持人体生命活动的基本物质之一。血的正常运行，是人体营养系统正常运作的必要条件，血行受阻，则精微不能营养终端脏器。单从骨来讲，血的充裕是骨质健壮的必要保证。

《灵枢·决气》说："中焦受气取汁，变化而赤，是谓血。"这段文字说明血是红色的液体，基本上即现代医学所说的血液。

瘀的病理生理：脉是血液运行的管道。全身的血都在脉中流行，所以脉又被称为"血府"。正常情况下，血运行于脉中，如因某种原因，血逸出脉外，这种现象叫出血。而逸出脉外的血，则称为离经之血，此为"瘀血"的一种。另一种是血液循行不畅，停滞于局部，或于脏腑，或于组织间，是为"血瘀"。

《灵枢·邪客》说："营气者，泌其津液，注之于脉，化以为血；以荣四末，内注五脏六腑……"《灵枢·营卫生会》说："中焦亦并胃中，出上焦之后。此所受气者，泌糟粕，蒸津液，化其精微；上注于肺脉，乃化而为血。以奉生身，莫贵于此，故独得行于经隧。"《灵枢·痈疽》说："肠胃受谷……中焦出气如露，上注溪谷，而渗孙脉，津液和调，变化而赤为血。血和则孙络先满溢，乃注于络脉，皆盈，乃注于经脉。"综合上述，《黄帝内经》所论述的血液化生过程，大体上可以认为：营气和津液相结合，是化生血液的主要物质基础；脉中是化生血液的主要场所，但一说是"肺脉"，一说是"孙络"。

血液有自己的循行路径——脉，脉一如现代医学的血管，遍布周身，其内充布血液与气，正是通过在脉内的正常循行，血液才能将自身所携带的养分敷布周身，维持生命的正常活动。脉与气是血液正常运行的基本要素，血、脉和气共同构成血液的循行系统，三者其一受到损害，都可致血液运行不畅而形成血瘀。

二、引起血瘀的原因

临床中常见的引起血瘀的原因主要有以下几个方面：

（一）感受外邪

外邪无外乎风、寒、暑、湿、燥、火，风为阳邪，其性开泄，善动升发，易侵于肌肤，扰动血液，阻滞营卫，从而发为血瘀；寒性凝滞，主收引，最易损伤阳气，凝滞血脉而发为血瘀，《灵枢·痈疽》："寒邪客于经脉之中，则血泣，血泣则不通"。《素问·举痛论》说："经脉流行不止，环周不休，寒气入经而稽迟，泣而不行”。《素问·调经论》：“血气者，喜温而恶寒，寒则泣不能流，温则消而去之”；热为阳邪，煎灼津液，津亏则血液黏滞，易形成瘀滞，亦可由于热迫血行，逸出脉外。湿为阴邪，黏滞重着，易停留于脏腑经络，一则阻遏气机，使气机失常，无法正常推动血液运行，而成瘀滞，二则阻塞脉道，造成血瘀。“邪之所凑，其气必虚”，人入老年，诸脏皆衰，气血津液皆亏，肌表不固，藩篱失用，故而易为邪气所感，从而造成血瘀。

（二）跌仆、外伤、过度劳力

《灵枢·邪气脏腑病形》说：“有所堕坠，恶血留内。”脉是血液运行的通道，脉断则血逸于脉外而成瘀血，脉的损伤必致血瘀。骨质疏松症的一大特点就是骨小梁脆弱，无法正常承重而造成的微小骨折，这种损伤虽然小，但是其所带来的直接后果就是脉的损伤，从而产生瘀血，这既是骨质疏松症的病理产物，同时也在加重骨质疏松症的病情，是骨失濡养的恶性循环的开端。

（三）七情内伤

《素问·阴阳应象大论》说：“人有五脏化五气，以生喜怒悲忧恐。”七情之伤的后果主要是气机的改变，所谓怒则气上，喜则气缓，悲则气消，恐则气下，惊则气乱，思则气结。气变则血必受累。《养生奉亲集》：“老人孤僻，易于伤感，才觉孤寂，便生郁闷。”临床中处于更年期的老年人多可见到情志上的改变；恼怒等精神因素，可使肝失条达、气机不畅、气滞血瘀；忧愁思虑，使脾气郁结，或肝郁横逆侮脾，而致食郁、湿郁、痰郁等病理产物形成，积湿，积食，积痰本身就可阻滞血行而瘀滞。虽然老年人情志上的改变是内因推动，如肾阴虚、肝肾阴虚等，但其终结的病理产物必有瘀血这种实邪的存在，所以临床中在注重虚证治疗的同时，瘀血也是必须解决的一个问题，治疗骨质疏松症亦如此。

（四）气、血、阴、阳虚损

中医学对于各种虚证与血瘀的关系均有论述，如《景岳全书》中说：“ 凡人之气血犹如源泉也，盛则流畅，少则壅滞，故气血不虚不滞；虚则无有不滞者。”王清任《医林改错》指出：“元气既虚，必不能达于血管，血管无气，必停留而瘀。”血液的运行必赖元气的推动，元气为肾精所化，肾精不足，无源化气，必致血瘀。脾主气，脾虚则气的生化乏源而致气虚，气虚不足以推血，则血必有瘀。“气为血之帅，血为气之母”“气能摄血”则说明了血与气之间的相互依赖，相辅相成的关系。因此，气虚血行滞缓，脉络瘀阻，即停留为瘀，血瘀又可作为病因阻滞人体气机的正常运行，因此，两者共同对机体产生影响，发为疼痛等。所以说，血不能独行，需要气的推动，才能正常地运行，气虚则推动无力，固摄失用，血瘀自当形成；血虚则脉道不充，且血虚气无所附，气亦虚，二者相合，其血必瘀；阳虚则血失温煦，阴寒内生，血液凝滞；阴虚则阴液涸竭，阴虚则阳盛，阳盛则虚火炼液，血液黏稠，易于停滞脉中。对于血瘀与骨质疏松之间的关系，可以认为血瘀是骨质疏松症的促进因素，是引起绝经后骨质疏松症的主要病机之一。

（五）脉道不利

《灵枢·营卫生会篇》云：“老者之气血衰，其肌肉枯，气道涩。”脾虚气弱，脾运不健，水谷精微不归正化而成脂浊，潴留体内，停滞于脉管，从而造成脉管不利，血行于脉中自然受阻。

三、血瘀证与瘀血证

瘀血在骨质疏松症中的致病作用非常重要，已逐渐引起学术界的重视。然而，有学者指出：血瘀证、瘀血证是两个不同的概念，瘀血是血瘀症继续发展的病理产物，而在瘀血形成后，有不同于血瘀证的特殊表现，因此有必要对骨质疏松症中血瘀证与瘀血证问题进行探讨，以更好地指导骨质疏松症的临床治疗用药 。

血瘀证、瘀血证既有区别又有联系。血瘀指血行速度滞缓变慢 、血液黏稠度增高等病理状态。如《巢氏病源》陈述到《虚劳体痛候》云：“劳伤之人，阴阳俱虚，经络脉涩，血气不利。”在这种状态下，血液仍在脉络中运行，并没有凝结成死血，血液营养功能下降。病情由浅入深，血瘀证日久渐进，凝滞瘀结不散，便发展为瘀血。即瘀血系指积留血、恶血 、蓄血 、干血、死血 、败血。瘀血证是指瘀血形成后引起的一系列临床表现。《说文》：“ 瘀，积血也”。《血证论》指出：“离经之血，虽清血鲜血，亦是瘀血”《素问·调经论》谓“孙络外溢，则经有留血”。瘀血形成之后，又必然影响着血液的正常运行，从而加重血瘀证的病理状态。

从病症上看，二者之间也有病变轻重之差异。临床上血瘀证可表现为疼痛部位多不固定，呈阵发性，疼痛较轻，昼夜无明显变化。瘀血证患者除有一般血瘀症状外，常还有局部刺痛，疼痛则多有定处，呈持续性，并昼轻夜重、痛处固定不移、肿块、疼痛较重或见肌肤青紫、瘀斑、硬结等 。如《景岳全书》言："瘀血留滞作症"和"血积有形而不移，或坚硬而拒按"，可见"症积"为瘀血所致。瘀血之舌质常见紫暗，脉多迟涩，但血瘀证亦可无明显的舌脉变化，而瘀血证甚者可见舌色紫兼瘀斑，脉象涩而结代。若结合现代医学检测手段，诊断则更明确，如微循环功能障碍和多切流变学所示血黏度增高、高脂血症及脑血管痉挛、冠状动脉粥样硬化性心脏病等多为血瘀证；而 B 超、CT 、MRI 所示各脏器有形之肿块多为瘀血证。

由此可见，血瘀证是瘀血证的先期病变，血瘀证可没有临床表现，或出现在亚健康人身上，如果得不到及时或恰当治疗，便可演变发展为有特定疾病状态的瘀血证。它们分别代表着疾病在发生发展过程中两种不同的病变程度。所以，血瘀证患者可根据自己的具体情况进行体育锻炼、音乐疗法、有规律的生活等，以逆转此过程，防止向不健康方向发展，以达到"治未病"的目的，也可适当运用活血药；而瘀血证必须应用化瘀药 。

四、血瘀、瘀血与骨质疏松

（一）瘀血特点：痛，阻，虚

瘀血一旦形成，其病有三：痛，阻，虚。

所谓痛即"瘀则不通，不通则痛"，疼痛是瘀血患者的主要症状，主要表现为局部固定的刺痛，有的还伴有瘀斑。所谓阻就是阻塞脉道，血行于脉中，血瘀必致脉道不畅，脉道不畅则血不能荣于脏腑肌表。所谓虚即血虚，旧血不去，新血难生，所以血阻于局部，亦可致虚。所以说血一旦发生瘀的改变就会产生一系列的连锁反应，瘀血形成之后，必定会导致各脏器功能衰弱，瘀血不去，新血不生，脏腑经络进一步失养，正如《读医随笔》所云："经络之中，必有推荡不尽之瘀血，若不驱除，新生之血不能流通，元气终不能复，甚有传为劳损者。"瘀血一旦形成，不但在局部产生疼痛症状，而且对于骨而言，失去了正常的营养来源，使骨骼失养，脆性增加，发生骨质疏松，容易骨折。

瘀血既是人体的病理产物，同时又可作为病因阻滞人体气机的正常运行。《灵枢·本藏》曰："经脉者，所以行血气而营阴阳，濡筋骨，利关节者也。"气滞不行，营运无力，而致诸脏筋骨失养，渐致虚损。国内学者在有关研究中认识到血瘀在衰老过程中的重要作用，认为肾虚是衰老的主要机制，而血瘀则加速了这一过程。有关中老年人流行病学调查表明，健康老人都有不同程度的微循环障碍。老年人临床脉诊多见弦细脉，这在骨质疏松症中更为常见。实验观察认为，微循环的生理功能与络脉的渗灌气血，濡养组织，以及营血、津液的互渗作用相似。弦脉、细脉患者均会出现不同程度的微循环障碍，表现以"虚""瘀"为特点。《灵枢》在论述不尽天年的原因时，除指出"五脏不坚"等"虚"的一面外，又指出"脉不能"亦是重要原因。中医理论认为瘀不去则新不生。因此，血瘀既可由脾肾虚衰引起，又可导致肾虚、脾虚加重，从而促进骨质疏松症的发展。

（二）"多虚多瘀"是老年人病理的基本特点

骨衰老与血瘀也有着不可分割的关系。老年人肾阴、肾阳偏衰，脾虚气血生化乏源，气虚统摄无力，脏腑机能的衰退导致气血运行不畅，停滞为瘀。妇女进入围绝经期后，肾气日衰，冲任亏损，天癸渐绝，精血日趋不足，出现肾阴不足，阳失潜藏；或肾阳虚衰，经脉失其温养等阴阳失调的现象，从而影响脏腑的功能。肾虚元气不足，血液运行无力，致气虚血瘀；肾阳不足，不能温养血脉，致血寒而凝；肾阴不足，虚火炼液，致血稠而滞；肝肾阴虚，经脉失养，血流涩滞而瘀。脾胃气虚则气血生化无源，血虚而瘀；脾气虚，摄血无力，血不归经，停聚为瘀。国内大多学者认为，肾虚是导致衰老的主要机制，而血瘀则加速了这一进程。因此，血瘀是骨质疏松症发病的一个重要环节。近年来许多学者研究了血瘀痰浊与衰老的关系，颜德馨首先提出了气虚血瘀致衰说，认为老年人气血失调，瘀血内停，脏腑得不到濡养，出现脏腑虚衰，精、气、神亏耗。气虚导致血瘀，血瘀又阻滞气机，损伤正气，造成恶性循环，最后导致衰老，直至死亡。姜氏等认为"在衰老的进程中，肾虚为本，痰瘀乃是标，本虚标实，互相影响，互为因果"。痰浊也是老年病发病过程中不可忽视的病理因素。潘氏指出，衰老过程中最易产生痰浊，痰浊的发生尤与脾胃关系最为密切。有调查发现，内脏的虚证并同时伴随有血瘀和痰浊等实证证候的状况与年龄的增长呈正相关关系。现代研究则认为，老年人机能代谢低下或紊乱，一方面易引起循环障碍而出现血液运行异常，另一方面因代谢产物易于蓄积而进一步影响血液循环功能。

骨痛是绝经后骨质疏松症最常见、最主要的临床症状，疼痛持久，痛处固定不移。中医学认为“经脉不通”是疼痛发生的病理机制。《素问·调经论》所说“血气不和，百病乃变化而生”。叶天士认为“痛为脉中气血不和也”。清代唐容川提出“瘀血在经络脏腑之间，则周身作痛，以其堵塞气之往来，故滞碍而痛，所谓痛则不通也。”可以认为骨质疏松性疼痛最主要的原因是瘀血。

骨质疏松的病理改变为骨小梁变细、数目减少，残存骨小梁负荷加重，一旦超出其强度范围，就会导致骨小梁微骨折，导致骨内瘀血。瘀血导致骨痛的另一个原因是引起骨内压增高，骨内压增高是指在某些因素的影响下，骨内压高于正常生理状态的一种现象。目前骨内静脉淤滞学说已被公认是引起骨内高压的主要因素，而骨内微循环障碍是骨内高压的病理本质。目前的研究认为，骨内高压症属于中医“血瘀症”的范畴，是严重的“血瘀证”，而活血化瘀类中药治疗骨内高压，主要是改变了“血瘀”状态的微循环异常，阻断了骨内高压发生、发展的恶性循环，使骨内微循环和骨内环境逐渐恢复，进而使骨内压恢复正常。

机体骨骼的生长发育离不开气血的滋润与濡养，气血瘀滞，骨髓失养，渐发本病，所以骨质疏松症患者骨痛的临床症状是气虚血瘀的结果。李中万等发现，肾阳虚损、瘀血阻滞是绝经后期骨质疏松的重要环节，前者是早期出现，症状较轻，后者是后期出现，症状较重。石印玉等指出，骨质疏松发展到疼痛阶段，肾虚为其次，而瘀血为其主。另外，临床发现骨质疏松症患者多有舌下脉络曲张、舌紫暗有瘀斑、口唇紫暗红、皮肤黏膜瘀斑、脉弦细等症状，此与“痛”“瘀”表现相符。

血瘀是正虚临床表现的重要组成部分。阴阳、气血、精津等正气在体内呈不断流动的状态才能发挥正常功能，血瘀可阻碍正气的正常流动，从而导致正气功能低下而形成虚证。研究证明，不论在阴虚或阳虚的状态下，血液均处于高凝状态。血液处于“浓、黏、凝、聚”的状态，细胞与体液之间进行物质交换受阻，导致钙、磷等矿物质以及有机物吸收不良，进而导致骨质疏松症的发生。

总之，祖国医学认为血瘀是正虚临床表现的组成部分，任何原因导致的正虚均有瘀血表现；脾肾两虚是骨质疏松发生的基础，瘀血则是脾肾两虚前提下产生的重要病理产物，瘀血的形成又会进一步加剧脾肾损伤，从而加速骨质疏松的发生，所以骨质疏松症常常表现为本虚标实之证。

（三）血瘀、瘀血与骨质疏松的进程

人体骨骼的生长发育，离不开气血的滋润与濡养。人体衰老过程是气血虚弱的过程，气虚则推血无力，渐成血瘀；血虚、血流滞阻，渐而血瘀。各种原因导致的潜在的血瘀证是老年期的一种生理状态，是骨质疏松症患者重要的病理基础，而原发性骨质疏松本质上属于骨衰老，发病与肾虚确切相关，发病机制又与血瘀证有着不可分割的关系 。

目前多数中医学者认为，Ⅰ型骨质疏松症的主要病机是肾虚肝郁。现代研究则表明，雌激素可改变血脂浓度、影响凝血、纤溶酶系统和抗氧化系统，并产生其他血管活性物质如 NO 和前列腺素合成酶等，从而进一步影响血管病变。绝经后骨质疏松症患者，雌激素分泌功能减弱，上述的系统性作用表达为病理相关反应，呈现凝血激活、纤溶抑制等“血瘀”的微观表现。研究表明，绝经后妇女全血黏度、血浆纤维蛋白原、总胆固醇、高密度脂蛋白等水平明显高于绝经前妇女；而红细胞变形性、红细胞可滤过性却明显低于绝经前妇女。眭承志等选取 12 项血液流变学指标，对 60 例绝经后骨质疏松症患者进行检测，并与同期体检健康妇女对比，差异有显著性，表明绝经后骨质疏松症患者的血液存着“黏、浓、凝、聚”等血瘀证的客观变化。而有关老年人流行病学调查表明，老年人都有不同程度的微循环障碍。颜德馨等通过对 102 例存在着生理性肾虚的老人的甲皱微循环观察，发现微血管形态上异常管袢显著增多，血管张力明显减弱，乳头下静脉丛增多，在微血管流态上见到血液偏暗，血流缓慢等一系列改变。这表明血瘀也是 Ⅱ型骨质疏松症患者的病理基础。而此时仍未达到骨质疏松症的骨矿含量和骨密度诊断标准。此阶段多无明显临床表现，或有隐痛，疼痛部位不固定，呈阵发性，症状较轻，多被患者忽略。血瘀症失治或误治，日久则发展成为瘀血证。有明显临床症状后到医院就诊的患者多表现出腰背固定疼痛为主要特征的一系列症候群，即局部刺痛、疼痛则多有定处、呈持续性，并昼轻夜重痛处固定不移，严重者有驼背、身材变矮，或骨折等发生，符合瘀血证疼痛的特点。临床调查发现多数绝经后骨质疏松患者，除痛有定处外，还有舌下脉络曲张、舌紫暗有瘀斑、口唇齿龈暗红、皮肤黏膜瘀斑等瘀血证的表现。由此可见，骨质疏松的发展经历了由血瘀到瘀血的过程，血瘀是骨质疏松发生的病理过程和基础之一。

五、现代医学对血瘀证的认识

血瘀证的含义甚广，包括多个系统的生理异常及病理变化，几乎涉及内、外、妇、儿各科的多种疾患，临床以疼痛、肿块、瘀斑为主要特征。现代研究表明，血瘀证是一个与血液循环障碍有关的病理过程，主要表现在：

（一）血液流变学异常

即血液有“浓、黏、凝、聚”的倾向。浓，指血液的浓度偏高，表现为血细胞比容增加，血浆蛋白、血脂等浓度增高。黏，指血液黏稠，表现为全血和血浆比黏度增加。凝，指血液的凝固性增加，凝血速度加快。聚，指红细胞聚集性增强，表现为红细胞和血小板在血浆中电泳减慢，血小板对各种因素（如二磷酸腺苷等）诱导的凝集性增高，红细胞沉降率加快等。以上原因，可导致血液不畅，血栓形成，血管栓塞。

（二）微循环障碍

微循环一般是指微动脉与微静脉间的微血管血液循环。现代研究表明，血瘀患者一般均有微循环障碍的表现，如微血流缓慢和瘀滞，甚至血管内凝血，微血管变形；微血管周围渗血和出血；微血管缩窄或闭塞等。

（三）血流动力学改变异常

多表现为某器官或某部位的循环障碍，血管狭窄或闭塞，血流量降低。总的来说可以理解为血液在局部的停滞，基本与中医血瘀观点相一致。如前所述，阴虚、气虚、血虚、阳虚等均可导致血瘀，另外祖国医学也认为“老年多瘀”，随年龄增长血流变呈黏、浓、凝、聚变化。根据这些理论，现代实验室研究中建立了一些比较成功的血瘀症的模型。如老年大鼠血液黏度明显增高，纤维蛋白原含量增高，红细胞变形能力降低，聚集率增高，易于形成血栓，表明老年大鼠具有血瘀证体质。皮质激素可使肝细胞线粒体膜的单胺氧化酶活性下降，从而使儿茶酚胺降解减少，致机体内儿茶酚胺堆积，能量代谢增强，从而造成阴虚火旺。给老年或年轻大鼠长期肌内注射皮质激素可在诱导阴虚火旺的基础上产生血瘀证，以血液流变学改变、高脂血症、红细胞以及机体细胞免疫功能明显降低为主要改变。采用强迫游泳劳损法使大鼠处于应激状态，造成大鼠体力衰弱，极度劳倦，而致气虚，并从而导致血瘀，这种模型被认为是气虚血瘀证。老年大鼠皮肤受伤后，在长期使用阿霉素的情况下形成慢性伤口，导致体重增长降低，毛发生长迟缓、伤口愈合延迟等脾气虚之证。由于正气不足，气血亏损，加之气虚则血不能正常流通，因此血管舒缩功能异常，脉道不利，血流涩滞，故致血瘀，亦为气虚血瘀型。给动物持续性静脉滴注去甲肾上腺素，由于心跳频速，可致心脏扩大，变软，收缩无力、心包积液、心力衰竭，表现为血瘀水积征象，亦属气虚血瘀型。在家兔饥饿的基础上，加以普萘洛尔（心得安）灌胃和高分子右旋糖酐注射，可致少动倦卧，心尖搏动减弱，心率缓慢等类似气虚症状，同时血液呈高黏特性，符合气虚血瘀证。家兔经股动脉大量失血后，可致血虚体质，由于血液容量急速减少，同时伴有应激反应，血液黏、浓、聚改变，主要脏器均可见微小血栓形成。

（四）骨内血瘀、瘀血引起骨细胞营养障碍

在骨骼系统，血瘀造成骨小梁内微循环的障碍，不利于细胞进行物质交换，导致血液中的钙及营养物质不能正常地通过哈佛氏系统进入骨骼，而致骨骼失养，脆性增加，发生骨质疏松。Meumie 等通过对骨质疏松患者骨组织形态测量比较，发现患者骨小梁内有微血管的改变，钙及营养物质不能正常地通过哈佛氏系统进入骨骼，骨小梁变细，数目减少，造成残存骨小梁负荷加重，降低了骨小梁强度，一旦超过了其强度极限，就会使单个骨小梁折断，出现显微骨折。骨小梁断折使微血管破裂，形成血窦，而成瘀血，内部压力增高，这是骨质疏松症疼痛主要作用机制。骨质疏松越严重，显微骨折数目就越多，血窦越来越多，这正是骨内的“离经”之血，亦即瘀血。在密闭的骨结构中，由于相对的内容增加使骨内压升高而致骨痛。细胞所需的氧和营养物质的吸收、交换、利用都是在由组织细胞和毛细血管共同组成的基本微循环功能单位中完成的，骨的微循环和血流变功能失衡，必然导致骨细胞的能量代谢发生紊乱，正常功能发生障碍，破骨细胞更加活跃，加重已形成的骨质疏松，最终形成瘀血 – 骨营养障碍 – 瘀血恶性循环，而瘀血作为致病因素，又会加重脏腑的虚衰，导致精微不布，而致“骨不坚”，促进骨质疏松的进一步发展。

（五）血瘀与血管内皮功能（一氧化氮、内皮素）的关系

中医学认为脉是容血和行血的器官，脉的功能正常是保证血液循环正常的重要条件，脉的功能受损与血瘀证的发生有密切关系。脉主要指现代医学中的血管。作为反映血管内皮细胞损伤特异标志之一的一氧化氮（nitric oxide，NO），是血管内皮细胞分泌的内皮舒张因子，具有极强的舒张血管作用，对血小板聚集和血栓形成有强烈的抑制作用，还可以稳定溶酶体膜、对抗氧自由基对血管内皮的损伤。而在血管内皮细胞分泌的内皮收缩因子中研究最多的是内皮素（endothelin，ET），它是目前所知最强的血管收缩剂，又是血管内皮损伤性疾病的共同的重要致病因子。高 ET 水平可引起血管舒缩功能紊乱、微循环障碍、内皮细胞氧化损害等病理变化，ET 还可通过与胰岛素样生长因子、表皮生长因子、转化生长因子等相关因子协同作用影响骨质疏松。生理状态下，血管内皮细胞既有 NO 也有 ET 的基础释放，内、外源性 NO 均可拮抗 ET 的缩血管效应，而应用 ET 亦可拮抗 NO 介导的内皮依赖性血管舒张。ET /NO 这一对作用于血管平滑肌的相互拮抗的血管活性物质对于调节生理状态下血管的舒缩状态和血流动力学有重要意义，血管内皮细胞内分泌功能异常，特别是 NO 和 ET 间平衡关系的破坏，必然导致微循环血管舒缩功能紊乱、血管内皮受损及通透性改变，同时还会引发血液成分、血流变特性的变化，表现为血瘀证的特征。有研究显示血瘀证与非血瘀证之间 ET、NO 存在着差异，说明 ET /NO 的比例失调是血瘀证的病理基础之一。

近年来，NO 在介导机体神经传递、血管舒张、免疫防御等方面的生理作用一直成为研究的热点，其在组织细胞、机体衰老及骨质疏松发展过程中作为信息分子的生理作用逐渐被研究者们所重视。NO 在骨组织中除参与细胞内的信息传递外，在细胞间的信息传递中亦发挥着重要的调控作用，从而对骨重建过程进行调控。NO 可抑制破骨细胞性骨吸收，参与骨质疏松的病理生理过程。动物实验及细胞离体培养实验表明骨质内 NO 含量降低，骨吸收增强，骨丢失增加；骨质内 NO 含量升高，骨吸收抑制，骨量增加。现一般认为，雌激素可通过升高成骨样细胞和内皮细胞的 NO 合成酶的活性，促进 NO 生成，同时具有抑制 ET 的作用。围绝经期妇女 NO 合成减少，ET 合成增加，其变化原因可能为围绝经期雌激素水平的下降，导致血管内皮细胞刺激 NO 合成酶的作用发生障碍，使 NO 合成降低；对 ET 的抑制作用减弱，使 ET 上升。

综上所述，老年患者，血管老化，血管内皮细胞分泌 NO 和 ET 异常，影响及微循环血液流变的异常使营养成分不能正常地参与骨代谢导致骨质疏松；而且随着激素水平下降，通过 ET /NO 的变化，直接影响骨代谢而致骨质疏松。有研究表明，老年性骨质疏松与低骨量患者血液 NO 和 ET 水平与健康青壮年比较有差异，而且 NO、ET 的变化与骨密度的下降密切相关，进而从微观分子生物学客观改变角度部分证实“血瘀”是老年性骨质疏松的重要病机之一，老年性骨质疏松患者存在血管舒缩功能障碍。

（六）血瘀与血管内皮生长因子改变的关系

传统医学早有“脉不通，血不流；血不流，血先死”之说，即血瘀首先与血脉的病理变化有关。一切影响血脉因素的异常均可导致血瘀。血管内皮细胞能合成和分泌舒 / 缩血管，调节凝血 / 抗凝及纤溶等多种细胞因子，同时它又是许多细胞因子作用的靶点。血管内皮细胞内分泌功能失调与气虚血瘀证表达和分泌血管活血、凝血、抗凝、纤溶等物质异常的病理生理分子基础有很大相似之处。血管内皮生长因子（vascular endothelial growth factor，VEGF）作为一种特异性作用于血管内皮细胞表面受体的生长因子，具有维持血管正常状态和完整性，增加血管通透性，诱导血管发生，并促进血管生成的作用。VEGF 的异常必然导致血管生成及其功能受阻而“脉道不利”，血瘀由此产生。相关研究表明，VEGF 对于成骨细胞、破骨细胞的增殖、分化及功能活性具有重要调节作用，对骨质疏松有着很大的影响。有研究发现，VEGF 在骨折愈合中起着重要作用，日后可能用于治疗骨折不愈合以及骨质疏松治疗领域。因此，从 VEGF 着手研究老年性骨质疏松的血瘀病机成为一种可能。

VEGF 是一种高度特异性的血管内皮细胞有丝分裂原，在生理和病理过程中均有重要作用，它与细胞表面特异性受体作用后有多种生物学活性。骨质疏松是由于骨吸收和骨形成脱耦联而导致的以骨量丢失和骨组织微结构破坏为特征的代谢性骨病。有大量的证据表明 VEGF 的生物学作用涉及骨代谢，主要体现在 3 个方面：① VEGF 是机体内促进血管生长最重要的生长因子，通过调节骨内微循环，促进内皮细胞增殖、血管形成参与骨发育和形成。② VEGF 被认为是骨代谢调节因子，直接参与成骨和破骨作用。③ VEGF 还具有调节内皮细胞、成骨细胞和破骨细胞的募集、生存及活性的作用。VEGF 由成骨细胞系的细胞分泌，作用于不同靶细胞发挥不同的作用，一方面，参与骨的血管形成的过程，通过新生血管的数量增多，提供了各型细胞聚集所需管道系统，参与到骨丢失的机制中；另一方面，作为破骨细胞的诱导物，促使破骨细胞的分化，参与激活骨吸收活动，从而最终引起骨质疏松的发生。

骨质疏松的骨组织中存在血流下降和窦状微血管缺损，VEGF 通过促进内皮细胞增殖，提高血管通透性，改变细胞外基质等生物学作用，促进骨质疏松骨组织内血管形成，从而在骨质疏松骨愈合中发挥重要的作用。研究表明 ET–1 可通过作用于血管平滑肌细胞上内皮素受体 A 刺激 VEGF 合成，老年性骨质疏松患者 ET 水平高于正常人，从而导致了 VEGF 表达增高。老年人随着年纪的增加，机体功能退化，血管受损，VEGF 分泌异常，血行受阻，血瘀加重，骨质疏松日趋严重。眭承志等采用双抗夹心 ELISA 法测定不同组别患者血清 VEGF 含量，检测结果表明老年性骨质疏松及低骨量患者血清 VEGF 与健康青壮年相比明显增加，表明老年性骨质疏松患者存在 VEGF 异常，而且 VEGF 的异常与骨密度的变化密切相关，证实 VEGF 可能成为老年性骨质疏松“血瘀”病机的又一个微观分子生物学客观证据。

（七）血瘀与血小板活化功能（CD62p、CD63）改变的关系

血瘀是在各种因素作用下引起的“血行失度”，它既是疾病的产物，也是致病因素。血瘀证除了与“血行”有关外，还与血液本身成分的改变有关。目前血瘀证血液成分改变以血小板活化研究较多。正常情况下血小板以分散状态在血管内运行，处于静息状态。当血管损伤、血流改变或受到化学物质刺激时，血小板被活化而发生一系列改变。血小板活化包括血小板形态的改变、血小板聚集及血小板成分的释放，是许多疾病的发病机制之一。血小板活化时释放的 5– 羟色胺、血色素 A2、儿茶酚胺等可引起血管收缩、血流量减少，造成血液循环和微循环障碍及相应器官和组织缺血，它是血栓前状态的重要指标。血瘀证形成的机制之一是血小板活化，易于激活，发生聚集，聚集体不断增大附着于血管壁，造成血管腔逐步狭窄，血流缓慢瘀滞，从而引起“血脉凝泣”“血行失度”“心脉瘀阻”等异常状况。血瘀可以导致血小板活化，而血小板的活化可能又促进了血瘀证的发生发展。电镜下血小板的超微结构从外到内包括：①主要成分为血小板膜糖蛋白的细胞外衣；②溶胶区、凝胶区；③血小板的细胞器和内容物，其中较重要的有 α– 颗粒，致密颗粒及溶酶体颗粒。当血管内皮细胞损伤或在某些病理情况下，静息的血小板被激活，随着血小板脱颗粒与释放反应，导致其颗粒膜与质

膜或表面连接小管系膜相融合，使原来位于颗粒膜上的糖蛋白，即血小板活化分子 CD62p、CD63 等得以在质膜上暴露并释放入血浆中，发挥其生物学活性。CD62p 即“可溶性 P- 选择素”是存在于静止血小板 α- 颗粒膜上的一种蛋白质，亦见于内皮细胞的 Weibel–Palade 小体和巨噬细胞的 α 颗粒中。静息状态下血小板表面仅 700 个分子的 CD62p，在活化状态下，血小板 α- 颗粒膜与质膜融合，CD62p 暴露于血小板质膜表面的分子数可增加 15 倍之多，成为血小板活化的一个特征性指标。CD62p 是目前所知的反映血小板活化与释放反应最特异性的标志物，具有介导活化血小板或内皮细胞与不同类型细胞相互黏附的功能，在启动和扩大血栓形成中具有重要意义，检测这些指标可了解血小板活化程度。CD63 又称“血小板 53–KDa 活化抗原”，为溶酶体完整膜糖蛋白，相对分子质量为 3×10^4 ~6×10^4，含 238 个氨基酸，其细胞外跨膜蛋白上有 4 个亲水基因，参与信号传递，与血小板活化功能有关。血小板的溶酶体需很强的刺激剂的诱导（如高浓度的凝血酶或胶原）才能缓慢地与血小板质膜融合释放内容物，使血小板表面表达溶酶体颗粒膜糖蛋白，因此，血小板质膜上检测到溶酶体颗粒膜糖蛋白认为是血小板已被较高程度地活化。

有研究表明，雌激素能下调 CD62p 的表达，从而降低血浆 CD62p 及 CD63 水平。人随着年龄的增加，激素水平下降，CD62p 及 CD63 水平随之升高，眭承志等通过流式细胞仪，采用能识别血小板构型改变的单克隆抗体特异性地结合，检测结果表明与健康青壮年比较，老年性骨质疏松及低骨量患者血液 CD62p、CD63 活化程度较高，表明老年性骨质疏松患者存在血小板功能障碍，其严重程度与骨密度下降程度相关。

六、现代医学对活血化瘀中药作用机制的认识

（一）活血化瘀药的分类

活血化瘀是中医学的一个重要治法，《黄帝内经》中记载的“疏其血气，令其调达”，已成为后世活血化瘀治法的基础。1986 年活血化瘀专业委员会全国会议认为：“凡以疏通血脉、祛瘀通滞而令血流畅达为主要功能的药物称活血化瘀药”。活血化瘀药按其作用程度分为和血、活血、破血三类。和血类药是指有养血、和血脉作用者，包括当归、丹参、生地黄、赤芍、鸡血藤等；活血类药是指

有活血、行血、通瘀作用者，包括川芎、蒲黄、红花、刘寄奴、五灵脂、郁金、三七、大黄、姜黄、益母草、泽兰、延胡索、乳香、没药、王不留行等；破血类药是指有破血消瘀、攻坚作用者，包括水蛭、虻虫、三棱、血竭、桃仁、干漆、土鳖虫等。

（二）活血与化瘀的区别及联系

活血和化瘀虽常常并用，但它们是有区别的 。“活血用于血未瘀之前，化瘀用于瘀成之后”，因此“活血”和“化瘀”是两种概念。活血即“疏其血气，令其调达”，属和法范畴，重在扶正，通过调整血管功能及血液流变学等多种因素，而促进循环系统的生理功能；用于病变较浅的血瘀证，使血液恢复正常的运行状态。化瘀法即“血实宜决之”，属消法范畴，重在祛邪，祛其瘀滞，通过调节血凝状态，从而消除已经存在的病理状态；用于治疗病变较重的瘀血证，使凝结的血液化散。血瘀证若以瘀血证论治，可药过病所，损正气；反之，瘀血证以血瘀证论治，则延误病情 。但是，由于血瘀与瘀血有着不可分割的内在联系，所以治疗瘀血证应在活血的基础上应用祛瘀破血的药物，瘀祛则使血流通，使活血更佳。在药物功效方面，活血和化瘀药物也有所区分。如活血药有当归、川芎、乳香、没药、延胡索、郁金、紫草、月季花、鸡血藤、王不留行等；化瘀药有三棱、莪术、穿山甲、土鳖虫、水蛭、虻虫、干漆、守宫、斑蝥等；有的药物本身就具有活血与化瘀的双重作用，“少用能活血，多用可化瘀”，临证可灵活施用，如丹参、益母草、皂角刺、桃仁、红花、玫瑰花、血竭、五灵脂、川牛膝、降香、泽兰、凌霄花、山楂、自然铜、刘寄奴、苏木等。

（三）活血化瘀药的基本药理作用

1. 改善血流动力学

活血化瘀药一般都有扩张外周血管，增加器官血流量的作用。许多活血化瘀药对不同部位的血管，如心、脑、肢体、肠系膜、肾等血管均有扩张作用，对动脉、静脉和毛细血管也有扩张作用。

2. 改善血液流变学特性，抗血栓形成

中医学的“血瘀”和血液生理、生化、形态的改变有密切关系。体内血液凝固系统和纤维蛋白溶解系统，在正常情况下处于动态平衡。血瘀证患者这种平衡多为失调，血液处于高凝状态，纤溶酶活性降低，易形成血栓。血液凝固，血小

板黏附、聚集是形成血栓的直接原因。此外，血管壁损伤，血液黏度增加，血流缓慢等因素也能促进血栓形成。血栓形成过程，首先是血小板聚集形成血小板血栓，随后启动凝血机制，在各种凝血因子参与下，形成纤维蛋白，最终导致血栓形成。静脉血栓主要由于血液凝固，而动脉血栓主要由于血小板聚集，因此防止血液凝固与抑制血小板聚集的药物可分别预防静脉及动脉血栓的形成。川芎、红花、丹参等多种活血化瘀药物，均可降低血小板表面活性，减少血小板的黏着和聚集，提高纤溶酶活性，改善血液流变学特性，改善血液的“浓、黏、凝、聚”状态，进而发挥抗血栓形成的作用。

3. 改善微循环

临床上血瘀证常表现有微循环障碍。研究表明，许多活血化瘀药都具有改善微循环的作用。

活血化瘀药能改善微循环主要体现在以下几个方面：①改善微血流，表现为使流动缓慢的血流加速，这可能是由于改善了血液流变学特性而产生的间接影响。②改善微血管状态，表现为解除微血管痉挛，减轻微循环内红细胞的瘀滞和汇集，使微血管瘀血减少或消失，微血管轮廓清晰、形态趋向正常。③使毛细血管通透性降低，微血管周围渗血减少或消失。

（四）活血化瘀药治疗骨质疏松症的临床运用

活血化瘀药除了应用在血瘀证、瘀血证相关疾病方面的治疗上，还在原发性骨质疏松症的治疗中起到了重要的作用。腰背或全身疼痛是骨质疏松症患者最常见的症状。中医理论认为：“瘀则不通，不通则痛”，疼痛是血瘀证的重要症状。骨质疏松症的疼痛也是由于血瘀所导致的。活血化瘀药有较强的镇痛作用，这与活血化瘀药能改善局部组织供血供氧有关。因此，临床上治疗骨质疏松症时，除应用补肾壮骨、益气健脾药物外，还应加入活血化瘀药。历代医家早已认识到活血化瘀药在扶正补虚方剂中的特殊作用，只是未能上升到理论高度加以阐明。有学者指出，在历代众多补肾古方中，大凡相传至今、使用频率较高的名方，大多配用了活血药，并认为肾气丸、六味地黄丸等名方中，牡丹皮非清泻肝火，而是散瘀通脉，具有增强补肾之功，治疗上当重视补虚化瘀通络的应用。有临床研究采用辨证分型方法治疗骨质疏松，各型均加用活血祛瘀药物（丹参、红花等），使疗效有了明显提高，不仅使瘀血症状得以改善，而且使肾虚症状得以显著减轻，而对照组对血瘀症状毫无改善，对肾虚症状改善亦不显著。说明血瘀在骨质疏松的发病过程中起到了很大的作用，而活血化瘀对扶正补虚具有明显的增效作用，同时也说明活血化瘀是防治原发性骨质疏松的重要环节。

庄洪等认为，骨质疏松症是一种慢性骨病，结合老年人“久病多瘀”的体质特点，血瘀是骨质疏松症发生、发展的必然阶段及重要环节，强调骨质疏松症血脉瘀阻的病机特点，认为从瘀论治骨质疏松症应贯彻始终。张荣华等总结了十余年的防治骨质疏松症的临床用药，发现活血化瘀药使用占药物总使用频次的15.71%，根据中医“以方药测证”的理论，认为瘀滞阻络是骨质疏松症发生的一个重要因素，并据此用补肾和活血化瘀方药结合组成补肾活血液进行了防治骨质疏松症的实验研究，取得了理想的客观指标改善。刘日光等比较“活血补肾法”与“滋阴补肾法”中药治疗骨质疏松症的疗效，选取反映骨代谢状况的检测指标，发现不同补肾方法对骨吸收与骨形成具有选择性差异，同滋阴补肾的六味地黄丸相比，活血补肾的丹仙康骨胶囊不仅能抑制骨吸收，还能促进骨形成，具有较好的抗骨质疏松症作用。杨永光认为骨质疏松症属退行性骨病，微循环障碍导致的骨细胞代谢功能低下是病机的关键，因而治疗的前提应该首先改善微循环障碍，促进钙及其他营养物质及时充足地进入骨内微循环系统，满足细胞新陈代谢的需求，恢复骨细胞代谢的正常功能。

（五）活血化瘀药治疗骨质疏松症的基础研究

现代药理研究证实，活血化瘀中药不仅能有效解除骨骼局部瘀滞、改善骨组织的血供及代谢、减轻临床疼痛症状等，还能对内分泌系统功能紊乱等病因有直接的纠正作用。当归、红花、益母草等都具有类雌激素作用，通过调节体内激素水平及其受体表达来防治骨质疏松症。陈春等采用转基因酵母法对10种药材（红花、丹参、川牛膝、女贞子、甘草、枸杞子、肉苁蓉、补骨脂、淫羊藿、菟丝子）进行了雌激素活性的测试并比较不同中药的雌激素的活性大小，显示红花、川牛膝、丹参等活血化瘀类中药的雌激素活性较枸杞子、肉苁蓉、女贞子的雌激素活性高。邹培等通过观察长骨液（由丹参、土鳖虫、红花等活血化瘀中药组成）对造兔胫骨中段骨延长模型的组织学变化以及对成骨作用的影响，发现服用长骨液的实验组动物毛细血管形成时间、数量及骨生成细胞的数量、出现的时间及部位都明显强于对照组，表明活血化瘀中药通过改善局部的血液循环，增强生骨细胞的活性，从而促进了骨组织的修复、骨生成细胞数量的增加和功能的活跃。郭福采用制备兔的三七总皂含药血清并加入成骨细胞和破骨细胞进行体外共培养，观察培养体系中 IGF-1 和 IL-6 的变化，发现三七总皂含药血清组的成骨细胞和 IGF-1 含量均高于对照组，并随着三七的浓度升高而逐渐升高；破骨细胞含量和 IL-6 含量均低于对照组，并随着三七的浓度升高而逐渐降低；指出三七能够通过促进成骨细胞增长、促进成骨细胞分泌 IGF-1、抑制成骨细胞分泌 IL-6，从而抑制破骨细胞增长和骨吸收功能，达到治疗骨质疏松症的作用。于琼等通过使用丹参提取液制成丹参骨宝制剂并作用于环磷酰胺造模的骨质疏松大鼠模型，骨组织形态计量学观察发现，丹参骨宝能显著增加模型小鼠骨量，作者认为丹参制剂可能是通过增加骨的沉积矿化率，促进成骨活性，改善骨微观结构等达到防治骨质疏松症的作用。张晓燕等的研究还表明，丹参可增加成骨细胞数量、活性，抑制破骨母细胞向成熟破骨细胞转化，从而降低破骨细胞数目、活性，同时还可以促进骨胶原合成，加速骨形成的功能。何成奇等对骨痛宁搽剂对去势雌性大鼠骨密度、骨钙含量及股骨生物力学的影响研究表明，活血化瘀中药能有效改善雌激素缺乏导致的骨质疏松组织病理学、生物力学及骨密度改变，特别是三七等活血化瘀药还可以加快微循环速度，改善微循环和血液流变学，降低人体的血液黏度，抑制红细胞的聚集指数，并可减少血小板的聚集性，具有改善血液流变学的作用，使局部血流供应增多和营养增加，利于组织的修复。

补肾、健脾和活血化瘀方药的比较性研究发现，活血化瘀方药有明显延缓去势大鼠引起的骨量丢失的作用。补肾活血中药对于去势及老年 SD 大鼠的骨质疏松有明显的防治作用。药理研究表明活血化瘀中药不仅可以改善微循环和血液流变学，间接防治骨质疏松，丹参、牛膝等都具有类性激素作用，通过调节体内激素及其受体水平来防治骨质疏松，牛膝、续断、丹参还直接参与钙的代谢。李芳芳等采用单一因素的条件下比较补肾、健脾及活血化瘀方药对去势大鼠骨代谢的影响，发现活血化瘀方药有延缓去势引起的大鼠骨量丢失的作用。沈冯君等认为，补肾活血的中药能“祛瘀生新”，具有促进毛细血管再生，促进成骨细胞血管内皮生长因子的表达和生成，而血管内皮生长因子是目前已知的对血管生成具有调节作用的细胞生长因子中最为重要的一种，在骨组织的生长发育与修复过程中均起着重要作用。张宁等发现补肾活血中药含药血清及原药能够直接作用于体外培养的成骨细胞，促进成骨细胞增殖，增强其分泌活性，可延长成骨细胞活性分泌期，使其活性分泌高峰后移而峰值升高，增加其活性分泌总量。

以上从各个角度说明活血化瘀中药在治疗骨质疏松症的机制主要是通过改善微循环、血液流变学及调节内分泌功能等以治疗骨质疏松症。

第五节　肝与骨质疏松

一、中医肝的结构与功能

肝，位于膈下，腹腔之右上方，右胁之内。《难经·四十二难》谓：“肝重二斤四两，左三叶，右四叶，凡七叶。”

中医理论认为，肝的主要生理功能是主疏泄和主藏血。肝主疏泄功能主要表现在调畅气机，促进脾胃的运化功能和调畅情志三个方面。肝主藏血是指肝有贮藏血液和调节血量的生理功能。

肝在体合筋。筋，即筋膜，附着于骨而聚于关节，是联结关节、肌肉的一种组织。故《素问·五脏生成篇》中说：“诸筋者，皆属于节。”筋和肌肉的收缩和弛张，即是肢体、关节运动的屈伸或转动。《素问·九针论》说的“肝主筋”和《素问·痿论》说的“肝主身之筋膜”，都讲述筋膜有赖于肝血的充养，故《素问·经脉别论》说：“食气入胃，散精于肝，淫气于筋”。肝的血液充盈，才能养筋；筋得其所养，才能运动有力而灵活。肢体运动的能量来源，全赖于肝的藏血充足和调节血量功能正常。如果肝的气血衰少，筋膜失养，则表现为筋力不健，运动不利，故《素问·上古天真论》说：“丈夫……七八，肝气衰，筋不能动。”此外，肝的阴血不足，筋失所养，还可出现手足震颤、肢体麻木、屈伸不利。

肝主疏泄，此为肝脏的又一主要功能，包括调节气机、调畅情志、疏通血脉，促进脾胃运化等方面。肝主疏泄的功能正常，人体内部的脏腑、器官、组织、气血的生理功能就能处于正常状态，这种疏泄功能与气机、情志调节密切相关。肝的生理特性：肝为刚脏，体阴而用阳，主升、主动、恶抑郁，但又不能升泄太过，须保持柔和条达，刚柔相济。肝主疏泄以条达为贵，对机体整个脏腑气血都起着重要的作用。

肝体阴用阳，体阴为精、血、津等物质基础，用阳为肝气的疏泄、条达、宣散之功能活动。肝气的疏泄功能并不局限于气机调畅而言，还涉及精神活动、物质代谢、神经、内分泌、血液运行、妇女月事等一系列活动。故傅宗翰认为肝主疏泄寓有运化气血之能。肝主藏血、生血以调节血量：肝脏能贮藏血液，调节血量，故《素问·五脏生成篇》云：“人卧，血归于肝。”又曰：“肝受血而能视，足受血而能步，掌受血而能握，指受血而能摄。”可见，目、足、掌、指等运动都需血液作为基础，且有赖肝脏之调节。《医学入门》称肝为血海，盖肝藏血，疏血脉，宣气机。冲脉为十二经之海，为十二经气血汇聚之处，有调节十二经气血的作用。肝藏之血，来源于先后天之精，如《素问·平人气象论》所说：“藏真散于肝”，提示肝藏先天之精气；而“食气入胃，散精于肝”（《素问·经脉别论》），说明后天饮食水谷精微亦藏于肝。

肝主疏泄，使气机流畅；又主藏血，司血之贮藏。《素问·五脏别论》云：“五脏者，藏精气而不泄也。”五脏各司其职，相互合作，唯独肝既能贮藏有形之血，又可疏泄无形之气。肝属脏具有疏泄之功，并不完全“藏而不泄”，可见，肝脏功能与其他四脏相比，有很大的不同。肝与其他四脏相互联系，相互协调，相互制约，共同完成对气血的调节。肝促进脾胃运化水谷。《素问·五脏生成篇》云：“脾之合肉也，其荣唇也，其主肝也。”《素问·宝命全形论》云：“土得木而达之。”《素问·经脉别论》亦云：“食气入胃，散精于肝，淫气于筋。”都提到脾胃只有依赖肝木，才能发挥正常生理功能，即消化吸收的功能应由肝和脾胃共同承担。唐容川在《血证论》中亦说：“木之性主乎疏泄，食气入胃，全赖肝木之气以疏泄之，则水谷乃化。设肝不能疏泄水谷，渗泄中满之证在所难免。”肝肾同源，精血互化：肝藏血，肾藏精，精血互相滋生转化，故有“肝肾乙癸同源”“补肾即所以补肝”之说，肝虚多通过滋肾水以涵养肝木。

情志活动分属五脏，虽为心脑元神所统摄，但离不开肝之疏泄。因七情内伤发病的基本环节为气机郁滞。肝司谋虑而藏魂，肝在志为怒，若七情内伤，除直接伤及脏腑外，常影响气机的升降出入，故《素问·举痛论》云：“怒则气上，喜则气缓，悲则气消，恐则气下……惊则气乱……思则气结。”气机逆乱，亦可影响于血，使血液运行乖戾，如过怒可使肝气横逆上冲，血随气逆并走于上而气血同病，诚如《素问·生气通天论》所云：“大怒则形气绝，而血菀于上，使人薄厥。”《素问·举痛论》亦说：“怒则气逆，甚则呕吐及飧泄。”

《黄帝内经》中早已提出木、火、土、金、水等五气之郁，始以气郁。后世医家多有阐发，如朱丹溪提出气、血、痰、火、湿、食六郁之说，并创立了六郁汤，以治气郁为主。肝失疏泄，气机郁滞，机体气血津液等物质的流通和脏腑功能均受到不同程度的影响，导致以内妇科为主，各科各系统疾病的产生。肝为“五脏之贼，百病之长”（《四圣心源》）。《素问·举痛论》载：“百病生于气也。”《医学八法》载：“诸病多生于肝。”《医碥》载：“百病生于郁……郁而不舒，则皆肝相病矣。”《丹溪心法·六郁》亦云：“气血冲和，百病不生，一有怫郁，诸病生焉。故人身诸病，多生于郁。”当代名医岳美中先生亦言：“中医所称之肝，其生理复杂，其病理亦头绪纷繁，所以有‘肝为五脏之贼’‘肝病如邪’等说法，而临床所见杂病中，因‘肝病致病’者十居六七。”在病理状态下，肝病最易影响他脏，正如《知医必辨·论肝气》载：“人之五脏，惟肝易动难静。其他脏有病，不过自病，亦或言及别脏乃病而克失常所致。惟肝一病，即延及它脏……五脏之病，肝气居多，而妇人尤甚。治病能治肝气，思过半矣。”亦有“肝病繁多，为万病之贼”之说。可见，肝病除肝气郁结，肝气横逆，肝阳上亢，肝火上炎、肝风内动、肝胆湿热以及肝之气、血、阴、阳虚等本脏病证外，还能涉及它脏如木火刑金、肝木犯胃、肝木乘脾等，影响到冲任可再现冲任失调。

总的来说，肝的病变与气血的病变关系密切。气与血是体内营养环境的基础，是滋养脏器的重要物质，肝的疏泄正常，才能保证气血的运行顺畅；肝的藏血功能正常，才能保证有血备用和肾精的精——肾精－血的互相转化正常进行；五志过极，常致内脏损伤，尤其在绝经期后妇女，冲任难以维系正常功能，若加之以五志损伤，无异于雪上加霜，所以肝之调畅情志的功能正常是各脏腑及冲任行使生理功能的重要基础。骨质疏松的发病，气血等营养系统的病变及肾失于主骨是重要的病理基础，而肝能够明显影响这两个方面的正常工作，所以，肝在骨质疏松症的发病过程中也起到了重要的作用。

二、肝虚与骨质疏松

肝病的常见症状包括胸胁、少腹胀痛，烦躁易怒，头晕胀痛，肢体震颤，手足抽搐，以及目疾、月经不调、睾丸胀痛等。与骨质疏松症发病相关的肝病病机主要包括肝阴虚和肝血虚。

（一）肝阴虚

多由情志不遂，气郁化火，或肝病、温热病后期耗伤肝阴引起。肝阴不足，不能上滋头目，则头晕耳鸣，两目干涩；虚火上炎，则面部烘热；肝络为虚火所灼，而见胸胁灼疼；虚热内蒸，则五心烦热，午后潮热；虚火内扰营阴，则为盗汗。营阴亏虚不能上润，而见口咽干燥。肝阴亏虚，筋脉失养则手足蠕动。舌红少津、弦脉是肝阴虚有内热的舌象和脉象。

（二）肝血虚

多由脾胃亏虚，生化之源不足，或慢性病耗伤肝血，或失血过多所致。肝血不足，不能上荣头面，故眩晕耳鸣，面白无华；爪甲失养，则干枯脆薄；血不足以安魂定志，故入夜梦多；目失所养，所以视力减退，甚至成为夜盲。肝主筋，血虚筋脉失养，则筋脉拘挛急迫，感觉迟钝，因而发生肢体麻木，关节拘急屈伸不利，手足震颤等虚风内动之象。妇女肝血不足，不能充盈冲脉、任脉，所以月经量少色淡，甚至闭经。舌淡苔白脉细，为血虚常见之舌脉。

（三）肝肾同源

需要强调的是，肝与肾之间关系极为密切，有“肝肾同源”之说。“肝肾同源”理论源于《黄帝内经》。《素问·五运行大论》云：“北方生寒，寒生水，水生咸，咸生肾，肾生骨髓，髓生肝”，揭示了肝肾两脏之间相互联系、相互影响的密切关系，体现了中医学的整体观念。肝藏血，肾藏精。藏血与藏精之间的关系，实际上即是精和血之间存在的相互滋生和相互转化的关系。肝肾相生，和肾均内藏相火，相火源于命门。肝和肾密切相关，相互制约，治疗上多兼顾二脏。《医宗必读》曰：“东方之木，无虚不可补，补肾即所以补肝；北方之水，无实不可泻，泻肝即所以泻肾。”强调了“肝与肾”的密切关系。血的生化，有赖于肾中精气的气化；肾中精气的充盛，亦有赖于血液的滋养。所以说精能生血，血能化精，称之为“精血同源。”在病理上，精与血的病变亦常相互影响。如肾精亏损，可导致肝血不足；反之，肝血不足，也能引起肾精亏损，肾亏则髓空，骨骼虚损，而形成骨质疏松症。

另外，肝主疏泄与肾主封藏之间亦存在着相互制约、相反相成的关系，主要表现在女子的月经来潮和男子泄精的生理功能。若二者失调，女子可见月经失调，甚或闭经；男子可见遗精滑泄，或阳强不泄等症。

由于肝肾同源，所以肝肾阴阳之间的关系极为密切。肝肾阴阳，息息相通，相互制约，协调平衡，故在病理上也常相互影响。肾阴不足可引起肝阴不足，阴不制阳而导致肝阳上亢，称之为“水不涵木”；肝阴不足，可导致肾阴的亏虚，而致相火上亢。反之，肝火太盛也可下劫肾阴，形成肾阴不足的病理变化。

临床上肝阴虚与肾阴虚常可同时发生，而出现肝肾阴虚的证候。肝肾阴虚，精血不能濡养筋骨经脉，久则髓枯筋燥，而腿胫大肉消脱，痿废不起。

三、中西医学对肝认识的异同

现代研究中，有学者通过对补肾生血中药作用机制的研究，在阐述肾藏精、精生髓、髓生血理论客观性的基础上，采用分子生物学等先进技术，研究补肾对肝影响的分子机制，结果发现补肾生血中药可明显增高生理性肾虚老龄大鼠肝细胞 DNA 的甲基化水平，从而提高基因稳定性，维持正常基因表达，延缓衰老基因的启动。又有学者观察龟龄集和右归丸对甲状腺功能减退大鼠肝细胞结构和组织化学变化的作用，结果提示，补肾助阳药对于甲状腺功能减退大鼠肝脏有一定的保护作用，其作用可能是通过调节核酸代谢、有效地产生能量而实现的。还有学者观察了补肾益精药物益肾宝及左归饮对老年小鼠 DNA 双链结构及损伤修复能力的影响，结果发现，老年小鼠肝细胞 DNA 的 T_m 及热增色效应较青年小鼠显著升高，服用补肾益精药物后其 T_m 及热增色效应明显降低，表明补肾益精药物可以减少老年小鼠肝 DNA 损伤程度，提高其损伤修复能力，改善其 DNA 结构的增龄性变化。

肝郁与衰老密切相关，研究表明，肝郁证的人存在着不同程度的微循环障碍，主要体现在其血液流速变慢，血液流态异常，微血管袢顶瘀血和渗出现象增多。因此肝郁导致气血运行不畅，加速衰老进程。

近几年来，随着国内对肝肾本质的不断深入研究（包括实验研究和临床观察），研究者已开始注意到，肝肾都与神经－内分泌－免疫网络有着密不可分的联系。一部分学者主要围绕下丘脑－垂体－靶腺（肾上腺、甲状腺、性腺、胸腺）轴对肾本质与神经－内分泌－免疫网络的关系进行了较系统而深入的研究；通过建立肾阳虚动物模型（皮质酮大鼠 HPA 受抑模型）和肾阴虚动物模型（MSG 大鼠 HPA 亢进模型），分别研究补肾阳或补肾阴对神经－内分泌－免疫网络功能的调控，取得了一系列可喜的进展，从而将肾虚的主要发病环节定位于下丘脑。

另一部分学者主要在临床上围绕肝主疏泄情志及其功能失调与神经－内分泌－免疫网络的相关机制，获得了一系列有价值的科研数据，从而将疏泄失调的主要发病环节定位于神经－内分泌－免疫网络。研究表明，持续的精神内伤可使机体免疫力下降，诱发癌症、高血压、冠心病等疾病，情志异常尤其是怒伤肝引起的神经－内分泌－免疫网络系统的失调是衰老的诱发因素。研究发现，肝气郁结是肝脏病变的主要病机，与衰老变化过程密切相关，肝郁导致津血阻滞，形成痰浊、瘀血等病理产物，从而变生它证，加速机体衰老的进程。

总之，肝肾与神经－内分泌－免疫网络之间有着密不可分的联系，使我们在现代医学中找到了同样的证据来证明肝肾之间的同源关系，这种理论的发扬对于中医关于骨质疏松症的理论体系是一个重要的补充，为骨质疏松症的治疗开辟了一条新的途径。

第六节　气血津液与骨质疏松

一、气血的生理、病理

（一）气血的生理功能

气血运行于全身，周流不息，外而充养皮肉筋骨，内而灌溉五脏六腑，气血与人体的一切生理活动和各种病理变化密切相关。

“气”一方面来源于与生俱来的肾之精气，另一方面来源于从肺吸入的清气和由脾胃所化生的“水谷精气”。前者为先天之气，后者为后天之气，这两种气相互结合而形成“元气”，成为人体生命活动的动力源泉，也可以说是维持人体生命活动最基本的力量。元气形成之后，沿着经脉分布到全身各处，就成为各种具有不同特点，不同功能的气，如心气、肺气、胃气、肾气、营气、卫气等。气是一种流动的物质，气的运动形式，只有通过人体各个脏腑、组织的生理活动才能体现出来。它的主要功能是对一切生理活动的推动作用；温养形体的温煦作用；防御外邪侵入的防御作用；血和津液的化生、输布、转化的气化和固摄作用。总之，气在全身流通，无处不到，上升下降，维持着人体动态平衡。人的生命活动从根本上讲就是元气升降出入的运动。

“血”是脾胃运化而来的水谷精微变化而成。《灵枢・决气》中说：“中焦受气取汁，变化而赤，是谓血。”血形成之后，循行于脉中，依靠气的推动而周流于全身，有营养各个脏腑、各个器官、各个组织的作用。《素问・五脏生成篇》中说：“肝受血而能视，足受血而能步，掌受血而能握，指受血而能摄。”说明全身的脏腑、皮肉、筋骨，都需要得到血液的充足营养，才能进行各种生理活动。

（二）气和血对机体生理病理的影响

气属于阳，血属于阴。《难经·二十二难》中说：“气主煦之，血主濡之。”这简要地概括了气和血在功能上的差别。但是，气和血之间，又存在着“气为血之帅”“血为气之母”的密切关系。具体地说，即是存在着气能生血、行血、摄血和血为气之母四个方面的关系。

（三）气血病机与骨质疏松

气血是人体生命活动的物质基础，“气为血帅，血为气母”，气血相辅相成，互相依附，循行周身，周流不息，外而充养皮肉筋骨，内而灌溉五脏六腑。骨质疏松症患者，一方面由于脾肾亏虚，气血生化乏源，气血不足，不能荣养皮肉筋骨，而产生疼痛的症状，即所谓的“不荣则痛”；另一方面，脏腑功能失调，导致气血运行不畅，气滞则血瘀，也可产生疼痛的临床症状，即所谓的“不通则痛”，因此，骨质疏松症的发生与气血关系密切。

1. 气虚

气虚主要包括元气、宗气、卫气的虚损，以及气的推动、温煦、防御、固摄和气化功能的减退，从而导致机体的某些功能活动低下或衰退。

气虚多由先天禀赋不足，或后天失养，或劳伤过度而耗损或久病不复，或肺脾肾等脏腑功能减退，气的生化不足等所致。常见原因有先天不足、营养不良、年老虚弱、久病未愈、大手术后及疲劳过度等。

气虚表现为疲乏无力、腰膝酸软、语声低懒微言、胸闷气短、精神不振、头晕目眩、失眠健忘、食欲不振等诸多不适；元气不足会造成生长发育缓慢，筋骨萎软早衰，骨折愈合缓慢等。骨质疏松病人易于遭受骨折，骨折的病人遭受巨大创伤并且久病卧床极易造成气虚，气虚则影响骨髓等物质的生化从而影响骨骼的濡养，进而影响骨折的愈合。肾居腰府，藏精气，司二阴开合。精气充五脏而上荣于骨髓，肾气亏虚，失于荣养，周身倦怠乏力；脾气虚则四肢肌肉失养，从而使骨质疏松症及骨折的康复缓慢。正如《正体类要》云：“食少体倦而不生，脾胃气虚也”“新肉不生，若患处夭白，脾气虚也”“脓稀白而不生者，脾肺气虚也”。

2. 血虚

人体脏腑组织，四肢百骸有赖血液之濡养，血盛则肌肤红润，体壮骨健，血虚则肌肤失养，面唇、爪甲、舌体皆呈淡白色，面色萎黄，眩晕，乏力，生长迟缓，脉虚细等。骨质疏松症的病人如发生骨折，血溢脉外易导致血液亏虚；或久病卧床导致阴血虚耗，或脾胃功能失常，水谷精微不能化生血液等导致血虚。血的营养和滋润功能减退，以致脏腑百脉、形体器官失养。血虚骨髓失养，骨骼失滋，骨骼得不到滋养从而影响骨折的愈合甚至发生延迟愈合。《正体类要》云："患处绯赤，阴血虚也""脓稀赤而不生者，心脾血虚也""晡热而不生，肝血虚也"。

3. 气血两虚

由于气与血有密切关系，故血虚每易引起气虚，而气虚不能化生血液。《素问·举痛论》曰："脉涩则血虚，血虚则痛"。《经历杂论》曰："风痛者，善走窜，痛无定处，血虚人多患此。其脉浮大而缓……当填补血液"。气血两虚，骨髓失养，骨骼失滋，骨骼得不到滋养，骨质疏松症加重，甚至影响骨折的愈合。

4. 气滞血瘀

骨折的患者因为骨断筋离，血溢脉外，甚至血脉断裂或久病卧床从而使气机运行不畅，以致血液运行障碍，形成气滞与血瘀并存。其病机一般多先由气的运行不畅，然后引起血液的运行瘀滞，是先有气滞，由气滞而导致血瘀；也可由离经之血（瘀血）阻滞，影响气的运行，这就先有瘀血，由瘀血导致气滞；也可因跌扑闪挫等损伤而气滞与血瘀同时形成。气血运行不畅使骨折愈合所需的营养得不到生成和输送，骨骼失养从而影响骨质修复及骨折的愈合。

二、津液的生理、病理

（一）津液的生理功能

津液是人体内一切正常水液的总称，主要是指体液而言。清而稀薄者称为津，浊而浓稠者称为液。津，多布散于肌表，以渗透润泽皮肉、筋骨之间，有温养充润的作用。汗液、尿液均为津所化生。津血互生，血液得津液的不断补充，才能在周身环流不息，故《灵枢·痈疽》说："津液和调，变化而赤为血。"液，流注浸润于关节、脑髓之间，以滑利关节、濡养脑髓和骨髓，同时也有润泽肌肤的功能。津和液，都是体内正常水液，两者之间可互相化生，故并称津液，有充盈空窍，滑利关节，润泽皮肤、肌肉、筋膜、软骨，濡养脑髓和骨髓，即所谓填精补髓等生理功能。

（二）津液病机与骨质疏松

1. 中医对痰浊的认识

痰浊是津液代谢异常而形成的病理产物；任何导致津液代谢失常的病因皆可生成痰浊。如肺失宣降，则痰壅于肺；脾失健运，运化水湿和散精功能减退，则津液环流迟缓，水液不能正常运化和输布，而生湿酿生痰浊；肝失疏泄，则气机不畅，气滞而致津液停留为痰浊。又如气虚则湿聚为痰，火旺则灼津为痰。痰浊生成之后，则随气升降流行，无处不到，内而脏腑，外至筋骨皮肉，形成多种病证。

2. 痰浊与骨质疏松症

朱丹溪《丹溪心法·痰十三》认为女子绝经后易于生痰：①肾精亏虚，阴虚火动，灼津为痰。②肾气亏虚，蒸腾气化作用失常，津液不能蒸化而凝聚为痰浊。 ③肾虚精亏日久，必伤脾土；如果脾虚运化无力，健运无权，清气不升，则使浊阴弥漫，痰浊内生；或脾不可散精，则精微输布不利，停聚为痰。④妇女绝经后，大多已经历了经、孕、产、乳几个阶段，极易耗血伤精，致血虚肝郁，疏泄失常，气滞水停，聚而生痰。痰浊内生，痰瘀阻脉，气血运行不畅，或无形之痰留注经络关节，骨骼失养，导致骨质疏松。

3. 现代医学对于痰浊与脂质代谢紊乱的认识

现代诸多医家从理论、临床、实验研究等方面广泛而深入地探讨了高脂血症与痰浊的关系，认为血脂增高和脂蛋白异常与中医学之“痰”有关，脂质代谢紊乱是“痰浊”的物质基础。同时，有学者治疗高脂血症时以治痰为主，辨证配伍，可取得良好疗效，这也反证了高脂血症与痰浊之间的密切联系。谢建华认为痰浊内阻是形成高脂血症的关键，并将痰浊分为风痰、郁痰、瘀痰、浊痰、热痰、虚痰等，治疗以瓜蒌薤白半夏汤为基础方，在化痰利气基础上，随证立法，分别治助以平肝、疏肝、祛瘀、化浊、清热、补虚法，收到满意的临床效果。

4. 骨质疏松症与脂代谢的相关性

（1）高血脂常与骨质疏松症共存

大量的动物实验和流行病学调查分析肯定了高血脂常与骨质疏松症共存。张志平等予以小鼠高脂高糖脂肪乳剂（胆固醇、猪油、胆酸钠、丙基硫氧嘧啶、蔗糖）灌胃，共 8 周。与普通饲料组相比，脂肪乳剂组小鼠 胆固醇（TC）、低密度脂蛋白（LDL）明显升高，高密度脂蛋白（HDL）明显降低（$P < 0.01$）；股骨最大载荷、最大挠度、断裂载荷降低（$P < 0.05$），骨生物力学降低，说明长期脂肪乳剂灌胃可造成小鼠高脂血症性骨质疏松症。

（2）骨质疏松和血脂紊乱发生率都在绝经后明显增加

雌激素与骨代谢和脂代谢都有密切关系。雌激素抑制骨吸收，减少妇女绝经后的骨丢失，预防骨质疏松的发生，同时促进血脂的降解，降低胆固醇（TC）、低密度脂蛋白（LDL）水平。胡彩仙等开展了血脂和骨密度（BMD）关系的研究，研究对象为 73 例老年人，研究结果发现老年女性骨密度（BMD）与胆固醇（TC）、甘油三酯（TG）成负相关，老年男性 BMD 与血脂之间无明显相关性，提示体内雌激素水平下降，是绝经后妇女血脂代谢紊乱和骨质疏松症发病率增高的主要原因。

（3）治疗骨质疏松症的药物对血脂有调节作用

雌激素替代疗法是公认有效的绝经后骨质疏松症治疗方案，同时雌激素替代疗法可改善血脂，表现在通过增加低密度脂蛋白（LDL）在肝细胞的分解代谢来降低 LDL、抑制脂蛋白脂酶（lipoprotein lipase，LPL）活性及促进肝合成载脂蛋白 A1（APOA1）来升高 HDL。张咏梅等临床研究中用利塞膦酸钠治疗绝经后骨质疏松症患者 116 例，结果观察显示患者骨密度增加，TC 及 LDL 降低。

（4）降脂类药物可改善骨质疏松症

他汀类药物是一类临床常用的传统降血脂药物，多项基础研究和临床试验发现他汀类药物能促进骨形成、抑制骨吸收、适度提高 BMD，从而降低骨折发生的风险。Sugiyama 等认为他汀类药物通过抑制甲羟戊酸旁路途径的关键酶 HMG-CoA 还原酶改善脂代谢，通过促进骨形态发生蛋白 2 的表达及成骨细胞分化调节骨代谢。Watanabe 等对绝经后妇女给予口服氟伐他汀，1 年后与未服用氟伐他汀的实验组相比较腰椎的骨密度增加了 1%。他汀类药物开创了调脂药物治疗骨质疏松症的新途径。

（5）骨代谢和脂代谢的遗传基因有相关性

与骨代谢和脂代谢共同相关的基因有载脂蛋白 E 基因、PPA R γ 基因、维生素 D 受体基因、护骨素基因、雌激素受体基因和雄激素受体基因等。张秀珍等观察 57 名已排除影响骨代谢、脂代谢疾病的绝经后妇女，用 PC R – R FLP 法对E R基因多态性进行分析，同时测定腰椎和股骨骨密度、骨代谢生化指标血骨钙素、尿Ⅰ型胶原N末端肽和血脂指标TC、TG、LDL、ApoA1、ApoB、A1 /B、Lp（a）。结果显示，E R XbaI基因型与骨密度相关，E R基因XbaI多态性是绝经后BMD的一个影响因素，XX基因型可能具有较强的骨形成能力，xx基因型可以预示低骨量；xx基因型与低apoA1含量和A1 /B比值有关，xx基因型人群可能是绝经后脂代谢紊乱的易发人群。

（6）高血脂影响骨代谢

高脂血症可能促进骨吸收，减少骨形成，从而促进骨质疏松症的发生发展。有研究证实，高脂环境一方面能抑制成骨细胞的分化，另一方面能促进前体破骨细胞向破骨细胞分化，并使破骨细胞活性增加。另外，游离脂肪酸作为PPA R γ的配体，能够反式激活PPA R γ的表达，从而促进骨髓间充质干细胞（BMSCs）向脂肪细胞的分化。

反之，BMSCs成脂分化趋向增强时，成骨分化就减弱。故许多刺激成骨的因素不仅可以促进BMSCs分化为成骨细胞，还可以抑制BMSCs向脂肪细胞的分化。章斌用OVX大鼠建立PMOP动物模型，分离BMSCs，检测成骨基因碱性磷酸酶、骨唾液蛋白和成脂基因PPA R γ2，研究去卵巢后大鼠BMSCs增殖特性的变化，结果碱性磷酸酶、骨唾液蛋白表达量较低，PPA R γ2表达量较高，提示去卵巢手术后，大鼠BMSCs的分化趋向发生了改变，其成骨分化能力减弱，成脂分化能力增强。

（7）骨髓脂肪细胞与骨质疏松症

目前治疗绝经后骨质疏松症的研究热点和新途径之一就是调控骨髓脂肪细胞生成过程中的信号通路，抑制BMSCs成脂分化，促进其成骨分化。骨质疏松症患者随着年龄的增长，骨量减少，同时伴随骨髓腔扩大，骨髓脂肪组织增加。骨髓脂肪细胞不仅仅只是骨髓腔的填充物。骨髓内脂肪组织增多、体积增大，脂肪堆积使骨间隙压力增大，骨髓腔内的血管受压迫，血窦面积减少，血液供应不足，骨髓微循环减少，成骨减少，最终骨量丢失。故髓内脂肪组织增多造成骨髓腔内微循环障碍可能是导致骨质疏松症的重要原因之一。另外，脂肪的前体细胞能产生破骨细胞形成促进因子。宋纯理等提出了骨质疏松发病机制的“脂肪细胞过剩”途径假说，可见脂肪形成在骨质疏松的发病环节中具有重要作用。

基于上述认识，有学者认为肾虚是骨质疏松症的病理基础，痰浊是骨质疏松症的致病因素之一，脂代谢异常可能与骨质疏松症痰浊有关，并据此制定了补肾化痰的新治则，以期丰富骨质疏松症中医病因病机学理论，为骨质疏松症的中医治疗方法提供新治则和新治法。

5. 痰浊与衰老的关系

近年来许多学者研究了血瘀、痰浊与衰老的关系，姜惟等认为“在衰老的进程中，肾虚为本，痰瘀乃是标，本虚标实，互相影响，互为因果”。痰浊是老年病发病过程中不可忽视的病理因素。潘氏指出，衰老过程中最易产生痰浊，痰浊的发生尤与脾胃关系最为密切。有调查发现，内脏的虚证并同时伴随有血瘀和痰浊等实证证候的状况与年龄的增长呈正相关关系。现代研究认为，老年人机能代谢低下或紊乱，一方面易引起循环障碍而出现血液运行异常，同时由于代谢产物清除减少和堆积，必将造成细胞损伤，日久还可引起组织器官增生、变性等血瘀、痰浊的变化，这种变化又进一步使机能代谢减弱，导致衰老的发生。在对中老年人总抗氧化能力与脾虚、肾虚关系的临床研究中发现，D– 木糖排泄率随年龄上升而下降，由于 D– 木糖排泄率与脾虚有关，说明随着年龄增加，脾虚状态逐渐加重，中年以后发生质的变化，与人的衰老过程相符合。

第七节　经络的病机与骨质疏松

经络是经脉和络脉的总称，是运行全身气血，联络脏腑肢节，沟通上下、内外的通路。经脉有一定的循行路径，而络脉则纵横交错，网络全身，把人体所有的脏腑、器官、孔窍以及皮肉筋骨等组织联结成一个统一的有机整体，正如《灵枢·本脏》中说：“经脉者，所以行气血而营阴阳，濡筋骨，利关节者也。”指出经络有运行气血、营运阴阳、濡养筋骨、滑利关节的作用。人体的生命活动，病理变化和治疗作用，都是通过经络来实现的。

一、经络病机

经络病机主要有两个方面：一是脏腑疾病可以累及经络，经络疾病也可内传脏腑；二是经络运行阻滞，影响其循行所过的组织器官的功能，出现相应部位的证候。

《难经·二十二难》说：“经言是动者，气也；所生病者，血也……气留而不行者，为气先病也；血壅而不濡者，为血后病也。故先为是动，后所生病也。”说明在经络病变中，最早出现的是经气不利（即功能性有自我症状阶段，相当于“亚健康”阶段），进一步会导致血瘀（即器质性阶段）。

武密山等根据临床中骨质疏松症患者均有腰背疼痛、活动困难，甚至驼背等症状，围绕其兼症，选择与之有关的足少阴肾经、足太阳膀胱经、足厥阴肝经、足太阴脾经进行经络辨证。发现有足少阴肾经和足太阳膀胱经经络症状者骨质疏松症患病率比仅有足厥阴肝经、足太阴脾经经络症状者的患病率高。通过进一步对“是动”和“所生病”阶段分析，骨质疏松症发病部位主要集中在第 1、第 4 腰椎和股骨颈；“所生病”阶段属于肾经、膀胱经的患者比属于肝经、脾经的患者 BMD 值低。

从以上可以看出，骨质疏松症患者脏腑功能失调，导致经气不利，影响气血运行，出现督脉、足太阳膀胱经循行路径上腰背部疼痛症状。经络辨证为临床治疗骨质疏松症提供了新的理论依据，如临床上采用针灸、推拿、按摩、理疗等方法来治疗骨质疏松症。

二、“少阳主骨”学说

1. 问题的提出

“肾主骨”首见于《黄帝内经》，一直为历代医家所熟知，同时在临床上也起到了明显的指导意义，正如《素问·宣明五气》曰：“肾主骨，是谓五主。”《灵枢·本神》曰：“恐伤肾，肾主骨。”然而《灵枢·经脉》中也记载：“胆足少阳之脉……是主骨所生病者……”即提出“少阳主骨”这一概念，认为少阳主骨、少阳经经气异常，就会出现遍体骨节疼痛不适，松懈弛缓等症。由此，出现“肾主骨”与“少阳主骨”两个概念。由于两者极易出现混淆，历代医家对此颇多讨论，现代则有学者认为可以从骨的“体”和“用”两方面探寻少阳及肾与“主骨”之间的关系，这对于运用经络学说防治骨质疏松症可能会有一定的意义。

2. 历代医家注释

自《难经》以来，各种医籍中出现大量有关少阳主骨的内容，而且从不同角度，对《黄帝内经》发微释难。如隋·全元起从筋与骨的关系来理解，他说：“少阳者肝之表，肝候筋，筋会于骨，是少阳之气所荣，故言主于骨”。唐·王冰“少阳主骨，故气终则百节悉纵缓，”说法与《黄帝内经》相同；明·张介宾则从胆与骨的关系，对少阳主骨一说作注为："胆味苦，苦走骨，故胆主骨所生病，又骨为干，其质刚，胆为中正之官，其气亦刚，胆病则失其刚，故病及于骨，凡惊伤胆者，骨必软，即是明证"。既肯定了少阳主骨，并就其机制作了一些阐述。明·李中梓注为："胆主骨病者，乙癸同源也"。后世许多注家就《素问·热论》"少阳主胆"一说提出了疑问。认为"少阳主胆"说法不妥，应作"少阳主骨"。如《甲乙经》《太素》等都改作"骨"字，宋·林亿等也校正："全元起本胆作"骨"；日本人丹波元简在《素问释》中也说："盖太阳主皮肤，阳明主肉，少阳主骨，从外而内，殆是半表半里之部分，故改'胆'作'骨'于义为长"。清·李学川认识与张介宾一致。

3. 肝在少阳与肾二者之间的枢纽与过渡作用

肝与肾为乙癸同源，两者互生互用。肝主藏血，肾主藏精，精血之间相互化生并由肝阳的疏达和肾阳的蒸腾分布全身，荣养腠理皮毛与骨骼肌肉。中医理论认为"骨"的概念不仅指人体骨骼之骨，还应包括骨与骨之间的关节及其周围维系、加强关节结构的韧带组织。少阳胆经所主的骨关节的疾病也应包括关节处韧带组织的病变。在"肾主骨"的理论下，骨骼依赖肾精化生的骨髓滋养而坚实，而精血同源，相互协同互化，故肝血的充实与否也对骨骼的强弱有着密切影响。另外，肝为阴中之阳，主筋之实质。筋具有约束骨骼、屈伸关节、卫护脏腑的功能。《素问·痿论》云："宗筋主束骨而利机关也。"《杂病源流犀烛》曰："筋也者，所以束节络骨，绊肉绷皮，为一身之关纽，利全体之运动者也。"肝肾之精血充盈与否直接决定人体筋骨是否强健，正如《素问·上古天真论》所记载："五八肾气衰，发堕齿槁。六八阳气衰竭于上，面焦，发鬓颁白。七八肝气衰，筋不能动。八八天癸竭，精少，肾脏衰，形体皆极。则齿发去。"当人年老时，肝肾之精渐枯，筋骨也随之衰弱。肝与胆互为表里，《黄帝内经太素》曰："少阳者肝之表，肝候筋，筋会于骨，是少阳之气所营。"《灵枢·本脏》曰："肝合胆，胆者，筋其应。"肝与胆相合，胆外应于筋。关节的运动依靠关节处的骨与附着于骨关节的筋的协调配合才能完成。正如《素问·五脏生成篇》所云："诸筋者皆属于节。"筋的生成濡养有赖于肝血充足，而筋与骨结合并协同运动需要少阳胆经枢机的通达。如果少阳经气不利则会出现关节运动不利或疼痛的症状。如《素问·厥论篇》所云："少阳厥逆，机关不利，机关不利者，腰不可以行，项不可以顾……"在"肾主骨"与"少阳主骨"两者之间，肝通过其"主筋"的特性在肾与少阳之间起到枢纽与过渡的作用。肝脏所藏之血与肾精所藏之精同源互化，共同组成了筋与骨的物质基础。另一方面，肝与胆互为表里，胆为肝所主的筋之外应。足少阳胆经主枢机，通过足少阳胆经经气的疏利使关节处的筋与骨顺利配合完成运动功能，是骨关节的运动功能的基础。

《素问·诊要经终论》曰："少阳终者，耳聋，百节皆纵。"唐代王冰注"少阳主骨，故气终则百节悉纵缓。"胆经经气不利时不能够濡养所循行关节，故关节出现虚性疼痛、萎软或由于濡养不足而容易感受外邪形成痹症。《灵枢·根结篇》曰："少阳为枢……枢折即骨繇而不安于地，故骨繇者取之少阳。视有余不足，骨繇者节缓而不收也，所谓骨繇者摇故也，当穷其本也。"此处提到的"骨繇"即为骨关节维系之力减弱出现的关节松缓而动摇不收，其病机即为少阳枢机不利。唐·杨上善注解本言："枢主转动，胆足少阳脉主筋，纲围诸骨。令其转动，故为枢也。"少阳经既为三阳之枢又为阴阳之枢，即为枢机。人体各关节以运动为主，恰似人体骨骼之枢机，关节的运动可以看作是骨骼的功用。胆为腑属阳，少阳胆经亦属阳，主枢机转动开阖，与人体关节之运动相应。由此可推断古人认为少阳胆经主骨之用。另外，足少阳胆经从居髎至足窍阴共 16 穴，此 16 穴中治疗与筋骨相关的穴位有 14 穴之多。其中以环跳善治腰腿痛，下肢痿痹，半身不遂；阳陵泉为筋会，主全身各关节筋急疼痛；绝骨为髓会，主治筋骨痿软无力等症。此三穴为足少阳经治疗关节疾病的典型常用穴，更是"足少阳经主骨之用"这一理论指导临床实践的证明。

4."少阳主骨"之说的意义

（1）利于理论完善

肾主骨，少阳亦主骨，细玩《黄帝内经》经文便可知，两者是从不同角度提出的不同概念。肾主骨着重于脏器功能。如《索问·六节脏象论》所说："肾者主蛰，封藏之本，精之处也.其华在发，其充在骨"；而少阳主骨则着重于经脉循行。足少阳经行人身之侧，自上而下，有头角、耳后（完骨）、脾枢、膝外、外辅骨、绝骨等，经脉所过之处，骨角较为显著；《黄帝内经》中对此记述颇为详尽。

"少阳主骨"与"肾主骨"均源于《黄帝内经》，通过文献学习，认为两者相辅相成，且少阳主骨是对肾主骨的必要补充。这种既有脏器功能，又有经络作用的多元性调节机制，使人体五脏与五体的联系，经络对脏腑、肢节的联络作用更趋密切，进而把人体的上下内外联结成为一个有机的统一整体。也就使中医基础理论更趋完善，并将对指导临床治疗有着重要的意义。

（2）用于临床治疗及病机阐发

①指导针刺治疗：少阳主骨，因此，在少阳经循行所过的各骨节如头角、额、目外眦、缺盆、肩、肘、胁肋、髀枢、膝外至胫骨、绝骨、外踝部的疼痛、弛缓无力等，均可选用有关少阳经腧穴进行针刺治疗。有人根据这一理论，选用阳陵泉穴和/或阴陵泉穴为主配它穴，对肩痛、肘关节痛、坐骨神经痛、膝关节痛及半身不遂、痿证进行针刺治疗，取得了显著疗效。很明显，阳陵泉穴是足少阳经合穴，该穴具有利肝胆、强筋骨的功效，因此，术者选用阳陵泉穴，或阳陵泉穴为主，配他穴，对上述诸症进行治疗，正是运用了“少阳主骨”这一特点，可谓选穴精当，有的放矢；疗效显著则在预料之中。亦即杨上善说：“足少阳脉主骨，络于诸节，故病诸节痛也”。

②指导药物治疗 《灵枢·根结》说：“少阳为枢，故开折，则肉节渎而暴病起矣……枢折，即骨繇而不安于地，故骨繇者，取之少阳，视有余不足。”少阳主骨，少阳经经气亢盛或不足时，都会出现遍体骨节松懈弛缓及疼痛不适等症，明确了少阳主骨这一道理，诸如“骨繇病”、部分痿证、半身不遂等，就可选用有关少阳方药进行治疗。也为临床某些疑难病证的治疗，提供了新的途径。另外，后世临床运用中，“少阳主骨所生病”的理论也在临床中得到了充分的运用。如《伤寒论》146条：“伤寒六七日，发热，微恶寒，支节烦疼……柴胡桂枝汤主之。”文中之“支节烦疼”即为太阳伤寒后邪犯少阳，致使少阳经气输布不利而出现的四肢关节疼痛。《三因方》的温胆汤，主治胆郁化热，胆胃失和，痰浊中阻之眩晕、目黄、失精、足指不能摇、躄不能起之证。临床中亦有通过清泻胆经邪热，以桂枝龙骨牡蛎汤治疗骨繇证的验案。如有人对数例用中医熄风、柔肝、涤痰、潜阳诸法及多种西药治疗，均无效验的骨节弛缓无力，肢体呈阵发性、节奏性摇摆，不能自制或伴眩晕为主证的“骨繇病”，采用少阳方药柴胡龙骨牡蛎汤加减治疗取得了良好效果。他们所以能在诸法无效时，独辟蹊径，在繁杂的症状中明辨病因，审因论治，关键是掌握了疾病的病变机制：邪犯少阳，正邪交争，使少阳经经气亢盛。方选柴胡龙骨牡蛎汤，药力直达少阳，驱除亢盛的邪气，使正气趋于平和，故有如矢中的之效。

通过诸多文献考证表明“肾主骨”与“少阳主骨”实则不相矛盾，反而互为补充。“肾主骨”实为肾脏主骨，且主骨之体，骨骼坚实有赖于肾精充足，髓海充盈；“少阳主骨”实为少阳胆经主骨而非胆腑主骨，且主骨之用，骨骼之间关节的运动有赖于少阳枢机经气通利。两者一阴一阳，一体一用，相合相成共主人体骨骼的支持、运动功能。即“是主某所生病”意指本经脉（穴）能主治某一方面的病证。照此类推，足少阳经“是主骨所生病”即为足少阳经脉（穴）能主治在病理上与胆有关的部分骨病。这些对于运用针灸、推拿、理疗等方法于骨质疏松症的防治可能有一定的启示。

参考文献

[1]刘庆思，庄洪，黄宏兴. 骨质疏松症中西医结合治疗[M]. 北京：人民卫生出版社，2006.

[2]郭世拔，罗先正，邱贵兴. 骨质疏松基础与临床[M]. 天津：天津科学技术出版社，2001.

[3]马克昌，冯坤，朱太咏，等. 骨生理学[M]. 郑州：河南医科大学出版社，2000.

[4]陈可冀，史载祥. 实用血瘀证学[M]. 北京：人民卫生出版社，1999.

[5]田牛. 微循环学[M]. 北京：原子能出版社，2004：26–27.

[6]田牛. 实用临床微循环学[M]. 北京：军事科学出版社，1989.

[7]田牛. 微循环的临床与基础[M]. 北京：原子能出版社，1996.

[8]田牛. 微循环方法学[M]. 北京：原子能出版社，2004.

[9]罗元恺. 实用中医妇科学[M]. 上海：上海科学技术出版社，1994.

[10]吴其夏. 体液因素和血液循环病理生理学[M]. 北京：北京医科大学，中国协和医科大学联合出版社，1991.

[11]黄铎香. “肾主骨”初探[J]. 新中医，1980（4）：16–17.

[12]施杞，谢可永. 补肾填精法防治绝经后骨质疏松症的临床研究[J]. 上海中医药杂志，1996（10）：2–5.

[13]梁德任. 也谈“肾主骨”[J]. 新中医，1980（5）：17–18.

[14]施杞，谢可永. 补肾填精法防治绝经后骨质疏松症的临床研究[J]. 上海中医药杂志，1996（10）：2–5.

[15]施杞. “肾”藏象理论及其在骨代谢疾病中的应用[J]. 上海中医药大学学报，2012，26（1）：4–7.

[16]杨收平. 肾主骨生髓学说的现代理解[J]. 中国中西医结合肾病杂志，2002，3（8）：489–490.

[17]王少君，李艳，刘红，等. 中医理论对骨质疏松症发病机制的认识[J]. 世界中医药，2013，8（9）：1044–1048.

[18]沈自尹. 从肾本质研究到证本质研究的思考与实践—中西医结合研究推动了更高层次的中医与西医互补[J]. 上海中医药杂志，2000（4）：4–7.

[19]唐世技. 浅析肾主骨理论与原发性骨质疏松[J]. 中华中西医杂志，2003，4（9）：22–23.

[20]王拥军，卞琴，崔学军，等. “肾主骨”理论研究的思路与方法[J]. 上海中医药大学学报，2010，24（1）：8–12.

[21]王彤，郭霞珍，邓晓峰. 从时藏角度论肾主骨[J]. 中国中医药现代远程教育，2009，7（12）：175–176.

[22]卞琴，沈自尹，王拥军. 骨髓间充质干细胞在中医理论中的归属[J]. 中国中医基础医学杂志，2011，17（7）：794–797.

[23]黄满玉，冯峰，朱太咏. 从肾与骨代谢的关系探讨中医“肾主骨”现代理论内涵[J]. 中国临床康复，2005，9（46）：127–129.

[24]张登本. “肾主骨”理论的发生及其意义[J]. 河南中医学院学，2007，22(3)：5-11.

[25]陈云志，秦忠，王瑶瑶，等. 试论维生素D为“肾藏精”理论的物质基础[J]. 环球中医药，2010，3(6)：447-448.

[26]程志安，萧劲夫. 从GH-IGFs轴探讨“肾主骨”的病理生理基础[J]. 中医正骨，2000，12(4)：48-50.

[27]朱鹏飞，李冬华. 肾主骨理论的现代理解与补肾法研究[J]. 上海中医药杂志，2003，37(6)：9-11.

[28]张进，徐志伟. “肾藏精、主骨、生髓”理论内涵辨析[J]. 中国中医基础医学杂志，2009，15(11)：805-809.

[29]胡梅. 肾虚证大鼠骨胶原与钙含量的变化及其与肾主骨的关系[J]. 中国医药学报，1993，8(3)：48.

[30]金珉廷，郑洪新. 中医肾藏精生髓主骨理论与骨质疏松症[J]. 辽宁中医药大学学报，2009，11(3)：35-36.

[31]张勇，马平，刘健，等. 去势大鼠骨中BMP-2，BMP-7基因表达[J]. 第四军医大学学报，2000，21(1)：125-126.

[32]邓伟民，贺扬淑，冯永佳. 补肾中药治疗绝经后骨质疏松症疗效分析[J]. 中国骨质疏松杂志，1997，3(1)：64-66.

[33]高俊，张前德. “肾主骨”理论与破骨细胞骨吸收[J]. 中医杂志，2012，53(7)：547-549.

[34]沈雁，匡调元，张伟荣. “外伤及肾”的实验研究[J]. 中西医结合杂志，1991(10)：608-610.

[35]卞琴，黄建华，杨铸，等. 三种补肾中药有效成分对皮质酮致骨质疏松大鼠骨髓间充质干细胞基因表达谱的作用[J]. 中西医结合学报，2011，9(2)：179-185.

[36]卞琴，刘书芬，黄建华，等. 3种补肾中药有效成分对去卵巢骨质疏松大鼠骨髓间充质干细胞的调控作用[J]. 中华中医药杂志，2011，26(5)：889-893.

[37]范婧蓉，韩博，李禹涛，等. 骨碎补水提液对大鼠成骨细胞的影响[J]. 中国兽医杂志，2009，45(2)：13-15.

[38]陈坤，于世凤，史风芹，等. 黔岭藿对体外培养的破骨细胞作用的研究[J]. 中国骨质疏松杂志，1996，2(3)：59-61.

[39]韩立民，刘波，徐彭. 淫羊藿总黄酮对成骨细胞增殖的影响[J]. 上海中医药杂志，2003，37(6)：55-57.

[40]黄建华，沈自尹，陈伟华. 基因表达谱揭示淫羊藿总黄酮对皮质酮大鼠肾上腺皮质再生的调控机制[J]. 中国中西医结合杂志，2006，26(5)：423-426.

[41]郭昭庆，党耕町，王志国. 氟化钠及续断组分对成骨细胞增殖的影响[J]. 中华骨科杂志，1998，18(2)：84-87.

[42]林一峰，魏合伟，黄宏兴，等. 骨康含药血清对新生大鼠成骨细胞增殖影响的研究[J]. 中医药学刊，2003，21(7)：1116-1117.

[43]李芳芳，宋士军，李建平，等. 淫羊藿对成骨细胞增殖分化的影响[J]. 中国骨质疏松杂志，1999，5(2)：70，55.

[44]李楠，王和鸣，郭素华，等. 巴戟天多糖及其水提取物对体外培养成骨细胞活性的影响[J]. 中国组织工程研究与临床康复，2007，11(23)：4570-4572.

[45]朱凌凌，童瑶，陈慧娟，等. 脾的中西医学比较研究[J]. 浙江中医杂志，2006，41(1)：1-6.

[46]冯歆，葛继荣. 中医从脾论治原发性骨质疏松症的研究进展[J]. 中国骨质疏松杂志，2014，20(8)：968-972.

[47]汪运富，吉中强．脾虚致衰老浅探［J］．辽宁中医杂志，2001，28（5）：265–266．
[48]沈耿杨，杨志东，任辉，等．浅析岭南人脾虚体质与骨质疏松症关系［J］．中国中医药信息杂志，2016，23（4）：108–109．
[49]杨靖，李德新．论脾虚与衰老［J］．中国中医药信息杂志，2004，11（1）：14–15．
[50]任海静，胡景萍，任海妹．老年人肌力减退及预防的研究进展［J］．中国老年学杂志，2013，33（21）：5484–5487．
[51]劳瑞平，孙桂荷，孙艳红，等．补肾健脾活血法对绝经后骨质疏松症患者骨碱性磷酸酶的影响［J］．光明中医，2012，27（10）：1983–1984．
[52]鞠大宏，李鸿泓，刘红，等．补肾健脾方对大鼠脾肾两虚型骨质疏松症的治疗作用［J］．中华中医药杂志，2012，27（12）：3207–3210．
[53]李玉彬，谢利民，李敏，等．健脾补肾方含药血清对体外培养的兔骨髓间充质干细胞定向分化的影响［J］．中国中医骨伤科杂志，2010，18（5）：13–15．
[54]梁晓萍，董少红，肖学吕，等．骨质疏松大鼠血清 IGF–1 水平和 TGF–β1 骨表达的实验研究［J］．中国老年学杂志，2002，22（1）：47–49．
[55]梁晓萍，董少红，肖学吕，等．骨质疏松大鼠胰岛素样生长因子 –1 血清水平和转化生长因子 β1 骨表达的实验研究［J］．中国现代医学杂志，2002，12（1）：15–17．
[56]盛彤，谢培凤，王新祥，等．骨质疏松症中医脾虚病机认识的现代医学基础［J］．中国骨质疏松杂志，2013，19（5）：509–513．
[57]孙世竹，孙伟．从中医理论认识 BMP–7 与肾的密切关系［J］．中医药管理杂志，2006，14（1）：34–35．
[58]任艳玲，郑洪新，杜松．补肾健脾药物血清对体外培养的成骨细胞增殖与分化的影响［J］．中国中医药信息杂志，2004，11（9）：772–774．
[59]李芳，李伟，李莉，等．增龄性肌肉衰减症和骨质疏松的运动处方研究进展［J］．中国康复理论与实践，2015，21（1）：58–61．
[60]许亚培，李跃华．脾虚对骨质疏松发生的相关性研究［D］．北京：北京中医药大学，2015．
[61]李芳芳，李恩，佟晓旭，等．补肾、健脾和活血化瘀方药对去卵巢大鼠骨质疏松的比较性研究［J］．中国骨质疏松杂志，1998，4（1）：5–9．
[62]姜廷良，霍海如，李兰芳，等．15 种中西药物含药血清对大鼠成骨细胞增殖成熟的影响［J］．中国骨质疏松杂志，2002，8（4）：342–345．
[63]刘沉．老年人力量素质与健康［J］．体育研究，2006（34）：139–140．
[64]邵敏，黄宏兴，庄洪，等．骨康防治骨质疏松拆方的初步研究［J］．中国中医骨伤科杂志，2000，8（2）：7–8，11．
[65]邵敏，刘思，庄洪，等．补肾中药对骨质疏松大鼠性激素影响的实验研究［J］．中国骨质疏松杂志，1999，5（4）：23–26，75．
[66]邵敏，刘庆思，赵静．中药骨康防治维甲酸造成大鼠骨质疏松的研究［J］．湖南中医学院学报，2000，20（2）：16–17．
[67]邹宇云，韩博，王炼，等．杜仲水提液对大鼠成骨细胞增殖的影响［J］．中国兽医杂志，2010，46（8）：75 –76．
[68]朱飞鹏，王洪复，高林峰．补肾中药对肾脏 1α 羟化酶作用的探讨［J］．上海中医药杂志，2003，37（12）：42–44．
[69]臧洪敏，陈君长，刘亦恒，等．补肾活血方对大鼠成骨细胞增殖、分化及矿化的影响［J］．中国中西医结合杂志，2005，25（12）：1112–1114．
[70]俞索静，肖鲁伟，吴承亮，等．右归饮对体外成骨细胞增殖和分化影响的实验研究［J］．浙江临床医学，2004，6（12）：1027–1028．
[71]肖强兵，邹季．淫羊藿苷对体外培养大鼠成骨细胞 I 型胶原表达和 BGP 影响的实验

研究［J］. 中国中医骨伤科杂志，2007，15（9）：36–38.
［72］刘素彩，张志勇，李恩．补肾方药对骨质疏松大鼠骨基质Ⅰ型胶原表达的影响［J］. 中国中医基础医学杂志，2000，6（9）：19–22.
［73］韩申颖，李飞．论肾虚、血瘀与衰老［J］. 新中医，1992，24（6）：8–10.
［74］颜德馨，胡泉林，王平平，等．气虚血瘀是人体衰老的主要机制［J］. 中国医药学报，1989，4（2）：10–12.
［75］蒋瑞峰．甲皱微循环障碍与中医血瘀证之关系探讨［J］. 新中医，1983，（8）：48–49，32.
［76］王若光，尤昭玲．试析血瘀形成及现代研究对血瘀认识的深化［J］. 中国中医药科技，2001，8（4）：272–276.
［77］第二届全国活血化瘀研究学术会议修订．血瘀证诊断标准［J］. 中西医结合杂志，1987，7（3）：129.
［78］翁维良．血瘀证研究新进展——半健康人血瘀证诊断与防治［J］. 中国中医药信息杂志，1995，2（1）：11–13.
［79］翁维良．临床常用血液流变学指标的含义与评价（一）［J］. 微循环学杂志，1994，4（1）：43–45.
［80］董为人，李福山，李进，等．雌激素的心血管保护效应及其一氧化氮机制［J］. 国外医学妇产科学分册，1997，24（2）：81–85.
［81］陈利国，孙兆贵，王蕾，等．血瘀证与血管内皮细胞内游离钙浓度关系的实验研究［J］. 山东中医药大学学报，2001，25（1）：55–57.
［82］陈建钢，吴小燕，李辉萃．血瘀证与老年舌微循环障碍［J］. 现代口腔医学杂志，2001，15（2）：108–109.
［83］杨侃，蒋卫红，李静乐，等．老年高血压妇女内皮功能、血小板活化状态及雌激素的影响［J］. 中国现代医学杂志，2002，12（17）：29– 31.
［84］陈永斌．血瘀证与血小板活化关联的研究进展［J］. 中国中医基础医学杂志，2004，10（11）：70– 72.
［85］杨少锋．关于骨质疏松症与血瘀关系的探讨［J］. 湖南中医药导报，1996，2（4）：25–26.
［86］张莹，朱广瑾，段岩平．雌激素对血液凝固与纤维蛋白溶解的影响及对心血管的保护作用［J］. 中国动脉硬化杂志，1999，7（1）：57–61.
［87］张荣华，朱晓峰．脾肾两虚兼血瘀与原发性骨质疏松关系的探讨［J］. 四川中医，2003，21（5）：11–12.
［88］杨丁友，白爱国．试论瘀证及其证治［J］. 山东中医药大学学报，1999，23（3）：179–180.
［89］蔡钦朝，汪琼华，吴云智．血瘀证患者血管内皮内分泌功能的观察［J］. 安徽中医学院学报，1998，17（2）：61–62.
［90］崔尊建．从雌激素水平探讨围绝经期女性骨代谢与“血瘀”相关性的研究［D］. 福州：福建中医药大学，2013.
［91］石志芸，施赛珠，陈剑秋，等．血瘀证患者血小板 á– 颗粒膜蛋白、内皮素测定［J］. 中医杂志，1996，37（4）：239–240.
［92］负清亮．论活血化瘀对扶正补虚的增效作用［J］. 山东中医杂志，2002，21（1）：8–10.
［93］邓伟民，邵玉．瘀血学说在原发性骨质疏松症治疗中的指导作用［J］. 中国临床康复，2006，10（23）：164–165.
［94］冯凤芝，张卫光．雌激素对血液流变学影响的研究进展［J］. 中华妇产科杂志，2002，37（3）：189–190.

［95］郭秋菊，眭承志．血瘀与老年性骨质疏松症关系的研究进展［J］．河北中医，2009，31（2）：306-307．
［96］眭承志，王彦伟，刘志坤，等．血瘀证在绝经后骨质疏松症中的量化研究［J］．中医药通报，2005，4（2）：32-34．
［97］郭晓峰，张剑宇．绝经后骨质疏松症瘀证病机探析［J］．山西中医学院学报，2007，8（2）：61-62．
［98］眭承志，周军，刘志坤．绝经后骨质疏松症血瘀病机的客观初步论证［J］．中医研究，2005，18（1）：30-33．
［99］李鸥，樊桂玲．绝经前子宫切除术后雌激素及微循环的变化［J］．中国煤炭工业医学杂志，2002，5（2）：151-152．
［100］眭承志，刘志坤，陈少玫，等．绝经后骨质疏松症血瘀病机的微观分子生物学论证［J］．中医研究，2005，18（4）：19-23．
［101］仇春涛，邓敦，施杞，等．益气活血壮骨方对去势大鼠骨形态学的影响［J］．中医正骨，2011，23（3）：3-5．
［102］眭承志，范燕妮．老年性骨质疏松血瘀病机的微观分子生物学研究［J］．中国骨质疏松杂志，2010，16（5）：325-330．
［103］任之强，阎晓霞，晋大祥，等．原发性骨质疏松症血瘀与骨代谢关系研究［J］．中华中医药杂志，2015，30（5）：1838-1840．
［104］邵玉，邓伟民．从瘀血证论治原发性骨质疏松症［J］．中国骨质疏松杂志，2007，13（7）：524-526．
［105］王阶，姚魁武．血瘀证证候实质研究进展与思考［J］．中国医药学报，2003，18（8）：490-493．
［106］王鸿．肾虚患者甲皱微循环改变的观察与探讨［J］．中医杂志，1980，（9）：31-33．
［107］眭承志，刘志坤，陈少玫，等．绝经后骨质疏松症与血瘀［J］．中国中西医结合杂志，2005，25（5）：456-458．
［108］古健，杨冬梓，王良岸，等．激素替代疗法对绝经后妇女血小板活化的影响［J］．全新医学，2002，34（2）：173-174．
［109］眭承志，周军．从瘀论治绝经后骨质疏松症的理论探析［J］．中医药学刊，2005，23（1）：92-93，173．
［110］眭承志，刘志坤，王彦伟，等．绝经后骨质疏松症患者血清 NO、ET 改变及意义［J］．中医药通报，2004，3（6）：13-15．
［111］郭郡浩，蔡辉．从瘀论治原发性骨质疏松症研究进展［J］．河北中医，2008，30（11）：1225-1227．
［112］王道明．活血化瘀与血瘀瘀血之我见［J］．陕西中医学院学报，1997，20（1）：20．
［113］郭秋菊，眭承志．老年性骨质疏松血瘀病机的宏观论证［D］．福州：福建中医药大学，2010．
［114］何文彬．“瘀血”与“血瘀”辨［J］．北京中医药大学学报，2000，23（6）：14-15．
［115］水正，水森．益肾祛瘀法治疗老年骨质疏松症［J］．上海预防医学杂志，1995，7（5）：230-231．
［116］童晓明，张靖靖，侯家声．雌激素在心血管系统中保护作用的研究进展［J］．心血管病学进展，2001，22（6）：361-363．
［117］史炜镔，符诗聪，杜宁，等．丹参有效部位对骨折愈合过程中胶原基因表达的影响［J］．中国中西医结合杂志，2000，20（4）：269-271．

[118]胡彩仙，张琥，石关桐，等．老年人骨密度和血脂、血液流变学的关系［J］．中国老年学杂志，2001，21（5）：323-325．
[119]谈智，杨丹，鲁伟，等．17â-雌二醇抑制内皮素诱导的血管平滑肌细胞增殖作用［J］．中国应用生理学杂志，2001，17（3）：251-254．
[120]胡冰，傅炳国，邱幸凡，等．补肾健脾活血方对去卵巢大鼠骨密度与骨强度的影响川［J］．湖北中医学院学报，2002，4（3）：20-22．
[121]罗敏，徐振文．补肾活血法治疗骨质疏松性腰背痛120例观察［J］．实用中医药杂志，2006，22（8）：463．
[122]任之强，庄洪，晋大祥．活血化瘀法在治疗原发性骨质疏松症中的研究进展［J］．中国骨质疏松杂志，2014，20（5）：569-574．
[123]梁冬波，庄洪．补肾活血法治疗骨质疏松症临床观察［J］．新中医，2012，44（5）：53-55．
[124]王道明．活血化瘀与血瘀瘀血之我见［J］．陕西中医学院学报，1997，20（1）：20．
[125]张大宁，多秀瀛，张勉之，等．肾阳虚与血瘀关系的实验研究［J］．中国中医药信息杂志，2006，13（1）：26-27．
[126]王静，张兰，张家庆．雌激素对血浆内皮素水平的影响［J］．中华内分泌代谢杂志，1996，12（1）：46．
[127]王若光，尤昭玲．试论妇产科血瘀证形成特点及与雌激素的关系［J］．中国中医药信息杂志，2002，9（1）：10-13．
[128]王阶，李建生，姚魁武，等．血瘀证量化诊断及病证结合研究［J］．中西医结合学报，2003，1（1）：21-23．
[129]王阶，姚魁武．血瘀证证候实质研究进展与思考［J］．中国医药学报，2003，18（8）：490-493．
[130]孔令钧，李光华，李鲁扬．老年血瘀证与细胞黏附分子关系的探讨［J］．山东中医药大学学报，2003，27（4）：274-276．
[131]王鸿．肾虚患者甲皱微循环改变的观察与探讨［J］．中医杂志，1980，（9）：31-33．
[132]张鑫，肖鲁伟，童培建．补肾活血汤防治绝经后骨质疏松症的实验研究［J］．中医正骨，2010，22（2）：3-6．
[133]王静，张兰，张家庆．雌激素对血浆内皮素水平的影响［J］．中华内分泌代谢杂志，1996，12（1）：46．
[134]张茂林，张六通，邱幸凡．中医学衰老理论探讨［J］．湖北中医杂志，2001，23（9）：9-10．
[135]曾武雄，盛璞义，舒友元，等．补肾活血复方中药与激素替代治疗绝经后骨质疏松患者血清细胞因子水平的变化［J］．中国组织工程研究临床康复，2007，11（27）：5421-5423．
[136]张波，杨传东，史耀勋，等．骨质疏松症（肾虚血瘀证）与骨吸收标志物的相关性研究［J］．中国医药指南，2013，11（7）：279-280．
[137]张华，冯新送，庄洪，等．一氧化氮与绝经后骨质疏松症关系的临床研究［J］．中医正骨，2004，16（10）：7-8．
[138]王若光，尤昭玲．试论妇产科血瘀证形成特点及与雌激素的关系［J］．中国中医药信息杂志，2002，9（1）：10-13．
[139]张荣华，丘和明．血小板体积及分布宽度与老年病血瘀证关系的临床研究［J］．暨南大学学报（自然科学与医学版），1997，18（5）：154-157．
[140]王阶，姚魁武．血瘀证证候实质研究进展与思考［J］．中国医药学报，2003，18

(8): 490-493.

[141]王斌，庄洪. 内皮素与绝经后骨质疏松症的相关性探讨[J]. 中医药临床杂志，2004. 16(4): 384-386.

[142]刘海全，秦佳佳. 论肾虚血瘀与绝经后骨质疏松症的关系[J]. 中医药导报，2006，12(10): 3-4，29.

[143]刘毅波. 血瘀证的病理及活血化瘀中药的临床应用[J]. 天津中医药，2008，25(3): 246-249.

[144]张莹，朱广瑾，段岩平. 雌激素对血液凝固与纤维蛋白溶解的影响及对心血管的保护作用[J]. 中国动脉硬化杂志，1999，7(1): 57-61.

[145]袁著忻，张道杰，吴玉生. 血细胞参数与血液流变学指标对血瘀证诊断的比较[J]. 安徽中医学院学报，1996，15(6): 47-50.

[146]杨丁友，白爱国. 试论瘀证及其证治[J]. 山东中医药大学学报，1999，23(3): 179-180.

[147]刘清行，金惠铭. 一氧化氮和内皮素的相互作用及其在心血管病中的意义[J]. 微循环学杂志，1997，7(1): 42-45.

[148]刘钫，刘和娣，李恩. 肾虚与骨质疏松及补肾中药的作用[J]. 中国骨质疏松杂志，2000，6(4): 83-86.

[149]李爱萍，吴立红，罗峰，等. 体检人群甲襞微循环检测结果分析[J]. 微循环学杂志，2008，18(2): 49-50，54.

[150]王勇刚，昝强，徐武清，等. 补肾活血法对去势大鼠骨质疏松模型血清 IGF- Ⅰ的影响[J]. 江苏中医药，2009，41(1): 70-71.

[151]沈茂荣，王甜，冯彦江，等. 补虚化瘀在绝经后骨质疏松症中的应用[J]. 现代中西医结合杂志，2013，22(17): 1927-1930.

[152]李中万，庄洪，李钊，等. ET、N 0 与绝经后骨质疏松症中医证型关系的临床初探[J]. 中国中医骨伤科杂志，2005，13(1): 5-7，11.

[153]李永莲. 补肾需活血探析[J]. 中医杂志，1996，37(10): 584-585.

[154]沈冯君，刘日光，杨述华，等. 活血补肾中药对培养成骨细胞 VEGF 活性的影响补肾[J]. 中国骨伤，2004，17(5): 260-262.

[155]张波，杨传东，史耀勋，等. 骨质疏松症(肾虚血瘀证)与骨吸收标志物的相关性研究[J]. 中国医药指南，2013，11(7): 279-280.

[156]史炜镔，符诗聪，杜宁，等. 丹参有效部位对骨折愈合过程中胶原基因表达的影响[J]. 中国中西医结合杂志，2000，20(4): 269-271.

[157]赖爱鸾，张建生，丁磊，等. 绝经妇女血浆一氧化氮、内皮素的水平及补充性激素后的变化[J]. 中华妇产科杂志，2000，35(4): 222-224.

[158]张荣华，陈可冀，陆大祥，等. 补肾活血液延缓雄性大鼠增龄性骨质疏松的研究[J]. 中国病理生理杂志，2001，17(12): 1205-1207.

[159]GUO N，LU J C，CUI W，et al. The advance in research of activated factors of blood platele. Clinical Focus[J]，2006，21(23): 1748-1749.

[160]ZHOU Y L，FU P，MAO D Y. The clinical significance of CD62p，CD63 and vWF in cerebral infarction patients[J]. International journal of laboratory medicine，2007，28(8): 766-768.

[161]MEUMIE-H E. Predictiononfuture diagnosis and treatmentofosteoporosis[J]. Calcif Tissue Int，1995，57(2): 83-85.

[162]张波，杨传东，史耀勋，等. 骨质疏松症(肾虚血瘀证)与骨吸收标志物的相关性研究[J]. 中国医药指南，2013，11(7): 279-280.

[163]翟理黄. 略论心与衰老之关系[J]. 河南中医学院学报，2006，21(123): 15-16.

[164]师彬，王吉荣，孙国栋. 柔肝健脾方防治骨质疏松症研究思路[J]. 辽宁中医药大学学报，2008，10(12)：30-32.
[165]王玉芳，路永超. 试论肝与衰老的关系[J]. 山东中医药大学学报，2002，26(4)：249-251.
[166]王玉芳，路水超. 试论肝与衰老的关系[J]. 山东中医药大学学报，2002，26(4)：249-251.
[167]王攀攀，张荣华，朱晓峰，等. 肝与骨质疏松症关系探析[J]. 时珍国医国药，2009，20(10)：2632-2633.
[168]黎鹏程，皮明钧，李定祥. 延缓衰老从肝调理探讨[J]. 辽宁中医杂志，2001，28(5)：262-263.
[169]李晓康，赵建国. 人之衰老，肝为先导－论肝的理论特点及其在衰老中的地位[J]. 天津中医学院学报，1999，18(3)：3-5.
[170]王玲，仲强惟. 浅谈补肾益肝健脾治疗绝经后骨质疏松症[J]. 天津中医，2001，18(1)：40-41.
[171]章薇，金华，袁静. 养血调肝方防治绝经后骨质疏松症的研究思路[J]. 中国中医骨伤科杂志，2005，13(3)：52-53.
[172]黄定强，杨大鉴，黎万荣，等. 骨髓间充质干细胞定向诱导条件下向脂肪细胞和成骨细胞诱导分化的关系[J]. 中国临床康复，2006，10(1)：31-33.
[173]周亚娜，向楠. 从"痰"论治骨质疏松症[J]. 湖北中医杂志，2013，35(12)：36-38.
[174]庞婷婷，崔燎. 骨髓基质干细胞成脂分化的调控及其对骨质疏松的影响[J]. 中国骨质疏松杂志，2007，13(9)：675-680.
[175]罗威，盖国忠，任继学. 伏痰与高脂血症相关性初探[J]. 中国中医基础医学杂志. 2009，15(3)：171.
[176]尤婷婷，吴铁，张志平，等. 高脂血症致大鼠骨质疏松作用研究初探[J]. 中国临床药理学与治疗学，2007，12(3)：299-303.
[177]宋纯理，党耕町. 髓腔内脂肪细胞与骨质疏松[J]. 中国骨质疏松杂志，2002，8(3)：266-269.
[178]张咏梅，林华. 利塞膦酸钠对血脂和骨量的影响[J]. 现代医药卫生，2009，25(16)：2424-2425.
[179]张秀珍，李颖，钱国峰，等. 绝经后妇女雌激素受体基因多态性与骨和脂代谢的相关性研究[J]. 中国骨肿瘤骨病，2005，4(4)：229-233.
[180]叶进，李盈盈. 络脉理论在骨质疏松中的应用[J]. 中医药导报，2015，21(3)：46-48.
[181]董炳耀. 试论少阳亦主骨[J]. 陕西中医，1990，11(1)：23-24.
[182]王鸿度，张丰正，游慧，等. "少阳主骨"理论考辨[J]. 中国针灸，2008，28(6)：469-471.
[183]谢健. 足少阳主骨所生病在针灸临床的应用[J]. 云南中医杂志，1994，15(6)：25，30.
[184]祁晓化，沈梅红，黄晔，等. 针刺促进骨折愈合与"肾主骨"关系的初探[J]. 中国针灸，1999(12)：747-750.
[185]陆鹏，张丰正，王鸿度. "少阳主骨"浅析[J]. 甘肃中医，2009，22(9)：7-8.
[186]刘舟. 从《伤寒论》中的"支节烦疼"进而探讨《内经》中的"少阳主骨"[J]. 光明中医，2004，19(6)：1-2.
[187]周震. 从"肾主骨"与"少阳主骨"的关系谈骨之体用[J]. 天津中医药，2014，31(1)：20-22.

第五章

中医药防治骨质疏松症的研究

第一节　骨质疏松症的中医辨证思路

自20世纪90年代开始，广州中医药大学附属骨伤科医院（第三附属医院）的研究团队在刘庆思教授、庄洪教授、黄宏兴教授的带领下，将中医药防治骨质疏松症定为自己的研究方向。经过20多年研究和临床实践，形成了一整套独特的防治骨质疏松症的理论和方法[1]。

一、对原发性骨质疏松症病因病机的认识

刘庆思教授、庄洪教授、黄宏兴教授根据长期的临床经验认为：原发性骨质疏松症的发生主要与肾虚、脾虚、血瘀三个因素有关，其中肾虚是本病的主要病机，脾虚是本病的重要病机，血瘀是本病的促进因素。

具体来说，肾藏精，精化髓，骨赖髓以充养，故曰“肾主骨”。骨与脾肾二脏关系密切，肾为先天之本，脾为后天之本，脾之健运，化生精微，须借助于肾阳的温煦。肾中精气依赖脾所运化的水谷精微的培育和充养，才能不断充盈和成熟。因此，脾与肾在生理上是后天与先天的关系，二者相互资助，相互促进；在病理上则常相互影响，互为因果，脾虚可引起肾虚，肾虚可终致脾虚。若脾不运

化，脾精不足，肾精乏源或肾精本虚，脾肾俱虚，骨骼失养，则骨骼脆弱无力，终致骨质疏松症，故骨质疏松症多发于老年人。又由于老年人肾气虚，机体功能衰退，易受外邪侵袭，使经络不通、气血不畅，故老年人脾肾俱虚的同时，往往伴随气滞血瘀的存在。血瘀可致气血周行障碍，营养物质不能濡养脏腑，引起脾肾俱虚而加重症状。《灵枢》在论述“不尽天年”的原因时，除有“五脏不坚”等虚的原因外，还有“脉不通”（即血瘀）的原因。综上所述，骨质疏松症的发生，“多虚多瘀”为其病机特点[2]。

二、原发性骨质疏松症的中医治疗原则

刘庆思教授、庄洪教授、黄宏兴教授根据以上的理论基础，认为治疗本病应以“补肾壮骨、健脾益气、活血通络”为治疗的基本原则，并通过多年临床经验研究总结，独创治疗本病的经验方——补肾健脾活血方（中药骨康方），并已研制成口服液（曾制成过颗粒冲剂、胶囊等剂型）用于临床。

第二节　中药骨康方的方药解析

中药骨康方由右归饮（《景岳全书》）合苁蓉汤（《圣济总录》）加减化裁而来，以“肾主骨”理论为指导，结合“脾肾相关论”“血瘀论”，针对骨质疏松症“多虚多瘀”的病机特点筛选补骨脂、黄芪、丹参等中药组成，具有补肾壮骨、益气健脾、活血通络之功效。通过对数千例骨质疏松症患者的临床和实验研究，证实本方治疗骨质疏松症具有疗效可靠、作用全面、无明显毒副作用等特点。

中药骨康方以补骨脂补肾温阳壮骨，为君药。辅之肉苁蓉、淫羊藿益肾助阳，菟丝子、熟地黄、白芍补肾滋阴益精，此乃“善补阳者，必于阴中求阳，则阳得阴助而生化无穷”之意；白芍亦可柔肝，以上共为臣药。同时配以黄芪补中益气，丹参、当归活血通络，此既培补后天生化之源以充肾精，肾精足则髓充而骨壮，同时又达到补中寓通，补而不滞的目的，共为佐药。再以大枣调中和胃为使药。另外，方中黄芪、当归合用补气生血，可助菟丝子、熟地黄、白芍补精血之力；大枣可助黄芪健脾益气之功；丹参重在活血主动，动则为阳；白芍重在益阴主静，静则属阴，两药相伍，可谓阴阳相配，动静结合。诸药合用，共奏补肾

壮骨、健脾益气、活血通络之效，对由骨质疏松引起的腰背疼痛、肌肉酸痛等临床诸症有明显的疗效[3]。

第三节　中药防治骨质疏松症的系列基础研究

从20世纪90年代开始，广州中医药大学附属骨伤科医院（第三附属医院）的研究团队以“补肾壮骨、健脾益气、活血通络”的治疗原则为中心，连续开展了针对中药骨康方防治骨质疏松症的系列基础研究，为中药骨康方的大规模临床应用提供了坚实的理论和实验依据。以下谨对该系列研究做一简略介绍。

一、中药骨康方防治骨质疏松拆方的初步研究[4]

中医认为，肾虚、脾虚、血瘀是骨质疏松症的主要病机，故临床多运用补肾、健脾、活血为治则来防治骨质疏松，广州中医药大学附属骨伤科医院（第三附属医院）制剂中药骨康方即体现了这一组治疗原则，既往研究证明中药骨康方有良好的防治骨质疏松症的作用。为加深对中药骨康方组方原则的认识，本研究对中药骨康方进行初步的拆方研究，运用去卵巢大鼠造成的骨质疏松模型，在单一因素条件下比较性研究了中药骨康方中补肾、健脾和活血中药对去势大鼠的影响，旨在探讨中药骨康组方的合理性，并为进一步的合理组方打下基础。

（一）实验方法

采用切除大鼠卵巢的骨质疏松模型，观察了中药骨康组、补肾药组（由原方中补骨脂、淫羊霍等四味补肾中药组成）、健脾药组（由原方中黄芪等三味健脾益气中药）、活血药组（由原方中丹参等三味活血中药组成）等不同成分对骨质疏松大鼠的全身骨密度（BMD）、骨矿含量（BMC）、血清雌二醇（E_2）含量的影响。

（二）结果

中药骨康组及补肾药组BMD、BMC、血清E_2含量明显高于模型组（仅灌服蒸馏水）（$P < 0.05$~0.01），中药骨康组BMD、BMC值又明显高于单纯补肾

药组。而健脾药组及活血药组各项指标与模型组相比未见明显改善。

（三）讨论

性激素的变化在骨质疏松症的发病中起着重要作用，雌激素水平下降是导致绝经后骨质疏松的重要发病因素。大量实验表明去除双侧卵巢大鼠可引起骨量的降低，骨组织形态学的改变，激素水平的变化等。目前去势大鼠骨质疏松模型是骨质疏松防治的主要模型，在本实验中，模型组动物造模 3 个月时骨密度和骨矿含量明显低于正常组（$P < 0.01$），同时模型组动物造模 3 个月时血清 E_2 含量亦明显低于正常组（$P < 0.01$），充分说明实验造模成功，大鼠已出现肾虚骨衰征象。

中医认为骨质疏松症属“骨痿”“骨痹”的范畴，认为肾虚、脾虚、血瘀为本症病机，中药骨康方以“肾主骨”理论为指导，针对中老年病“多虚多瘀”之病机特点而组方的。单纯补肾药物就可提高去势大鼠骨密度和骨矿含量，并能提高血清 E_2 含量，与模型组比较有统计学意义（$P < 0.05$），显示了中医“肾主骨”理论的科学性。健脾药组和活血药组与模型组比较，各项指标均无明显差异（$P > 0.05$），说明该两组对去势大鼠无明显防止骨质丢失的作用。中药骨康组可明显提高去势大鼠的骨密度和骨矿含量，与模型组相比有非常显著性差异（$P < 0.01$），并且这种作用优于补肾药组（$P < 0.05$）。通过中药骨康方的拆方研究可以看到，补肾中药有较显著的防止去势后骨量丢失的作用，而方中活血化瘀和健脾益气药作用不明显。

在动物实验中探讨骨质疏松的中医治则及中药复方组方的合理性是一种尝试，本研究发现，中药骨康方中补肾药物能提高去势大鼠的 BMC、BMD、血清 E_2 含量，与模型组比有统计学意义（$P < 0.05$），但其提高去势大鼠的 BMC、BMD 的效果差于中药骨康组（$P < 0.05$），而活血化瘀和健脾益气无明显提高去势大鼠的 BMC、BMD 的作用，但它们合用（也即中药骨康原方）能明显增强补肾中药的作用，说明以补肾、健脾、活血为治则的组方防治骨质疏松症较之单纯补肾可能更为全面合理。同时也说明，中药复方防治骨质疏松的作用，是在多个环节发挥调节作用而达到目的的。从以上结果，还可看出中医“肾主骨”理论在防治骨质疏松中所具有指导作用。但是，单纯的补肾疗法防治骨质疏松可能有其局限性。至于健脾及活血中药单独防治未见明显作用，但与补肾中药合用，可明显加强其作用的机理还有待于进一步的研究。

（四）结论

以补肾、健脾、活血为治则，防治骨质疏松具有一定指导意义。

二、中药骨康方中类雌二醇和类睾酮样物质的量化评估[5]

已有的实验研究结果表明中药骨康方能提高体内性激素水平，这种作用可能是通过对机体的整体调节作用来实现的，也可能中药骨康方本身就含有性激素样物质。为了验证中药骨康方中是否含有性激素样物质，本实验采用放射免疫法测定了中药骨康方中类 E_2 样物质和类睾酮样物质的含量。

（一）实验方法

实验于 2002 年 8 月至 2003 年 1 月在广州中医药大学核医学实验室完成。①中药骨康方由淫羊藿、补骨脂、黄芪、熟地黄、白芍等药物组成。中药骨康方高浓度煎剂样品含生药量 2.86kg/L，中药骨康方低浓度煎剂样品含生药量 0.72 kg/L，自来水样品为普通饮用自来水。②骨康高浓度煎剂样品、骨康低浓度煎剂样品和自来水样品中类 E_2 样物质、类睾酮样物质的含量采用放射免疫法测定。样品的组间计量资料差异性比较采用方差分析，两两比较采用 q 检验。

（二）结果

骨康高浓度煎剂样品和骨康低浓度煎剂样品中均含有类 E_2 样物质和类睾酮样物质，且骨康高浓度煎剂样品中均明显高于骨康低浓度煎剂样品和自来水样品［类 E_2 样物质：（10.82 ± 0.43）nmol/L，（2.65 ± 0.09）nmol/L，（0.018 ± 0.002）nmol/L；类睾酮样物质：（13.31 ± 0.45）nmol/L，（1.56 ± 0.09）nmol/L，（0.009 ± 0.001）nmol/L；$P < 0.01$］，骨康低浓度煎剂样品明显高于自来水样品（$P < 0.01$）。

（三）讨论

在治疗和预防绝经后骨质疏松症中，目前常用的是雌激素替代疗法以补充体内雌激素的不足，取得了可靠的疗效。在绝经的早期，这种疗效较好，虽然如此，患者也不得不长时间服用雌激素来替代，由此带来的子宫内膜癌和乳腺癌的危险性明显增加。所以，寻求有效和安全的药物成为治疗骨质疏松症研究中最重要的课题。近年来，在“肾主骨”理论为主指导下，研究开发出了一些治疗骨质疏松症的中药和中西医结合复方药物。临床研究结果表明，中药骨康方能够调节性腺功能、提高骨矿含量和促进骨折康复，这表明中医药治疗绝经后骨质疏松症可能成为一个新的可以接受的方法。

性激素是下丘脑–垂体–性腺轴系统的效应激素，其在体内水平降低，表明了这一系统内分泌腺轴功能衰减，是发生骨质疏松症的重要原因之一。中药骨康方重用补肾药，肾阴肾阳共补，能够纠正体内由于肾虚引起的内分泌功能衰退。有实验结果显示：中药骨康方治疗组大鼠体内类 E_2 和类睾酮水平显著高于模型组，表明中药骨康方能纠正去势大鼠体内性激素水平较低的状况，提高性激素含量。这种作用可能是通过下列途径实现的：①促进下丘脑–垂体–性腺轴功能，提高动物性腺对促性腺激素的反应性，延缓性腺组织的衰老趋势。②中药骨康方本身含有性激素样作用的物质。

（四）结论

中药骨康方中含有类 E_2 样物质和类睾酮样物质，且中药骨康方高浓度煎剂样品中的含量明显高于中药骨康方低浓度煎剂样品。

三、中药骨康方及其含药血清中类性激素样物质含量的测定[6]

以往的实验研究结果表明，中药骨康方能促进下丘脑–垂体–性腺轴功能，提高体内性激素水平。中药骨康方的这种作用可能是通过对机体的整体调节作用来实现的，也可能中药骨康方本身就含有类性激素样物质。为了验证中药骨康方及其含药血清中是否有类性激素样物质的存在，同时也为了确定中药骨康方含药血清的理想采血时间，以及给药剂量与血药浓度之间的关系，本研究采用放免法分别测定了中药骨康方中及其不同给药剂量、不同采血时相的含药血清中类 E_2 样物质和类睾酮（T）样物质的含量。

（一）实验方法

1. 实验动物及分组

健康雌性新西兰兔 24 只，4 月龄，体重 4 000~4 500g。随机分为 3 组，每组

8 只，分别为骨康高剂量组、骨康中剂量组和骨康低剂量组。

2. 实验药物及给药方法

中药骨康方的提取药物，含生药量 1.43g/mL，按骨康高剂量 9.6g/kg 体重、骨康中剂量 4.8g/kg 体重、骨康低剂量 2.4g/kg 体重灌胃，分别相当于临床用药剂量的 20 倍、10 倍、5 倍。药物以蒸馏水定容至所需浓度。灌胃给药容积为 17.5mL/kg 体重，每天 2 次，间隔 5 小时，连续灌胃 7 天。

3. 含药血清的制备

各组大鼠于用药前和最后一次用药后 1 小时、2 小时、3 小时、5 小时、7 小时分别行心脏采血 3mL，离心获取血清，灭活，抽滤除菌，置 –20℃保存备用。

中药骨康方中类性激素样物质的测定中药骨康方高浓度煎剂样品，含生药量 2.86g/mL；中药骨康方低浓度煎剂样品，含生药量 0.72g/ml。用放免法分别测定中药骨康方高浓度煎剂样品和中药骨康方低浓度煎剂样品中类 E_2 样物质和类 T 样物质的含量。

（二）结果

中药骨康方高浓度煎剂样品和中药骨康方低浓度煎剂样品中均含有类 E_2 样物质和类 T 样物质，而且呈明显的量效关系；最后一次用药后 2 小时采血的含药血清中类 E_2 样物质含量最高，其中又以骨康中剂量组相对较高。

（三）讨论

研究表明，中药骨康方能促进下丘脑 – 垂体 – 性腺轴功能，提高体内性激素水平。“肾主骨”的理论是中医运用补肾壮骨法治疗肾虚、骨痿等疾病的主要基础理论之一，现代医学研究证实：“肾”的功能含内分泌系统作用，其中下丘脑 – 垂体 – 性腺轴与骨组织的正常状态有密切关系，性腺系统对骨骼的发育、生长、代谢活动具有重要作用，这种作用的机制构成了“肾主骨”理论的主要内容。性激素是下丘脑 – 垂体 – 性腺轴系统的效应激素，其在体内水平降低，表明了这一系统内分泌腺轴功能衰减，是发生骨质疏松症的重要原因之一。

中药骨康方重用补肾药，肾阴肾阳共补，能够纠正体内由于肾虚引起的内分泌功能衰退。实验结果显示：中药骨康方治疗组大鼠体内类 E_2 和类睾酮（T）水平显著高于模型组，表明中药骨康方能纠正去势大鼠体内性激素水平较低的状况，提高性激素含量。这种作用可能是通过下列途径实现的：①促进下丘脑 – 垂体–性腺轴功能，提高动物性腺对促性腺激素的反应性，延缓性腺组织的衰老趋势。②中药骨康方本身含有性激素样作用的物质。

含药血清采血时相的确定是中药血清药理学方法研究中的重要环节之一。动物给药后，理想的采血时间应落在血药浓度的高峰期。如何达到这一目的，目前尚无一个成熟的方法。最常应用的主要有标准方法和通用方法。标准方法是先用少量的动物进行预实验，通过不同的采血时间进行比较后确定。这种方法得到的结果较为确切，但是，由于中药复方成分复杂，难以确定某种有效成分，再者中药复方中的不同成分会有不同的半衰期，所以也难以统一一个恰当的时间。通用方法是将待测药物每天给药两次，连续给药 3 天，末次给药后 1 小时采血。这种方法可省去标准方法的预实验过程，但不能否认，会有少量药物成分会因血浓度不在血浓度高峰期而不出现阳性结果。相对而言，标准方法是较为可靠的方法。

中药骨康方含药血清中类性激素样物质的测定及其理想采血时相的确定，我们采用的是标准方法，即在给动物用药前和连续用药 7 天后 1 小时、2 小时、3 小时、5 小时、7 小时分别用放免法测定含药血清中的类 E_2 样物质的含量，进而确定含药血清的最佳采血时相。

实验结果表明：各组大鼠在用药前和最后一次用药后的不同采血时相，其含药血清中均含有类 E_2 样物质，最后一次用药后 2 小时采血的含药血清中类 E_2 样物质含量最高（$P < 0.01$），其中又以骨康中剂量组相对较高。因此作者认为中药骨康方含药血清理想采血时相可能是：用骨康中剂量组连续灌胃 7 天、最后 1 天用药后 2 小时采血。

本研究证实了中药骨康方及其含药血清中本身就含有类性激素样作用的物质。本实验结果为本课题的其他实验中中药骨康方含药血清的制备提供了依据，同时也是对中药血清药理学方法应用的有意义探讨。

（四）结论

中药骨康方及其含药血清中本身就含有类性激素样作用的物质，含药血清理想采血时相可能是用骨康中剂量组连续灌胃 7 天、最后一次用药后 2 小时采用。

四、中药骨康方对去势大鼠骨丢失及血清激素水平变化的影响[7]

（一）实验目的

观察骨康口服液对通过切除卵巢诱发的绝经后骨质疏松症大鼠模型骨丢失及血清雌二醇（E_2）、降钙素（CT）和骨钙素（BGP）三种激素水平变化的影响。

（二）实验方法

健康四月龄雌性SD大鼠90只，体重210~250g，随机分为六组，每组15只；A组为空白对照组，B组为造模组，C组为骨康高剂量组，D组为骨康中剂量组，E组为骨康低剂量组，F组为尼尔雌醇阳性对照组。造模手术前一天各组大鼠用毛细吸管行左侧眼球放血1.5mL，分离血清，–20℃保存备用。造模：3%戊巴比妥钠溶液按0.1mL/100g大鼠体重腹腔注射，麻醉成功后，动物背部剪毛，碘伏消毒，在无菌条件下手术，A组大鼠行伪手术，仅作背部切口，切除少量脂肪组织后立即关闭；B组、C组、D组、E组、F组大鼠，均从背侧入路行完整双侧卵巢摘除术。术后前3天用青霉素抗感染。术后第2天开始给药：A组和B组每天按0.6mL/100g（体重）的剂量用生理盐水灌胃；C组、D组、E组大鼠每天按0.6mL/100g（体重）的剂量用骨康口服液灌胃，浓度分别为生药4g/mL、生药2g/mL、生药1g/mL；F组大鼠用尼尔雌醇混悬液0.6mL /100g（体重）每周1次灌胃，浓度为0.167mg /mL（按1 mg /kg大鼠体重计算）。所有动物在同一条件下（室温25~27℃）用普通鼠料定量饲养90天，进行双能X线扫描（扫描前用戊巴比妥钠麻醉以便检测），观察各组大鼠双侧胫骨干髓端处BMC和BMD的变化；并第2次采用毛细吸管行左侧眼球放血1.5mL，分离血清，采用放射免疫法，对2次所得血清样本的每一样本均行E_2、CT、BGP含量的测定。

（三）结果

造模手术前各组大鼠血清中E_2、CT、BGP的含量及BMC和BMD均无显著差异，给药3个月时骨康各剂量组大鼠三种激素水平及BMC和BMD均明显高于造模组，但均低于尼尔雌醇阳性对照组。

（四）讨论

实验结果表明中药骨康方能显著提高去势大鼠的骨矿含量和骨密度，增加去势大鼠血清中 E_2、CT 和 BGT 的含量，既能抑制骨丢失，又能促进骨形成，有效防治骨丢失，是防治绝经后骨质疏松症的理想药物。中药骨康方的这种作用可能是通过下列途径实现的：①促进肾上腺皮质分泌雌激素以代偿由于切除卵巢引起的雌激素水平较低的状况，进而刺激 CT、BGP 的分泌。CT 的作用是抑制破骨细胞的活性，抑制骨吸收；BGP 能促进成骨细胞的生成并增加成骨细胞的数量，促进骨形成；E_2 可抑制甲状旁腺素（PTH）对骨吸收的促进作用，同时促进 CT 分泌，既能抑制骨吸收，又能促进骨形成。因而可以推断中药骨康方能够通过刺激体内 E_2、CT、BGP 的分泌而达到抑制骨吸收和促进骨形成的双重作用，从而达到提高骨矿含量和骨密度的目的。②中药骨康方中有类雌激素样作用物质存在。③中药骨康方中无动物药和矿物药，不存在含钙物质，故其完全是在改善内环境的基础上调动、提高机体整体调节作用，以此达到防治绝经后骨质疏松症（POMP）的目的。

（五）结论

中药骨康方能够提高去势大鼠的 BMC 和 BMD，纠正大鼠去势后体内 E_2、CT、BGP 水平较低的状况，具有抑制骨吸收和促进骨形成的双重作用，但这种作用较尼尔雌醇弱。

五、中药骨康方对去卵巢大鼠股骨生物力学的影响 [8]

本研究建立了切除卵巢诱发绝经后骨质疏松症的清洁级 SD 大鼠模型，运用随机对照分组原则，用先进测定技术观察中药骨康方对去势大鼠骨生物力学的影响，旨在探讨中药骨康方预防骨质疏松症的效果。

（一）实验方法

将大鼠随机抽样分为 4 组，A 组为正常组，B 组为模型组，C 组为骨康组，D 组为阳性对照组，每组均 12 只。B 组、C 组、D 组大鼠用 3% 戊巴比妥溶液按 0.1mg/100g 大鼠体重腹腔麻醉，从背侧入路完整摘除双侧卵巢，止血缝合；正常组大鼠行假手术，采用背侧入路，切除少量脂肪组织后立即关闭。

（二）饲养及给药途径

所有动物均在同等条件下饲养，普通饲养，定量摄食，自由摄水（食料由广州医药大学实验动物中心提供）。A 组、B 组每天给予生理盐水 6mg/kg 灌胃；C 组造模后 3 天给药，每天给予骨康口服液 6mg/kg 灌胃；D 组术后 3 天给予尼尔雌醇 0.6mg/kg，每周灌胃 1 次。大鼠灌胃 4 个月后采用颈椎脱位快速处死。观察股骨生物力学指标：将各组大鼠股骨标本剔除肌肉等组织，分别测量股骨中部两个相互垂直方向的直径 d_1、d_2，算出平均直径 d。将大鼠股骨标本置于 SWD–10 万能试验机上跨距为 L=15mm 的三点弯曲实验夹具上，加载速度 1mm/min，进行三点弯曲实验。测出最大抗弯曲力 F。用公式 $\sigma=My/l=(8LF)/(\pi d_3)$ 计算出最大抗弯曲应力 σ。测量最大载荷、最大桡度、极限强度等生物力学指标。

（三）结果

与模型组比较，正常组的最大载荷、极限强度均明显高于模型组；骨康组则在最大载荷、最大桡度、极限强度各方面明显高于模型组；阳性对照组在最大载荷、极限强度均明显高于模型组。正常组、骨康组、阳性对照组在最大载荷、最大桡度、极限强度各方面均无明显差异。

（四）讨论

骨组织是双向性的组合材料，骨的无机成分使骨组织坚硬、结实，而有机成分使它具有一定的柔韧性。骨在受到外力时，其内部组织结构和外部形态都将随之改变，这种改变直接反映在骨的结构力学和材料力学性能的变化上。骨所能承受载荷、桡度等是反映骨结构力学特征的指标。上述力学指标受骨尺寸大小和几何形状的影响。骨的材料力学性能不受骨形状大小的影响。反映骨自身的强度和韧性，与骨中矿物质含量、骨密度有关。描述骨材料特征的指标有骨应力、弹性模量等。骨质疏松后，骨的结构力学和材料力学性能参数均有不同程度的下降，骨抵抗外力的能力降低，骨脆性增加，轻微外力即可引起骨折。因此力学指标是反映和评价骨质量的最直接的指标。美国 FDA 发布的《骨质疏松指南》中要求有关骨质疏松的实验应进行骨强度的生物力学测定。以评价发展为脆性骨折的危险性。

通过本次实验结果显示，中药骨康方对绝经后大鼠的最大载荷、最大桡度、极限强度各方面与模型组相比都有显著提高，与正常组、阳性组无差异。这表明用药 4 个月后，去势大鼠骨骼无论在结构力学还是在材料力学上均得到改善，与正常大鼠及雌激素治疗的绝经后大鼠无异。

（五）结论

中药骨康方能提高骨骼抵抗外力冲击的能力，改善大鼠骨的韧性，有效地防治大鼠切除卵巢后引起的骨质疏松，避免或减少骨折的发生。

六、中药骨康方对去睾大鼠股骨生物力学的影响 [9]

雄激素减少是老年男性骨质疏松的重要发病原因之一，而我们既往的临床观察中发现中药骨康方防治老年性骨质疏松症疗效显著。本文采用 8 月龄雄性大鼠去睾复制的肾虚骨质疏松症模型，用不同剂量中药骨康方进行防治，并与特乐定（T ridin）进行比较研究，旨在探讨中药骨康方治疗男性骨质疏松症的疗效机理，为中药骨康方的进一步开发研究提供依据。

（一）实验方法

1. 分组及造模方法

将 60 只实验动物随机分为 6 组，每组 10 只，分别为正常对照组、模型组、特乐定组、骨康高剂量组、骨康中剂量组、骨康低剂量组。各组大鼠均以 3% 戊巴比妥钠按 1 mL/kg 体重腹腔注射麻醉后，正常对照组行假手术，其余各组大鼠均从腹侧入路行完整双侧睾丸摘除术。

2. 饲养及给药途径

术后第 3 天开始给药，正常对照组、模型组每天以蒸馏水 6mL/kg 灌胃；特乐定组给予特乐定 60 mg/kg 灌胃；骨康高剂量组、骨康中剂量组、骨康低剂量组每天分别给予高剂量 3 960 mg/kg、中剂量 1 980 mg/kg、低剂量 990 mg/kg 骨康口服液灌胃。所有大鼠均在同等条件下喂养，自由摄水，控制食量。

（二）观察指标

各组大鼠于处死前 2 天用美国 HOLOGIG 公司 QDR– 2000 型双能 X 线吸收

仪（变异系数 CV ＜ 1.0%）扫描全身骨矿含量（BMC）及骨密度（BMD），并分别取右股骨和左股骨下端两个敏感点的 BMC 及 BMD。BMC 单位为 g，表示大鼠扫描所取区域含的骨矿物质总量；BMD 单位为 g/cm^2，表示大鼠扫描所取区域每平方厘米含的骨矿物质量。

给药 16 周后，处死动物，取血离心后备用，取左侧股骨，及时剔除软组织，采用牙托粉包埋股骨两端。用 SWD–10 型万能材料试验仪进行股骨扭转实验，观察各组大鼠股骨最大扭矩［M，单位为牛顿米（Nm），表示股骨被扭断时所需要的最大力矩］及扭转刚度［K，单位为牛顿米 / 角度（Nm/du），表示平均每个扭力角度平面上股骨所能承受的最大力矩］的变化。

（三）结果

骨康中剂量组、骨康低剂量组防治的去睾大鼠股骨扭转试验最大扭矩高于模型组（$P < 0.05$）；骨康高剂量组，骨康中剂量组，骨康低剂量组全身及左股骨和右股骨 BMD、BMC 高于模型组（$P < 0.05$）。

（四）讨论

老年男性因雄激素不足，蛋白质减少，骨胶原排列有序性明显降低，致使骨矿物质不能有机地沉积于胶原间，从而产生骨质疏松。我们根据这一现象，选用 8 月龄雄性大鼠，此时大鼠处于中年后期，再采用手术摘除双侧睾丸，这样所造成的大鼠骨质疏松模型比较符合中医肾虚的发病的过程及现代医学对原发性骨质疏松症的认识。本实验模型组在去睾后 4 个月，全身及左侧、右侧股骨骨密度、骨矿含量及股骨生物力学与正常组比较，明显降低（$P < 0.01$~0.05），表明大鼠已出现肾虚骨衰征象。

从本实验结果显示，使用中药骨康方防治的各组大鼠，全身及左侧、右侧股骨骨密度和骨矿含量等项指标明显高于模型组，差异有显著性和非常显著性意义。骨康中剂量组、骨康低剂量组大鼠股骨扭转试验指标最大扭矩也明显高于模型组（$P < 0.05$），表明中药骨康方可明显抑制去睾大鼠造成的骨质丢失，提高去睾大鼠的骨密度和骨矿含量，改善骨质疏松大鼠的骨生物力学状态，从而提高骨骼抗外力冲击的能力，避免骨折的发生。

随着年龄的增长，骨的胶原纤维减少，骨中的羟基磷灰石含量相对增加，骨的脆性增高，骨韧性下降，这是老年人较年轻人容易发生骨折的重要原因。同时，这说明骨的韧性和骨矿含量在防治骨质疏松中具有同样重要的意义。本实验显示使用中药骨康方防治的去睾大鼠，骨密度及骨矿含量明显优于模型组，并可改善骨质疏松大鼠骨的韧性和抗扭转效能，提示补肾活血法在防治男性骨质疏松症及其骨折方面有良好的前景。

（五）结论

中药骨康方能提高去睾大鼠骨的骨矿含量及骨密度，促进去睾大鼠骨结构的再建，改善骨的内部构造，从而提高大鼠骨的机械性能，避免骨折的发生。

七、中药骨康方对去卵巢大鼠腰椎骨形态计量学的影响[10]

骨组织形态计量学是基于体视学技术发展而逐步发展起来的，研究骨重建细胞和组织机制的一种较直接、细微的方法。它可直接观察骨组织水平的微观形态，并可进行定量分析，通过四环素等标记提供骨组织动态的变化信息。在骨质疏松的研究中已经成为一项不可缺少的基本技术，无论在疾病的发生机理研究，还是在药物疗效的评价中都有着广泛的应用价值。本研究旨在通过观察中药骨康方对去卵巢大鼠骨组织形态计量学各指标的影响，探讨中药治疗骨质疏松的作用机理。

（一）实验方法

选择 6 月龄 SD 大鼠 48 只，随机分为假手术模型组（Sham）、手术模型组（OVX）、尼尔雌醇组（E_2）、中药骨康组。切除大鼠卵巢 3 个月后，大鼠骨质疏松症模型制备成功，分别给予尼尔雌醇、中药骨康方灌胃治疗，并与 Sham 组和 OVX 组对照。治疗 3 个月后，体内双荧光标记，取第 2 腰椎包埋切片，全自动图像分析及松质骨骨形态计量学软件处理，观察中药骨康方对骨形态计量学参数的影响。

（二）结果

卵巢切除后大鼠骨小梁面积百分数（%Tb.Ar）下降 35.84%，骨小梁数量（Tb.N）下降 16.60%，骨小梁宽度（Tb.Th）下降 25.79%，表明绝经后骨质疏松症动物模型成立。中药骨康方治疗 3 个月后，与 OVX 组相比，单位骨小梁面积破骨细胞数（Oc.N/ mm^2）下降 42.80%，有显著性差异（$P < 0.01$）；%Tb.Ar、Tb.Th、Tb.N 和矿化沉积率（MAR）有上升趋势（$P > 0.05$）；骨小梁分离度（Tb.Sp），荧光周长百分数（%L.Pm）、骨形成率（BFR/BS、BFR/TV）和每毫米破骨细胞数（Oc.N/mm），骨形成率（BFR/BV）有下降趋势（$P > 0.05$）。

（三）讨论

骨质疏松的主要原因是骨的成骨和破骨平衡发生改变，导致骨量丢失、骨结构强度下降。利用骨组织形态计量学研究骨质疏松有独特的优势，它能够提供组织和细胞水平的骨细胞活性和骨组织转换率的定量评价，对于骨质疏松的诊断、病因、发病机理的认识能提供更准确的信息，有助于诊断水平的提高，在治疗药物评价中起着重要作用。在影响骨脆性的因素中，最重要的是骨组织的微结构状况，因为微结构缺陷直接决定了局部的力学强度。而要了解骨微结构的变化，目前最好的方法仍然是骨组织形态计量技术。骨组织形态计量学指标中松质骨各静态参数描述了骨量的多少和骨小梁的形态结构。实验结果显示去卵巢造模后，OVX 组的 %Tb.Ar 明显减少，反映卵巢切除后骨量明显减少。由于 Tb.N 和 Tb.Th 减少，Tb.Sp 显著增大，可导致骨组织结构退化。骨组织形态计量学指标中松质骨各动态参数可以动态了解骨骼的变化，实验结果骨形成参数 %L.Pm 升高，反映成骨细胞的数量增加，而 MAR 下降表明成骨细胞的活性下降；BFR/BV 增加表明成骨细胞的功能活跃。实验结果骨吸收参数 Oc.N/mm、Oc.N/mm^2 增加，反映破骨细胞活性增加，这说明卵巢切除后成骨作用与破骨作用均增强，卵巢切除后骨重建较不切除卵巢时活跃。分析其原因可能是卵巢切除术后因雌激素缺乏使骨吸收增加，骨小梁变薄变细所致。

实验结果显示中药骨康方治疗后，荧光标记周长百分数具有明显的下降趋势，降低骨转换，可改善骨结构，提高骨质量，加强骨的机械强度。同时，中药骨康治疗组中与成骨有关的参数较 OVX 组增高，与破骨有关的参数较 OVX 组减少，导致骨量明显上升，骨小梁数目增多，骨小梁分离度下降，骨重建负平衡被纠正。由此证实中药骨康方治疗骨质疏松症的机理既不同于西医抑制骨吸收的药物（雌激素类），也不同于促进骨形成的药物（氟制剂类），而是一种对机体的整体调治过程，同时具有增强成骨活性和抑制骨吸收的双重作用。

（四）结论

中药骨康方具有降低骨转换及促进骨形成和抑制骨吸收的双重作用，说明中药骨康方对骨质疏松有明显的治疗作用。

八、中药骨康方对去势大鼠骨、脑、肝组织中微量元素的影响[11，12]

目前研究表明，骨质疏松症与微量元素的变化有着较密切的关系。绝经后妇女骨质疏松症是由于体内雌激素水平的下降所引起，在理论上雌激素水平下降所引起的变化不只在骨骼上有所反应，在其他各个脏器都应有所反应。为研究中药骨康方对脑组织和肝组织的影响情况，本实验研究中药骨康方对去势大鼠脑、肝组织中微量元素含量的变化的影响，以期从微量元素的角度来探讨中药骨康方防治骨质疏松症的作用机理，并探讨中药骨康方对骨质疏松性大鼠骨中微量元素的影响。

（一）实验方法

将 50 只 11 个月龄雌性大鼠去势 3 个月后，随机分成空白对照组、骨质疏松模型组、骨康治疗组、尼尔雌醇治疗组 4 组。治疗 3 个月后将所有大鼠处死，分别取出右腿胫骨（将软组织剥离干净），检测骨中 Cu、Mn、Zn、Sr、B、V、F 等微量元素的变化，以及脑、肝组织，脑、肝组织的 Cu、Mn、Zn、Sr、Fe、Cd、B、Cr、Co、V、Mo 等微量元素的变化。

（二）结果

1. 与骨质疏松模型组比较，尼尔雌醇和中药骨康方能提高去势大鼠骨质中 Zn、Sr、F、Ca、P 等元素的含量，尼尔雌醇治疗组中 Cu、Mn、B、V 的含量提高，骨康治疗组中的含量反而下降；尼尔雌醇治疗组与骨康治疗组比较，B、Cu、Mn、V、Zn、Ca、P 含量提高明显，而 F、Sr 含量无明显差异。

2. 与空白对照组比较，骨康治疗组去势大鼠的肝中 Cu、Zn、Sr、Fe、Cr、V 等微量元素的含量提高（$P < 0.01$）；尼尔雌醇治疗组肝中 Cu、Mn、Zn、Fe 等微量元素的含量有提高（$P < 0.01$），但 Sr、Cr、V、Mo 的含量较骨质疏松模

型组下降（$P < 0.01$）。

（三）讨论

1. 微量元素与骨质疏松的关系

微量元素一般指少于人体重量 0.01% 的元素，人体内微量元素缺乏、过剩或平衡失调，均可影响人体内的物质代谢，进而产生病理变化。在我们研究的骨质疏松的大鼠模型中，伴随着骨骼骨密度的下降，不仅 Ca、P 的含量下降，Cu、Mn、Zn、Sr、B、Cr、V、F 等元素的含量也下降。而在随后的治疗组中均有不同程度的提升，表明这些微量元素在骨质疏松的发生中起着一定的作用；已有研究表明这些元素在人体血液中可以相互影响，但在骨骼中如何影响尚不清楚。一般认为微量元素在骨骼中的代谢是很困难的，它们在骨骼中的含量变化可能是随着 Ca、P 一起发生的。如 Zn 对骨代谢的影响可能是：①参与骨盐形式，与 F 组 Zn–F 复合体，促进了磷灰石的结晶化。②影响 1,25- 二羟维生素 D 和降钙素水平。③影响骨代谢两类酶，即碱性磷酸酶、胶原酶及硫酸酐酶。

2. 微量元素在去势大鼠脑组织和肝组织中的变化的相互关系

人体内的微量元素选择性地蓄积在一定的部位（储存器官或靶器官）如内脏、骨骼等，通过体内代谢的调节而发生生理性或病理性变化，进而发挥它们的生理效应。与空白对照组相比较，在骨质疏松模型组大鼠的脑组织中 V、Ba、Sr、Ni、Ca 等元素的含量下降，Zn、Cr、Mn、Mo 的含量上升。Cu、Mn、Ca、V、Ni、Fe、P 等元素在大鼠肝组织中的含量下降，Mo 的含量上升。在骨质疏松模型组大鼠中，其中 Ca 和 V 在脑、肝组织中的含量较空白对照组均明显下降，表明 Ca 和 V 在骨质疏松性改变中可能具有一致性影响。V 在脑组织中所起的作用并不清楚，已有研究表明它有刺激造血的作用，可以影响甲状腺代谢，具有生长因子样作用，在骨骼中可以增加骨形成。Gu 主要存在于肌肉骨骼和肝脏中，吸收的 Gu 在肝脏以肝铜蛋白的形式储存，在血浆中以铜蓝蛋白的形式存在参与铜代谢。缺 Cu 的动物和儿童，导致骨基质中胶原成熟障碍，出现长骨广泛骨质疏松，甚至出现自发性骨折。有研究认为 Mn、Fe 在骨骼中的丢失也是骨质疏松症的一个重要的信号，但是在脑组织中它们的含量并没有下降。而 Fe 在骨质疏松性大鼠的肝组织中的含量有下降，可能与 Fe 在这些组织中的供能作用减弱有关；Fe 在体内与 O 运输有密切关系，低氧状态下，二氧化碳分压增高导致局部环境呈酸性，使骨细胞向溶骨相甚至退变相转化，诱发骨细胞性骨吸收；Mn 在骨质疏松性大鼠肝组织中的含量下降而在脑组织中的含量上升，可能与 Mn 在脑组织中的参与酶如锰超氧化物歧化酶、谷氨酰胺合成酶、多巴脱羧酶等的活动增强有关，这些 Mn 的相关酶可能影响了骨代谢。Zn 在脑组织中含量上升，这种情况刚好与两个治疗组 Zn 的变化情况相反，表明 Zn 在骨质疏松症的动态性观察中是一个良好的指标。Mo 是一些氧化酶如黄嘌呤氧化酶、醛氧化酶、亚硫酸氧化酶的组成部分，参与能量代谢，Mo 在骨质疏松模型组肝组织和脑组织中的含量较高，可能说明当发生骨质疏松症时肝脏和脑的能量代谢加快。Ni 在骨质疏松性大鼠的肝组织和脑组织中的含量较低，目前尚无足够的资料说明它对人体的影响，可能参与金属特异酶的功能而影响其他金属元素的作用。Cd 和 Pb 通常被认为是骨质疏松症的有害因素，在我们的实验动物中的脑组织、肝组织中含量很少。B 被认为在维持骨的正常代谢方面有重要作用，在我们的研究中脑组织、肝组织中的含量极少。Ba 对骨代谢的影响尚不清楚，在我们的研究中未发现 Ba 在去势大鼠的肝组织、脑组织中的含量与其他组织有统计学意义上的差异。

3. 中药骨康方对去势大鼠体内微量元素的影响

在早期的动物实验和临床已经证实中药骨康方有防治骨质疏松症的作用，本次实验中骨康治疗组大鼠胫骨骨密度较骨质疏松模型组提高明显。本次研究结果表明，骨康治疗组与尼尔雌醇治疗组大鼠的脑组织、肝组织中各组织的微量元素的含量的改变并不完全一致，表明中药骨康方与雌激素对去势大鼠体内组织的影响不一致，它们治疗骨质疏松症的机理是不同的。一般认为中药的治疗作用是通过对人体整体的调节作用来改变骨质的代谢情况，促进骨密度的提高。可以认为中药骨康方通过发挥对人体整体的调节作用来调节人体组织中微量元素的变化。中草药中含有丰富的微量元素，不同功效的中草药具有微量元素的特征性分布。目前研究表明中药的性味归经和微量元素有直接的关联，在补肾药中 Zn 和 Mn 的含量较高，补血药中含 Fe 较高，补气药中富含 Zn、Mn、Sr，活血药中富含 Fe、Se。由于不同的组织器官对不同的微量元素具有选择性的亲和性，因而微量元素及其配体对组织器官的亲和性可能是中药归经的基础。以补肾药为例，各个内分泌腺和神经介质合成的部位及下丘脑有很强的摄 Mn 能力，特别肾上腺、甲状腺和垂体更显著；而 Zn 是肾上腺皮质激素的固有成分和功能单位，并富集于性腺和生殖器官中，同时下丘脑 – 垂体的内分泌腺关系密切，因而 Zn、Mn 参与调节下丘脑 – 垂体系统及其所属的 3 个靶腺系统的功能，当缺乏 Zn、Mn 时将导致内分泌功能低下或腺体萎缩，从而引起生长缓慢、阳痿、不孕、习惯性流产等，这些与现代医学对中医的肾虚的实质在生理、生化、分子生物学等方面的研究相符。

目前通过对中药中微量元素检测发现，微量元素的数量和含量的分布是与中药的阴阳寒凉属性相关的。尽管如此，由于微量元素的分布有地域性差异，不同部位的药材微量元素的分布也有差异，目前的研究尚不能将不同中药的性味明确与微量元素规律化。但是在中药的治疗作用中微量元素是以络合物的形式发挥功能的，而中药复方通过煎煮后，微量元素存在的形式不是单味药的叠加，中药中其有机成分和无机成分都发生了变化，因而中药的治疗作用不应是单纯的微量元素的补充，通过人体吸收后，通过一系列的生化反应，参与人体免疫系统、内分泌系统等的代谢而发挥治疗作用。在我们的研究中，骨康治疗组与骨质疏松模型组比较，大鼠脑组织中 V、Ca 的含量上升，Mo、Zn 的含量下降，肝组织中 Cu、Mn、Ni、P、Ca、Zn、Fe 的含量上升，Mo 的含量下降。骨康治疗组对 Mo、Zn 在脑组织中含量的调节较为明显，而 Mo、Zn 在脑组织中与神经系统的关系较为密切，可能说明中药骨康方在绝经后骨质疏松症的患者的精神状态有一定的调节作用。中药骨康方根据骨质疏松症的中医肾虚脾虚血瘀的病机特点以补肾健脾活血为大法组方。骨康口服液中检测到 Cu 的含量极少，微量元素以 Fe、Zn、Mn、Cr、Mo 的含量最高，表明中药方骨康可能通过参与对人体酶系统的调节而发挥作用。

中药骨康方中以补肾中草药为主，没有矿物质药物及动物药，但能达到较好的效果，说明其遵循了中医理论指导，并具有临床的实用性、科学性，这完全有别于传统的缺什么补什么、缺多少补多少的疗法。中医复方治疗主要是通过全面调节机体机能，提高机体免疫力，进一步证明中医整体观念、辨证论治的重要性和实用价值。我们以往的研究已经表明，中药骨康方可以提高去势大鼠血清中 E_2、骨钙素及降钙素的水平，这些变化同体内微量元素的变化应是一致性的。

4. 治疗骨质疏松症中使用的中药骨康方与微量元素的关系

本实验中骨康治疗组大鼠胫骨骨密度较骨质疏松模型组提高明显，与之相适应骨骼中 Ca 的含量亦有明显提高。骨康治疗组与尼尔雌醇治疗组的大鼠骨骼中的微量元素的含量并不完全一致，表明中药骨康方与雌激素治疗骨质疏松的机理是不同的。以往研究结果表明：①中药骨康方治疗绝经后骨质疏松症患者骨密度增加，血清 IL–6 含量降低，血清 E_2 含量较治疗前升高；去势大鼠模型用中药骨康方防治后性激素水平明显高于骨质疏松模型组，表明中药骨康方有类性激素样作用，可能与兴奋垂体－肾上腺轴或性腺轴有关。②中药骨康方的含药血清可促进成骨细胞增殖及分化，抑制破骨细胞活性，表明中药骨康方在体内可以直接调节成骨细胞和破骨细胞的平衡。③中药骨康方可以改善脾虚大鼠的脾胃功能，表明中药骨康方可以促进肠道对 Ca^{2++} 的吸收，纠正体内负钙平衡。因此，可以认为，中药骨康方是通过发挥对人体整体的调节作用来调节骨骼中微量元素的变化的。

（四）结论

中药骨康方对内脏中微量元素具有调节作用；中药骨康方通过调节机体内环境中微量元素的平衡，发挥对人体整体的调节作用，从而调节骨骼中微量元素的变化，改变骨质的代谢状况，促使矿物质在骨中的沉积，提高骨密度，发挥防治骨质疏松症的作用。

九、中药骨康方含药血清对新生大鼠成骨细胞增殖影响[13]

本实验通过体外分离和培养成骨细胞体系，运用 MTT 法研究中药骨康方含药血清对新生大鼠成骨细胞增殖的影响，以期从细胞分子学角度探讨中药骨康方防治骨质疏松症的作用机理。

（一）实验方法

1. 实验动物

一日龄 SD 大鼠 3 只，用于分离原代成骨细胞；6 月龄 SD 雌性大鼠 24 只，用于制备含药血清。

2. 含药血清的制备

实验动物随机分成 3 组，每组 8 只：中药组、罗盖全组和蒸馏水组。各组大鼠用上述药物分别灌胃，每次 3.5mL /200g 大鼠体重，每天 2 次，间隔 5 小时，连续灌胃 3 天。最后 1 次灌胃后 2 小时腹主动脉取血，离心获取血清，灭活，抽滤除菌，置 – 20℃ 保存备用。

3. 原代成骨细胞的分离、培养及传代（略）

4. 成骨细胞的鉴定（略）

5. MTT 法测细胞增殖（步骤略）

（二）结果

成骨细胞在 5%、10%、20% 的血清中分别培养 1 天、3 天、5 天、7 天、9 天时，用 MTT 法测定成骨细胞增殖，发现培养 7 天时中药骨康方含药血清和罗盖全含药血清均有恒定的促进成骨细胞增殖的作用，用 5% 和 10% 的血清培养第 7 天时 3 个组的 OD 值均为最高；20% 的血清培养第 5 天时中药组和罗盖全组的 OD 值最高。根据本实验测定结果，参考有关文献，确定在本课题的其他实验中，成骨细胞将用 10% 的血清培养第 7 天时，若将蒸馏水组的 OD 值作为 100%，那么，中药组和罗盖全组对成骨细胞增殖的平均影响率分别为 110.6% 和 108.5%。

（三）讨论

骨质疏松症是绝经后妇女和老年人的常见病和多发病。破骨细胞骨吸收功能活跃和成骨细胞骨形成功能衰退是骨质疏松发生的主要病理机制。目前骨质疏松防治药物大多数为作用于破骨细胞而抑制骨吸收的药物。研究作用于成骨细胞促进骨形成功能而无明显副作用的药物是骨质疏松防治的目标。目前的实验研究结果已经证实，中药骨康方能提高实验动物的骨矿含量和骨密度，改善骨骼的生物力学性能，调节体内激素水平，具有促进骨形成和抑制骨吸收的双重作用；中药骨康方含药血清能抑制体外培养的破骨细胞活性，并能诱导体外培养的破骨细胞凋亡。我们推测，中药骨康方在抑制破骨细胞活性和诱导破骨细胞凋亡的同时，诱导成骨细胞增殖分化和抑制成骨细胞凋亡，这是中药骨康方治疗骨质疏松症作用机理中的重要环节之一。

实验结果表明：中药骨康方含药血清和罗盖全含药血清均有恒定的促进成骨细胞增殖的作用；在 10% 的含药血清中培养 7 天时成骨细胞的增殖较为理想；用 10% 的血清培养成骨细胞第 7 天时，与蒸馏水组的 OD 值相比而言，中药组和罗盖全组对成骨细胞增殖的平均影响率分别为 110.6% 和 108.5%。

本实验关于中药骨康方含药血清对体外培养成骨细胞的直接作用的机理尚待深入探讨。此外，人体是一个复杂的环境，骨代谢受多种因子和激素的影响，中药防治骨质疏松症在骨骼系统可以在骨吸收和骨形成两方面体现调整作用，对全身则是在整体调节背景上的多靶点发挥作用。中药骨康方对整体防治骨质疏松的作用也有待进一步探讨。

（四）结论

中药骨康方含药血清有恒定的促进新生大鼠成骨细胞增殖的作用。

十、中药骨康方对去卵巢大鼠骨源性碱性磷酸酶和胰岛素样生长因子的影响[14]

骨组织在整个生命过程中都具有新陈代谢的活性，骨代谢过程中，新骨不断形成，骨矿物质不断被沉积到骨上，同时又不断地从骨中释放到血循环中，通过测定血、尿等骨生化标志物可直接了解骨的生理和病理代谢变化。本实验研究中药骨康方对去卵巢大鼠血清中骨碱性磷酸酶（BALP）和胰岛素样生长因子（IGF1）影响，以期从骨形成生化标志物 BALP 和影响骨形成和骨吸收局部调节因子 IGF 1 的角度来探讨中药骨康方防治骨质疏松症的作用机制。

（一）实验方法

6 月龄雌性 SD 大鼠 68 只按简单随机方法分为空白组和手术组，分别为 22 只和 46 只。空白组行假手术，手术组行卵巢切除术。术后 3 个月后从两组随机各选出 10 只大鼠行骨密度检查，以确定造模成功。在确定造模成功后，将手术组中剩下的 36 只大鼠再随机分为 3 组，每组 12 只，分别为手术模型组、雌激素组、中药组；空白组中剩下的 12 只大鼠为空白对照组。对各组进行灌胃给药治疗，灌胃给药容积为 10 ml /kg，空白对照组、手术模型组灌服蒸馏水；中药组灌服相应的药物，雌激素组给予尼尔雌醇灌胃。治疗 3 个月后采集动物血清进行实验指标检测，测定动物血清中 E_2、IGF 1、BALP 含量 。

（二）结果

雌激素组、中药组血清 E_2、BALP 水平高于手术模型组，其差异有统计学意义（$P < 0.05$），而雌激素组与中药组血清 E_2 水平相比较差异无统计学意义（$P > 0.05$）。中药组血清 IGF 1 水平高于手术模型组及空白对照组，差异有统计学意义（$P < 0.05$）。

（三）讨论

BALP 是成骨细胞的一种细胞外酶，BALP 在机体成骨过程中，能解除其他因子对骨矿形成的抑制作用，有利于成骨。IGF 1 可加强骨吸收细胞的募集，为骨重建的主要调整剂以维持骨量，IGF 1 对骨膜细胞和非骨膜细胞的复制均有影响，对成骨细胞增殖有促进作用。血清中的 IGF 1 水平随年龄增长明显下降，女性绝经后血清 IGF 1 水平明显低于绝经前。本实验研究表明，中药骨康方能够提高去卵巢大鼠血清中 E_2、BALP、IGF 1 水平，对成骨细胞增殖分化具有直接促进作用，使成骨活动增强，促进骨形成，增加骨量，有利于成骨。中药骨康方治疗原发性骨质疏松症的作用机制可能是通过抑制破骨细胞的骨吸收并促进成骨细胞的骨形成，从而恢复骨吸收与骨形成的耦联机制来实现的。从实验数据可以看出中药组 IGF 1 水平明显高于其他 3 组，此外，雌激素组 IGF 1 水平明显偏低，不但远低于中药组，而且更低于手术模型组和空白对照组，出现这种情况，可能与雌激素双向调节 IGF 1 水平有关。

（四）结论

中药骨康方能提高去卵巢大鼠血清中 E_2、胰岛素样生长因子、骨源性碱性磷酸酶水平，间接促进成骨细胞增殖，抑制破骨细胞骨吸收，促进成骨细胞的骨形成功能。

十一、中药骨康方对去势大鼠的骨密度和 IL-l，IL-6 的影响[15]

研究表明，绝经后妇女随着雌激素水平的降低，导致了一系列细胞因子如白介素 -1（IL-l）、白介素 -6（IL-6）、肿瘤坏死因子（TNF）、骨保护素（OPG）等在体内的改变。近年的研究认为骨质疏松属于“骨痿”范畴，而“肾主骨”，因此对其的采用补肾壮骨、健脾益气、活血通络均取得较好的效果。本实验拟采用卵巢切除所致的骨质疏松大鼠为模型，通过观察中药对去卵巢雌性大鼠骨密度及 IL-l、IL-6 的影响，为有效防治骨质疏松提供理论依据。

（一）实验方法

将 6 月龄的雌性 SD 大鼠 68 只随机分为手术模型组、雌激素组、中药组和对照组。造模成功后，中药组给予中药骨康方灌胃，每天 1 次；雌激素组给予尼尔雌醇灌胃，每周 1 次；手术模型组和对照组给予蒸馏水灌胃，每天 1 次。治疗 3 个月后测量各组大鼠的骨密度和血中 IL–1、IL–6、E_2 含量。

（二）结果

中药组与手术模型组比较，明显提高了全身骨密度和腰椎骨密度（$P < 0.05$），显著降低血中 IL–1、IL–6 水平（$P < 0.05$），E_2 水平显著升高（$P < 0.05$）。

（三）讨论

IL–6 是由多种细胞产生的具有广泛生物活性的细胞因子，成骨细胞、破骨细胞、骨基质细胞及单核 / 巨噬细胞均可分泌 IL–6，它在骨质疏松的发生过程中具有重要的作用，主要表现为刺激破骨细胞的增殖和功能表达，同时可能抑制成骨细胞功能，从而促进骨质疏松的发生。体内外大量实验显示 IL–6 可增加破骨细胞的形成，进而刺激骨吸收。实验证明 E_2 对 IL–6 具有抑制作用，在 E_2 充足的条件下，IL–6 的产生或作用可被 E_2 所抑制，E_2 缺乏则此作用解除，破骨细胞形成增加，从而引起骨吸收增加，最终造成骨质疏松。在本实验中，手术模型组大鼠血中 E_2 水平降低，IL–6 水平明显升高，给予中药骨康方和雌激素治疗后，降低的 E_2 水平升高，同时 IL–6 升高的水平显著降低，提示中药骨康方和雌激素能抑制 IL–6 的产生，说明了中药骨康方内含有类 E_2 样物质。

IL–1 是破骨细胞激活因子中的一种，分为 IL–1α、IL–1β，两者的生物活性相似，都可以有效刺激骨吸收。IL–1 可刺激成骨细胞产生 IL–6、TNF，并与这两种细胞因子相互协调作用，促进骨吸收。目前认为 IL–1 对绝经后骨吸收的作用是受卵巢性激素，特别是受雌激素调控的，当体内雌激素缺乏时，对 IL–1 有上调作用，但其确切的调控机制还不十分清楚。已有的实验认为，雌激素发挥骨保护作用的机制之一可能是雌激素选择性调节破骨及破骨样细胞 IL–1 受体的水平，从而减弱 IL–1 的反应性及破骨细胞的存活率。在本次实验中，雌激素组能有效抑制 IL–1，这与之前学者研究的结果相一致。而经过灌服中药骨康方后，大鼠体内的 IL–1 水平下降，与手术模型组比较，有显著性差异，进一步表明了中药骨

康方内含有类 E_2 样物质。

（四）结论

中药骨康方对卵巢切除所致的骨质疏松症有明显的治疗作用，其机制可能是在一定程度地提高了体内的雌激素水平，抑制骨的吸收，促进骨的形成。

十二、中药骨康方含药血清对骨质疏松性骨折愈合过程中血小板衍生生长因子表达的影响[16]

骨质疏松性骨折愈合困难，甚至不愈合，目前的治疗方法不尽理想。中药在促进骨折愈合方面的确切疗效已被中华民族千余年的骨伤科临床实践所验证。近年来，成骨细胞的同种异体移植，促进骨折愈合的研究正引起重视。血小板衍生生长因子是一族多肽生长因子，对骨折愈合和修复进程具有积极的效应。中药骨康方具有补肾壮骨的作用，其用于防治骨质疏松症及骨质疏松性骨折的作用已得到多年的临床验证。

本实验发挥中药和成骨细胞移植的综合优势，把成骨细胞作为促进骨质疏松性骨折愈合中药的载体，通过建立骨质疏松性骨折动物模型，用中药骨康方含药血清培养的成骨细胞移植到骨折端部位，采用免疫组织化学方法测定血小板衍生生长因子血小板衍生生长因子 A 和血小板衍生生长因子 αR 的表达，探讨中药骨康方含药血清培养成骨细胞移植促进骨质疏松性骨折愈合的作用及其机制。

（一）实验方法

材料：1 日龄 SD 乳鼠用于分离原代成骨细胞；4 月龄 SD 雌性大鼠 36 只用于制备含药血清；4 月龄 SD 雌性大鼠 63 只用于实验造模和标本取材，中药骨康方为水煎剂，由补骨脂、淫羊藿、熟地等组成，含生药量 1.43 kg/L。

将 SD 大鼠 63 只，随机分成 3 组，成骨细胞 + 骨康血清组、成骨细胞 + 罗盖全血清组、成骨细胞 + 蒸馏水血清组，每组 21 只。建立骨质疏松性骨折动物模型，用相应含药血清培养的成骨细胞移植到骨折端部位。于模型建立后第 7、第 14、第 28 天，3 组动物麻醉下各处死 7 只动物，截取股骨。

采用免疫组织化学法动态检测血小板衍生生长因子 A 和血小板衍生生长因子 αR 的表达。

（二）结果

骨折后 7 天，血肿、骨膜增殖细胞、肉芽组织中的成纤维细胞、内皮细胞、成骨细胞和新形成的软骨细胞血小板衍生生长因子表达阳性；骨折后 14 天，骨折断端附近的骨外膜下编织骨表面成骨细胞血小板衍生生长因子强阳性表达，肥大的软骨细胞也呈阳性表达；骨折后 28 天，外骨痂中编织骨基质与表面细胞血小板衍生生长因子表达阳性，已成熟的骨小梁表面成骨细胞表达较弱，软骨细胞血小板衍生生长因子表达阳性。成骨细胞 + 骨康血清组及成骨细胞 + 罗盖全血清组的血小板衍生生长因子表达均较成骨细胞 + 蒸馏水血清组明显。

（三）讨论

血小板衍生生长因子是一族多肽生长因子，对骨折愈合和修复进程具有积极的效应。血小板衍生生长因子主要通过对成骨细胞的作用，加速骨形成。作为重要的有丝分裂原，血小板衍生生长因子能够促进成骨细胞早期的 DNA 合成，使成骨细胞从静止状态的 G_0/G_1 期进入到有复制潜能的 S 期，使分泌细胞增多，同时还能增强单核细胞、成纤维细胞的游走性，使局部成纤维细胞增殖、分化，从而促进骨形成。血小板衍生生长因子的细胞学作用主要通过 3 种细胞表面受体 αα、ββ 与 αβ 介导，其中，血小板衍生生长因子 A 与血小板衍生生长因子 αR 连接于 αα 受体（即血小板衍生生长因子 αR）。血小板衍生生长因子 A 与参与骨形成的调节，在骨折修复过程中起着重要作用。

成骨细胞是骨形成过程中的重要功能细胞。成骨细胞能分泌胶原和糖蛋白合成骨基质，参与骨钙化，促进软骨形成和膜内骨化。成骨细胞移植首先为骨形成募集了一定的细胞数，参与成骨作用，对老年性骨质疏松因成骨细胞能力下降，而导致骨折愈合困难甚至不连，具有特殊意义。

本实验结果表明：骨折后 7 天，血肿、骨膜增殖细胞、肉芽组织中的成纤维细胞、内皮细胞、成骨细胞和新形成的软骨细胞血小板衍生生长因子表达阳性；骨折后 14 天，骨折断端附近的骨外膜下编织骨表面成骨细胞血小板衍生生长因子强阳性表达，肥大的软骨细胞也呈阳性表达；骨折后 28 天，外骨痂中编织骨基质与表面细胞血小板衍生生长因子表达阳性，已成熟的骨小梁表面成骨细胞表达较弱，软骨细胞血小板衍生生长因子表达阳性。而且，成骨细胞 + 骨康血清组及成骨细胞 + 罗盖全血清组的血小板衍生生长因子表达均较成骨细胞 + 蒸馏水血清组明显。结果说明，在大鼠骨质疏松性骨折愈合中期，编织骨表面成骨细胞和肥大的软骨细胞血小板衍生生长因子呈强阳性表达，因此可以认为血小板衍生生长因子可对成骨细胞和软骨细胞有较强的促增殖和趋化作用，从而促进骨折愈合；用中药骨康方血清和罗盖全血清培养过的成骨细胞均可促进大鼠骨质疏松性骨折骨痂中血小板衍生生长因子的表达，进而促进骨质疏松性骨折的愈合。增强骨痂中血小板衍生生长因子 A 和血小板衍生生长因子 αR 的表达，可能是中药骨康方促进骨质疏松性骨折愈合的作用机制之一。

（四）结论

运用中药骨康方含药血清培养的成骨细胞进行移植，能增强骨痂中血小板衍生生长因子 A 和血小板衍生生长因子 αR 的表达，促进实验性骨质疏松性骨折的愈合。

十三、中药骨康方含药血清对 TNF-α 致大鼠成骨细胞凋亡的影响[17]

破骨细胞骨吸收功能活跃和成骨细胞骨形成功能衰退是骨质疏松发生的主要病理机理。目前骨质疏松防治药物大多数为作用于破骨细胞而抑制骨吸收的药物。研究结果已经证实，中药骨康方能提高实验动物的骨矿含量和骨密度，改善生物力学性能，调节体内激素水平，具有促进骨形成和抑制骨吸收的双重作用；中药骨康方含药血清能抑制体外培养的破骨细胞活性，并能诱导体外培养的破骨细胞凋亡。本实验通过体外分离和培养成骨细胞体系，应用 TNF-α 作为诱导成骨细胞凋亡的介质，通过透射电镜下细胞超微结构观察，研究中药骨康方含药血清对新生大鼠成骨细胞凋亡的影响，以期从细胞分子学角度探讨中药骨康方防治骨质疏松症的作用机理。

（一）实验方法

实验动物：1 日龄 SD 大鼠 3 只，用于分离原代成骨细胞；6 月龄 SD 雌性大鼠 24 只，用于制备含药血清。将实验动物随机分成中药组、罗盖全组和蒸馏水组 3 个组，通过体外分离和培养成骨细胞体系，应用肿瘤坏死因子（TNF-α）作为诱导成骨细胞凋亡的介质，在透射电镜下观察细胞超微结构。

（二）结果

在用空白血清培养 7 天的成骨细胞中加入 TNF-α 24 小时，电镜下出现明显的细胞凋亡形态，表现为核膜不均匀肿胀，粗面内质网扩张，核染色质浓集，聚集于核膜，细胞浆致密，细胞器解体，呈境界分明的块状或月影，细胞表面的微绒毛明显减少，可伴见细胞体积缩小，甚至消失。而用中药骨康方血清和罗盖全血清培养 7 天的成骨细胞虽然仍有细胞凋亡的形态改变，但可部分对抗 TNF-α 所致的成骨细胞凋亡作用。

（三）讨论

肿瘤坏死因子（TNF-α）是重要的骨吸收细胞因子之一。有实验证实，给切除卵巢大鼠阻断 TNF-α 可以完全防治骨质丢失。目前已阐明 TNF-α 能介导广泛的生物学作用，包括细胞的增殖、分化及多种细胞凋亡的效应等。本实验结果亦证实，TNF-α 可诱导成骨细胞凋亡。

本实验观察结果表明，在用空白血清培养 7 天的成骨细胞中加入 TNF-α 24 小时时，电镜下出现明显的细胞调亡形态，而用中药骨康方血清和罗盖全血清培养 7 天的成骨细胞虽然仍有细胞凋亡的形态改变，但可部分对抗 TNF-α 所致的成骨细胞调亡作用。提示用中药骨康方含药血清培养 7 天的成骨细胞可部分对抗 TNF-α 对其的损伤，阻滞 TNF-α 诱导的成骨细胞凋亡是中药骨康方防治骨质疏松的机制之一。本实验结果显示的是中药骨康方含药血清对体外培养成骨细胞的直接作用，然而，人体是一个复杂的环境，骨代谢受多种因子和激素的影响，中药防治骨质疏松症在骨骼系统可以在骨吸收和骨形成两方面体现调整作用，对全身则是在整体调治背景上的多靶点发挥作用。

十四、中药骨康方对骨质疏松性骨折愈合过程 I 型、II 型胶原及 CTGF 表达的影响 [18]

骨质疏松性骨折愈合过程与正常骨折愈合相似，但骨质疏松性骨折愈合过程中，软骨性骨痂生成量多，但向骨性骨痂演变过程延缓。而在编织骨向成熟骨改建过程中，小梁骨表面成骨细胞数量减少，与成骨能力降低相反，破骨细胞吸收能力旺盛，导致骨结构松散、小梁状骨的过分丢失与骨吸收部位新生骨的相对不足，骨折愈合质量降低。其愈合是极其复杂的生物学修复过程。

胶原超家族在骨修复中起直接作用的有Ⅰ型、Ⅱ型、Ⅲ型、Ⅴ型、Ⅳ型、Ⅺ型、Ⅻ型、XⅢ型胶原等。Ⅰ型胶原占全部胶原的90%，它有着广泛的分布，是形成骨机械力量的主要因素。骨含有纵向排列的胶原纤维越多，骨强度越高。骨胶原纤维同时也是骨质矿化的部位。在众多胶原分子中，Ⅱ型胶原在软骨生成中最受重视。在基因水平使用原位杂交技术定位分析骨折骨痂中Ⅱ型和Ⅲ型胶原的表达，结果不仅可发现某一种胶原在何时合成，而且可发现是何种细胞产生这些特定的胶原。胶原蛋白在骨折愈合中的表达具有一定顺序性，相互之间还具有调节作用。胶原蛋白种类繁多，相互之间的调节关系也必然复杂，目前这方面的研究只是揭示了部分规律。

近年来，随着对结缔组织生长因子（Connective Tissue Growth Factor，CTGF）的研究的深入，在骨折愈合中的作用的研究也逐渐深入，CTGF参与了体内的多种病理生理过程，在胚胎发育、动脉粥样硬化、纤维化疾病及骨折愈合中发挥重要作用。近年研究发现，CTGF作为一种重要的效应分子，在软骨细胞和成骨细胞的增殖、分化方面发挥重要作用。进一步研究CTGF对骨骼发育和骨重建的作用，有助于认识一些代谢性骨病的发病机制，并为其防治提供新的策略。

（一）实验目的

本实验通过建立骨质疏松性闭合性骨折动物模型、建立体外骨痂培养体系，检测骨质疏松性骨折愈合过程中Ⅰ型、Ⅱ型胶原及CTGF的表达，探讨中药骨康方对Ⅰ型、Ⅱ型胶原及CTGF的表达的影响，进一步探讨在骨质疏松背景下骨折的愈合的病理机制，并为防治骨质疏松性骨折提供新的策略。

（二）实验方法

选择6月龄清洁级雄性SD大鼠80只，均造成闭合性骨折，随机分为4组，即空白组（A组）、骨康治疗组（B组）、睾丸切除组（C组）、睾丸切除+骨康治疗组（D组），每组20只。用10%水合氯醛按0.33mL/100g腹腔注射进行麻醉后，切除睾丸，模拟骨质疏松性动物模型，采用骨折发生装置造成闭合性骨折模型，两者结合，模拟骨质疏松性闭合性骨折动物模型。根据分组，术后B组、D组灌服中药骨康方溶液，灌胃给药容积为10mL/kg；A组、C组按相同容积灌服生理盐水，分别在术后 3 天、7 天、14 天、21 天处死，在无菌的环境下取出骨痂，于 PBS+ 抗生素（硫酸庆大霉素、链霉素溶液）漂洗 2 次后，将每个骨痂样本均匀切成 $1mm^3$ 大小。

标本用于以下 3 个方面的检测：

（1）用于化学染色，常规石蜡切片，脱蜡脱水，HE 和 MASSON 染色，观察骨痂在不同时相、不同干预措施的变化及差异。

（2）免疫组化，用于检测 Ⅰ 型、Ⅱ 型胶原的表达。

（3）逆转录聚合酶链反应（RT–PCR）和蛋白质印迹法（Westernblot），分别检测结缔组织生长因子（CTGF）的 mRNA 和蛋白质的表达。

（三）结果

1. 造模

本次闭合性骨折造模，中段骨折占 93.8%，横断骨折占 91.3%，其可比性较好。

2. 骨痂不同时相生长及体外培养情况

骨痂培养体系建立成功，本次实验没有出现污染、组织坏死现象。

第一时相（术后第 3 天），各组均可见断段有瘀血块、肿胀，纤维连接，轻微可折断，各组之间无明显差异，B 组血肿块相对较小，体外培养生长旺盛。

第二时相（术后第 7 天），A 组、B 组、D 组可见透明纤维软骨连接，呈竹结样，质地较软，B 组平均体积较其他组别大，C 组、D 组仍可见少量暗紫色血肿，机化，体外培养生长旺盛，显微镜下观察 B 组较其他组别分泌旺盛，A 组其次，D 组、C 组较慢。

第三时相（术后第 14 天），C 组呈现 B 组第二时相生长，B 组、A 组骨痂可见钙化沉积显现，质地较硬，体外培养生长速度较第一、第二时相慢。

第四时相（术后 21 天），B 组、A 组、D 组可见骨样骨痂生长，C 组呈现 A 组第三时相改变，显微镜下观察体外培养生长缓慢，分泌物减少。

3. HE 染色和 MASSON 染色

骨折后 3 天：骨折断端附近骨膜生发层细胞大量增殖，在骨折间隙及其周围纤维素网中网罗了大量的坏死血细胞；骨折端聚集大量炎症细胞，包括淋巴细胞、粒细胞、单核细胞、巨噬细胞和肥大细胞，并见较多毛细血管侵入，周围见间充质细胞，B 组及 D 组尚可见到成纤维细胞出现，但细胞形态扁长，细胞器不发达。

骨折后 7 天：B 组及 D 组纤维组织、新生毛细血管增生明显，骨外膜外可见较多的成骨细胞，B 组较 D 组显著；A 组可见少量残留血肿，断端大部分被纤维组织取代，偶见成骨细胞；C 组则有较典型的血肿，血肿中有血细胞和炎细胞浸润，纤维组织少见。骨膜生发层间充质细胞继续增殖，并发生软骨细胞性和成骨细胞性分化。

骨折后 14 天：B 组及 D 组断端有大量新生骨小梁和软骨组织，并连接成片，其间成骨细胞、成软骨细胞较为活跃；A 组血肿完全消失，纤维组织增生活跃，大量成骨细胞形成，并见有一定的软骨组织；C 组纤维组织增生明显。软骨细胞和成骨细胞集聚在骨折部位，产生软骨基质和类骨质。

骨折后 21 天：成骨、成软骨活动增强，并出现软骨细胞退化、凋亡，破骨细胞吸收软骨基质和类骨质。B 组及 D 组成骨细胞开始向骨细胞转化，并逐渐被钙化骨基质包埋，骨细胞形态正常，有骨小管与基质相连，软骨细胞少见；A 组和 C 组破骨细胞功能活跃，胞膜皱折缘典型，胞质内见大量溶酶体，仍可见大量变性坏死的软骨细胞位于钙化软骨基质内，表现为核固缩，软骨细胞陷窝扩大，胞浆内见空泡形成。光镜（偏光）下，B 组及 D 组骨小梁粗细均匀，排列方向一致，折光性强；A 组和 C 组骨小梁排列紊乱，折光强弱不均一。

4. Ⅰ型、Ⅱ型胶原表达的检测

在骨折 3 天时，所有标本骨痂Ⅰ型、Ⅱ型胶原染色阴性。

术后 7 天时，A 组骨折区骨断端间Ⅰ型、Ⅱ型胶原染色阴性而断端附近生发层中，向成软骨细胞方向转化的间充质细胞所分泌的Ⅰ型、Ⅱ型胶原均弱阳性染色；B 组间充质细胞所分泌的胶原为阳性染色；D 组较 A 组弱，部分标本染色阴性；C 组基本染色为阴性，在软骨细胞外围基质及软骨化骨区中Ⅰ型、Ⅱ型胶原染色均呈强阳性，但软骨细胞周围Ⅱ型胶原可分别呈阴性、单阳性或双阳性表达。B 组软骨细胞周围Ⅱ型胶原阳性或强阳性表达，D 组呈阴性或单阳性表达，C 组基本上为阴性表达。实验发现Ⅰ型胶原表达在骨折后 1 周明显小于 3 周，而Ⅱ型胶原表达在骨折后 2 周明显大于 3 周。B 组与 A 组、D 组、C 组进行比较观察，发现Ⅰ型胶原无论在骨折后 2 周还是 4 周，前者均大于后者；Ⅱ型胶原，前者均小于后者。

5. 结缔组织生长因子（CTGF）的 mRNA 和蛋白质的表达的检测

本次实验研究采用 RT–PCR 方法检测 CTGF 基因的 mRNA 表达，从核酸角度来分析基因的表达情况，并结合 Westernblot 蛋白质印迹法检测 mRNA 核酸产物 – 蛋白质来分析基因的表达，从蛋白水平来分析基因的表达情况，通常用核酸和蛋白两个层次来分析，可以得到更为确定的基因表达结果，更详细、更直观地说明基因表达的情况。实验结果显示：A 组 mRNA 和蛋白质在第一时相表达较弱，在第二时相时表达较强，以后逐渐减弱；B 组比 A 组在相同时间表达均较强，C 组在第一时相未见明显表达，第二、第三时相的表达情况分别与 A 组的第一、第二时相表达相似，而且其表达丰度也不及 A 组；B 组较 A 组提前表达，而且表达也较强，D 组的表达情况介于 A 组和 C 组之间。

（四）讨论

1. 闭合性骨质疏松骨折愈合的微结构变化及中药骨康方的影响

通过 HE 和 MASSON 染色及体外培养显微镜下观察，本研究结果显示，骨折愈合早期各组别骨折愈合反应基本相似，均可见膜内化骨和软骨内化骨过程，未定型，未分化的间充质细胞和定型的骨生成细胞及其分化的成骨细胞，成软骨细胞均参与了骨折愈合早期过程。

本实验研究提示睾丸切除（C 和 D 组）后骨折愈合过程中软骨骨痂向骨性骨痂转化较对照组（C 组较 A 组、D 组较 B 组）缓慢，睾丸切除后软骨骨痂向骨性骨痂演变缓慢可能是雄性激素缺乏对骨折愈合后期及愈合骨力学性能下降的原因之一；A 组较 B 组、C 组较 D 组反应较慢，证明灌服骨康溶液后，能促进软骨骨痂向转化骨性骨痂的步骤。

综上所述，睾丸切除后雄性激素下降对骨质疏松性骨折愈合影响，主要发生在骨折中后期，表现为软骨骨痂向骨性骨痂演变缓慢和骨改建期间骨吸收加剧。而骨康治疗组与对照组相比，则能不同程度加快其演变过程，这一结果对临床骨质疏松性骨折治疗有一定的指导意义。

2. 骨折愈合过程中Ⅰ型、Ⅱ型胶原的表达及中药骨康方的影响

本实验研究提示，在骨质疏松的环境下，Ⅰ型、Ⅱ型胶原的表达推迟，提示睾丸切除后对胶原的表达有明显的影响，雄性激素缺乏使其胶原表达明显滞后，而且其表达的丰度也不能到达正常水平；B 组较 A 组、D 组较 C 组胶原的表达提前，而且表达的丰度也高，说明了中药骨康方能促进胶原的早期表达及能促进胶原丰富表达，从而起到促进骨折的愈合作用。软骨痂内Ⅰ型、Ⅱ型胶原表达的交替变化及软骨细胞的形态学改变，可能与其所在骨修复不同时期的功能密切相关。

3. 骨折愈合过程中 CTGF 的表达及中药骨康方的影响

本次实验研究采用 RT– PCR 方法检测 CTGF 基因的 mRNA 表达，从核酸角度来分析基因的表达情况，并结合 Westernblot 蛋白质印迹法检测 mRNA 核酸产物－蛋白质来分析基因的表达。从蛋白水平来分析基因的表达情况，通常用核酸和蛋白两个层次来分析，可以得到更为确定的基因表达结果，更详细、更直观地说明基因表达的情况。根据实验结果，可认为由于睾丸切除后，性激素水平下降，导致了 CTGF 表达的滞后及表达减弱而中药骨康方能促进 CTGF 的提前表达，而且其表达也较强。

（五）结论

（1）采用雄性大鼠切除双侧睾丸模拟骨质疏松，结合闭合性骨折的造模方法，形成闭合性骨质疏松性骨折动物模型。本实验造模方法具有定位准确，切断方法方便、可靠等优点，手术创伤较小，各组实验动物创程度均相同，内固定可靠，因而保持了骨折愈合方式的可比性，且该动物模型的病因病理变化与临床接近，是较理想的实验研究动物模型。

（2）骨痂组织体外培养体系建立成功，可为进一步研究骨折愈合的机制及防治奠定基础。

（3）睾丸切除后，雄性激素下降对骨质疏松性骨折愈合影响，主要发生在骨折中后期，表现为软骨骨痂向骨性骨痂演变缓慢和骨改建期间骨吸收加剧。而骨康治疗组与对照组相比，则能不同程度加快其演变过程。

（4）在骨质疏松的背景下，Ⅰ型、Ⅱ型胶原的表达推迟，提示睾丸切除后对胶原的表达有明显的影响，雄性激素缺乏使其胶原表达明显滞后，而且其表达的程度也不能到达正常水平；中药骨康方能促进胶原的早期表达及能促进胶原丰富表达，从而起到促进骨折的愈合作用。

（5）CTGF 在骨折愈合早期发挥重要作用，睾丸切除后，性激素水平下降，导致了 CTGF 表达的滞后及表达减弱，中药骨康方能促进 CTGF 的早期表达。

十五、中药骨康方含药血清诱导大鼠骨髓基质细胞向成骨细胞方向分化的实验研究[19]

骨髓基质细胞（Marrow Stomal Cell，MSC）是具有多向分化潜能的原始骨髓细胞，在特定条件下可向成骨细胞、成软骨细胞、脂肪细胞、血管内皮细胞及神经星状细胞等分化。通过体内外培养骨髓基质细胞证实骨髓成骨的细胞学基础是骨髓基质细胞中含有向成骨细胞转化的骨祖细胞及基质干细胞。因此，骨髓基质细胞是骨代谢过程中的重要组成部分。随着人体的衰老，MSCs 的分化方向改变，致成骨细胞生成减少而脂肪细胞生成增多可能也是老年骨质疏松症的原因之一。目前对于骨形成的研究、认识要落后于骨吸收，但随着核心结合因子 α1（Cbfα1）等通路相关分子基础的阐明及成骨细胞和破骨细胞的发育分化、激活和作用机制研究的进一步深入，必将推进对治疗骨质疏松药物研究及骨质疏松类代谢性骨病的防治。在目前应用的经典抗骨质疏松药物中，绝大部分是抑制破骨细胞活性的药物（如降钙素、二磷酸盐、雌激素等），而缺乏刺激成骨细胞活性的药物。中药中存在高活性的抗骨质疏松天然成分，本实验采用含中药骨康方的血清体外培养大鼠 MSCs，对细胞增殖和向成骨细胞分化成熟进行研究，以期从新的视角探讨骨质疏松的治疗机制。

（一）实验方法

（1）中药骨康方含药血清的制备（步骤略）。

（2）采用不同浓度的中药骨康方含药血清联合诱导剂对大鼠 MSCs 定向诱导分化，观察 MSCs 诱导前后形态学变化；采用 ELISA 法检测 MSCs 骨钙素（Osteocalcin，OC）；RT- PCR 方法检测 MSCs OCN mRNA 和 Cbfα1 mRNA 表达。

（二）结果

联合使用高、中浓度中药骨康方加诱导剂能显著提高 MSCs 增殖和骨钙素的含量，且使 Cbfα1 mRNA 的表达升高。

（三）讨论

以往研究证实，随着年龄的增长，MSCs 的成骨活性呈下降趋势，认为这是由于骨祖细胞的数目减少和 / 或对生长因子的反应性降低而致。而骨质疏松症往往病程较长，一般均有不同程度的骨质疏松现象产生，即中医所说的肾虚现象。中医学理论认为，骨质疏松症的发生主要与肾、脾、肝的功能衰惫有关。从现代医学角度分析，由于骨质疏松与衰老时性腺功能减退、骨代谢紊乱直接关联。肾虚患者下丘脑 – 垂体 – 性腺轴功能减退，性激素分泌下降，使成骨功能下降，单位体积内骨组织减少，最终导致骨质疏松症的发生。由于衰老及 / 或各种原因导致肾气衰，肾精虚少，骨髓化源不足，不能营养骨骼而致骨髓空虚，骨矿含量下降，因而发生骨质疏松。随着近年来对干细胞研究的深入，以骨髓基质细胞为治疗靶点成为骨质疏松症防治的一个新方向。

一般将Ⅰ型胶原、ALP 和骨钙素作为成骨细胞鉴定和功能状态评价的指标。可通过免疫组化和组织化学技术来检测上述指标。其中 OC 是成骨细胞合成、分泌的主要非胶原蛋白，也是迄今被证明的唯一的只由成骨细胞产生的骨细胞外基质蛋白，并被认为是成骨细胞分化和成熟的主要指标之一，通过 OC 测定可以了解成骨细胞活动分化状态。本实验表明，高、中、低浓度的中药骨康方加诱导剂组可显著增加成骨细胞内骨钙素的含量，尤其是高浓度组（$P < 0.05$ 或 $P < 0.01$）。但不同浓度中药骨康方加诱导剂组与诱导剂组、单纯中药骨康方组 OCN mR–NA 表达比较均无显著性差异，其结果有待进一步探讨。

Cbfα1 是骨形成的关键基因，又是成骨细胞（osteoblast，OB）分化和功能的中心调控因子，是 OB 分化最早且最具特异性的标志，决定着成骨细胞的发生和分化，Cbfα1 在成骨部位的高表达及在骨形成过程中的重要作用，提示它是成骨分化不可缺少的转录因子。其能在非成骨细胞或成骨前体细胞上调成骨分化相关基因的表达，使其向成骨细胞分化。本实验研究表明：Cbfα1 与骨髓基质细胞向成骨细胞分化过程密切相关，中药骨康方可使该过程中 Cbfα1 mRNA 的表达加强，Cbfα1 mRNA 的表达始于成骨细胞诱导分化的早期，至第 15 天的时间点时达到高峰，并持续表达于成骨分化全过程中，不同浓度中药骨康方加诱导剂组（A 组、B 组、C 组）与单纯中药骨康方组（E 组）比较差异均有显著性意义，以中浓度中药骨康方加诱导剂组最为显著，但与高、低浓度中药骨康方诱导剂组之间比较差异无显著性意义；高、中、低浓度加诱导剂组诱导成骨的作用相似，单纯中药骨康方组和诱导剂组诱导成骨的作用相似。

因此，联合使用中药骨康方加诱导剂的诱导方法和效果较理想，尤其是高浓度中药骨康方加诱导剂组，可用于骨质疏松症的治疗。联合诱导组具有促进 MSCs 增殖和向成骨细胞分化的能力，并在分子基因水平上为筛选促进骨形成的有效药物提供了作用靶点，即通过诱导 MSCs 的定向成骨分化达到预防和治疗骨质疏松的目的。现代药理实验证明，中药骨康方中诸种药物，对性腺功能减退有明显改善作用，能抗衰老增强免疫功能，并且能够改善微循环障碍，这也是本方组成的成功之处。从研究结果分析，中药骨康方促 MSCs 向成骨细胞方向分化可能与其补肾作用有关。但中药复方的化学成分非常复杂，对 MSCs 成骨分化起主要作用的是哪几味中药或哪一味中药尚需今后更深层次的研究。

（四）结论

中药骨康方具有促进大鼠体外 MSCs 向成骨细胞增殖和分化的作用，这一作用可能与其升高其 Cbfα1 mRNA 的表达有关。

十六、中药骨康方含药血清对大鼠骨髓间充质干细胞成脂分化的影响 [20，21]

近期发现绝经后骨质疏松症引起的骨量减少往往与骨髓中脂肪组织增多相伴行，但有关细胞学机制还不十分清楚。这种骨量减少与脂肪增多可能与成骨细胞和脂肪细胞的前体细胞——骨髓间充质干细胞向两者分化的交互关系发生改变有关。

动物及临床实验表明，中药骨康方对骨质疏松症的防治具有良好的疗效，同时具有双向调节特点，有促进骨形成、抑制骨吸收的作用，并具有类性激素样作用，且与神经递质、基因表达等有关。

实验一　中药骨康方含药血清对大鼠骨髓间充质干细胞成脂分化的影响（形态学观察）[20]

本实验建立体外定向诱导大鼠骨髓间充质干细胞分化为脂肪细胞的模型，并观察在成脂诱导的条件下骨康含药血清对骨髓间充质干细胞诱导分化为脂肪细胞过程的影响。

（一）材料

清洁级 6 月龄新西兰大白兔 4 只，SPF 级 2 月龄 SD 大鼠 5 只，购自广州中医药大学动物实验中心。中药骨康方的主要成分为丹参、补骨脂、淫羊藿等，含生药量 1.43 g/mL，由广州中医药大学附属骨伤科医院制剂室提供。

（二）实验方法

2 只兔按 4.8 g/kg 给予生药灌胃制备含药血清，相当于临床剂量的 10 倍，2 次 / 天，每次间隔 5 小时，连续灌胃 7 天；另 2 只兔给予等体积生理盐水灌胃。分别于最后 1 次给药后 2 小时行心脏采血，离心后取上清，–20℃保存备用。密度梯度离心 + 贴壁法分离培养大鼠骨髓间充质干细胞，胰蛋白酶扩增纯化，将传至第 4 代的骨髓间充质干细胞按 $2\times10^{8}\ L^{-1}$ 接种，加入成脂诱导液的同时，骨康组加入上述含药血清，对照组加入空白血清，均调整浓度为 10%。

（三）主要观察指标

流式细胞仪检测细胞表面标志，油红 O 染色观察脂滴形成情况，计数脂肪细胞转化率。

（四）结果

第 2 代骨髓间充质干细胞均一性＞ 90%，CD44 呈阳性表达，CD34、CD45 呈阴性表达。培养第 4、第 7、第 10 天后，两组细胞中均含大小不等的橙红色脂肪滴，细胞核被脂滴挤于细胞一侧，骨康组脂肪细胞转化率均明显低于对照组（F=0.025~0.037，$P < 0.05$）。

（五）讨论

骨髓间充质干细胞具有干细胞的共性，即具有自我复制和多向分化能力，在不同条件下可以分别分化为所有中胚层来源的组织。有研究表明，骨质疏松患者与正常人相比较，其骨髓中的脂肪组织与造血 / 间叶组织的比值升高，同时伴有网状骨沉积率和骨组织体积明显下调，并由此推断脂肪细胞生成增多可能是导致骨质疏松发病的机制之一。有人发现在适当诱导条件下骨髓间充质干细胞可一部分转化为脂肪细胞，另一部分转化为成骨细胞，两者分化存在一定关系，即分化的脂肪细胞多，则成骨细胞少；分化的成骨细胞多，则脂肪细胞少，其分化受多条信号通路的影响。

与造血干细胞不同，骨髓间充质干细胞的细胞表面标志物目前尚无明确定论，骨髓间充质干细胞的表面抗原主要有黏附分子类、生长因子和细胞因子受体、整合素家族成员及一些其他分子。参照国外文献，实验采用流式细胞仪检测第 2 代细胞表面标志 CD44，以及造血类细胞表面标志 CD34、CD45，结果发现其均一性＞90%，CD34、CD45 表达为阴性，CD44 表达阳性，这证明实验所采取的分离方法切实可行。

老年人由于种种原因，导致骨髓间充质干细胞向成骨细胞分化受抑制，而脂肪细胞生成增多，且成骨细胞分裂增殖缓慢及骨形成因子合成分泌减少，使成骨细胞数量减少、活性衰退导致骨形成期延长，骨形成率降低，从而表现为“低转换”型骨质疏松症，即老年性骨质疏松症又称退行性骨质疏松症。现在研究认为随着年龄的增长，骨髓腔内的脂肪细胞不仅是体积增大，数目也大大增加，呈直线上升趋势。在临床研究中也发现儿童的骨髓腔中脂肪细胞含量较少，主要为具有造血功能的“红骨髓”；老年人骨髓腔内主要是没有造血功能的“黄骨髓”。在老年性骨质疏松患者中，骨髓腔的脂肪细胞大大增加，成骨能力降低。

而与绝经期卵巢功能减退，内源性雌激素分泌减少有密切关系的绝经后骨质疏松症，在骨吸收加速，骨量减少的同时，骨髓脂肪含量也增加，同时骨折的危险性增加。有人在动物实验中通过研究不同月龄大鼠模型发现，骨髓间充质干细胞的绝对含量随年龄增长相应下降。在卵巢切除大鼠模型中，雌激素水平降低导致骨体积减小、骨吸收表面增加、骨髓脂肪含量增加。

（六）结论

中药骨康方含药血清可抑制成脂诱导剂对骨髓间充质干细胞向脂肪细胞分化的促进作用，这应是中药骨康方防治骨质疏松症的机制之一。

实验二　中药骨康方含药血清对骨质疏松大鼠 MSCs 成脂分化调控因子 PPARγ 的影响[21]

以上的“实验一”以骨髓间充质干细胞为成脂诱导的前体细胞并对其进行诱导，探讨中药骨康方含药血清对骨髓间充质干细胞诱导分化为脂肪细胞过程的影响，结果发现中药骨康方含药血清干预后，成脂诱导的骨髓间充质干细胞中脂肪细胞出现延迟，且转化率显著低于空白组，说明中药骨康方可抑制骨髓间充质干细胞向脂肪细胞分化作用，这应是中药骨康方防治骨质疏松症的机制之一。中药骨康方抑制骨髓间充质干细胞向脂肪细胞分化的作用可能与某些细胞因子以及成骨 / 成脂信号通路的调节作用有关，“实验一”仅进行了细胞形态学观察，未就骨髓间充质干细胞向脂肪细胞转化的细胞信号通路进行研究，以下的后续实验拟就中药骨康方对 PPARɣ C/EBPS 受体表达的影响及中药血清中可能存在的与成脂分化相关的拮抗性配体进行分析。实验拟体外培养骨质疏松大鼠 MSCs，通过成脂分化诱导剂促使 MSCs 成脂分化，不同浓度中药骨康方含药血清进行干预，与尼尔雌醇含药血清干预对照，探讨中药骨康方含药血清对绝经后骨质疏松症大鼠骨髓基质干细胞成脂分化过程中 PPARɣ 基因表达的影响。

（一）实验方法

24 只 6 月龄 SPF 级 SD 雌性大鼠，行双侧卵巢切除术后常规喂养 12 周。随机取 3 只尼尔雌醇灌胃制备含药血清，9 只不同剂量骨康灌胃制备含药血清，余 12 只处死制备 MSCs。MSCs 传代纯化后随机分为 8 组，分别是：模型组，成脂诱导组，单纯西药组，成脂诱导西药组，单纯中药组，成脂诱导中药低剂量组、成脂诱导中药中剂量组、成脂诱导中药高剂量组。分别于成脂诱导第 7、第 14 天，各组取出细胞玻片行油红 O 染色，染色完成后光镜观察；RT-PCR 法检测细胞中 PPARɣ mRNA 表达；Western blot 测定细胞中 PPARɣ 蛋白含量。

（二）结果

1. PPARɣ mRNA 表达

干预 7 天后，与模型组比较，单纯西药组、成脂诱导西药组、成脂诱导中药高剂量组 PPARɣ mRNA 表达均有下降，差异显著（$P < 0.05$）；成脂诱导中药低剂量组 PPARɣ mRNA 表达较模型组明显降低（$P < 0.01$）；单纯中药组、成脂诱导中药中剂量组 PPARɣ mRNA 表达较模型组也有降低趋势，但统计学分析无显著性差异（$P > 0.05$）。与成脂诱导组比较，成脂诱导中药低剂量组 PPARɣ mRNA 表达明显降低（$P < 0.01$），成脂诱导中药高剂量组、成脂诱导西药组 PPARɣ mRNA 表达降低具有显著性差异（$P < 0.05$），其余各组比较统计学差异不显著（$P > 0.05$）。单纯西药组与单纯中药组比较，单纯西药组抑制 PPARɣ mRNA 表达优于后者（$P < 0.05$），与成脂诱导西药组比较，无显著性差异（$P > 0.05$）。成脂诱导西药组与成脂诱导中药各组比较统计学分析无显著性差异（$P > 0.05$）。与单纯中药组相比，成脂诱导中药低、高剂量组和成脂诱导西药组抑制 PPARɣ mRNA 表达具有极显著或显著性差异（$P < 0.01$，$P < 0.05$）。与成脂诱导中药中剂量组相比，以成脂诱导中药低、高剂量组抑制 PPARɣ mRNA 表

达极显著或显著性差异（$P < 0.01$，$P < 0.05$）。

干预 14 天后统计学后，与模型组比较，成脂诱导组 PPARγ mRNA 表达无显著性差异（$P > 0.05$），其余各组均呈显著性差异（$P < 0.05$）。与成脂诱导组比较，单纯中药组 PPARγ mRNA 表达无显著性差异（$P > 0.05$），单纯西药组、成脂诱导西药组、成脂诱导中药中剂量组呈显著性差异（$P < 0.05$），成脂诱导中药低、高剂量组统计学分析具有非常显著性差异（$P < 0.01$）。单纯西药组与单纯中药组 PPARγ mRNA 表达比较无显著性差异（$P > 0.05$），与成脂诱导西药组比较，成脂诱导中药低、高剂量组 PPARγ mRNA 表达明显降低，具有非常显著性差异（$P < 0.01$）。与单纯中药组比较，成脂诱导中药低、高剂量组具有显著性差异（$P < 0.05$）。成脂诱导中药各组中，与成脂诱导中药中剂量组相比，以成脂诱导中药低剂量组抑制 PPARγ mRNA 表达有显著性差异（$P < 0.01$），成脂诱导中药高剂量有显著性差异（$P < 0.05$）。

干预后第 7 天与第 14 天比较，成脂诱导组 PPARγ mRNA 表达呈现明显上升趋势（$P < 0.05$）；成脂分化油红染色结果：14 天干预后成脂诱导组成脂率亦有上升，但统计学分析差异不显著（$P > 0.05$）；其余各组 PPARγ mRNA 表达均呈下降趋势，但统计学分析无显著性差异（$P > 0.05$）。

2. PPARγ 蛋白检测

经过 7 天干预之后，成脂诱导中药低、高剂量组 PPARγ 蛋白表达最低，成脂诱导西药组其次；单纯中药组、成脂诱导中药中剂量组 PPARγ 蛋白表达最高，成脂诱导组其次。干预 14 天后，模型组、单纯中药组 PPARγ 蛋白表达最高，成脂诱导组其次；PPARγ 蛋白表达最低组依然为成脂诱导中药低、高剂量组。

所有 8 个分组经过干预第 7、第 14 天后，各组 PPARγ 蛋白表达定量分析结果显示，模型组、成脂诱导组 PPARγ 蛋白表达均有较大幅度升高；单纯中药组干预后第 7、第 14 天 PPARγ 蛋白表达呈现下降趋势，但与其他组比较表达偏高。成脂诱导中药低、高剂量组 PPARγ 蛋白表达均最低，成脂诱导西药组其次。

（三）讨论

多项研究表明，过氧化物酶增殖子激活受体 γ2（Peroxisome Proliferators-Activated Receptor gamma 2，PPARγ2）在脂肪细胞分化过程中起着不可或缺的作用。PPARγ2 的过表达促使成纤维细胞系的成脂转化，而 PPARγ 缺陷鼠的胚胎干细胞及胚胎成纤维细胞无成脂分化能力。PPARγ2 还通过脂肪细胞分化转录因子增强子结合蛋白 δ（CCAAT/Enhancer Binding Proteins δ C/EBPδ）调控糖皮质激素诱导的鼠 C3H10T1/2 BMSC 向脂肪细胞分化。PPARγ2 在控制成脂分化的同时，还影响着成骨分化。有人发现，同型 PPARγ 缺陷胚胎干细胞没能分化为脂肪细胞而自发分化为成骨细胞，而 PPARγ2 单倍剂量不足则促进成骨细胞形成，增加鼠体骨量。在一个缺乏 PPARγ2 等位基因表达的原代骨髓细胞中，与成骨分化有关的表面抗原及关键分子 Runx2 和 osteorix 呈高表达。

目前观点认为，激素、饮食和基因等影响脂肪细胞分化的各种因素，最终均通过调节转录因子途径诱导脂肪分化，其中主要的转录因子是 PPAR 家族，在脂肪细胞的分化过程中起着关键性的作用。MSCs、成骨细胞、脂肪细胞之间存在复杂的关系，在一定条件下 MSCs 可转化为后两种细胞，后两种细胞的前体细胞又可相互转化，在此过程中，PPAR 起着桥梁的作用；PPARγ 最具有脂肪组织特异性，在许多脂肪细胞基因转录激活前被诱导，可转录翻译为 3 种亚种 PPARγ1，PPARγ2，PPARγ3，其中 PPARγ2 主要在脂肪细胞分化过程中起关键作用，可通过不同的调节通路促进成脂和抑制成骨，并与在增龄过程中成脂活性增强和成骨活性减弱有关。PPARγ 在脂肪细胞分化的早期即在大多数脂肪细胞基因转录激活前即有表达，在脂肪细胞分化过程中，通过正反馈调控，PPARγ 表达水平不断升高，到成熟脂肪细胞表达最高，其在脂肪细胞分化全过程中，特别是在脂肪细胞分化早期起十分重要的作用。由此可见，以 PPARγ 为靶点抑制 MSCs 成脂分化，促进成骨活动，可能成为治疗骨质疏松症的一种新方法。

（四）结论

中药骨康方低、高浓度含药血清可以减少骨质疏松大鼠 MSCs 分化脂肪细胞的数量，降低 PPARγ mRNA 及其蛋白表达，从而起到阻止骨质疏松大鼠 MSCs 成脂分化，促进其成骨分化，其疗效与尼尔雌醇效用相仿。

十七、中药骨康方对大鼠 MSCs 体外向成骨细胞分化和 ALP 的影响 [22]

骨髓基质细胞（marrow stromal cells，MSCs）是由许多细胞群体组成的异质细胞群，其间存在的间充质干细胞是一种具有自我更新、复制及多向分化潜能的成体干细胞。骨髓基质细胞既可以向成骨细胞方向分化，又可以向脂肪细胞方向分化，这种双向分化特性在骨质疏松症发生时的骨量减少和骨髓中的脂肪组织增多相伴而行的现象中发挥重要作用。MSCs 的增殖、成骨分化及其成骨能力等的影响因素众多，在各种体外诱导物如地塞米松、β- 甘油磷酸钠、维生素 C 等的作用下使 MSCs 进入成骨细胞或软骨细胞分化谱系。近年来研究发现，中药可作为促进 MSCs 成骨分化的诱导物。本课题从“肾主骨”“髓生骨”这一中医理论出发，运用补肾健脾活血中药骨康方调控 MSCs 向成骨细胞定向分化，进一步研究中药治疗骨质疏松症的作用靶点。

（一）实验目的

观察中药骨康方对大鼠骨髓基质细胞（marrow stromal cells，MSCs）体外增殖并向成骨细胞分化和其对碱性磷酸酶（ALP）活性的作用。

（二）实验方法

用流式细胞仪鉴定第 3 代 MSCs 表面抗原，采用不同浓度的含中药骨康方药血清联合诱导剂对大鼠 MSCs 定向诱导分化，观察 MSCs 诱导前后形态学变化，MTT 法观察各组对 MSCs 的增殖作用并绘制细胞生长曲线，检测 ALP 活性。

（三）结果

CD34 表达为阴性，CD44 表达为阳性。原代 MSCs 及诱导后形态正常。细胞生长曲线示各组 MSCs 数量均随时间延长增加，联合使用高、中浓度中药骨康方药加诱导剂可显著提高 MSCs 增殖，并向成骨细胞增殖。联合使用高、中、低不同浓度中药骨康方药加诱导剂均可显著提高 MSCs 分化为成骨细胞的 ALP 活性。

（四）讨论

骨质疏松症的主要病机特点是成骨与破骨的耦联调节系统失衡，因而任何能够直接或间接作用于成骨细胞和（或）破骨细胞，从而有助于保持它们动态平衡的物质，均可对骨质疏松的预防和治疗产生作用。MSCs 具有很强的增殖能力和多向分化潜能，是低分化型干细胞，以增殖态为主，成骨能力相对较弱，具有多向分化潜能，可向成骨细胞、软骨细胞、脂肪细胞、网状细胞和肌细胞等方面转化。

本实验利用大鼠股骨、胫骨骨髓进行培养，经相差显微镜观察，所获得的MSCs细胞数量较多。在细胞传代培养中，使用中药骨康方高、中、低不同剂量的含药血清诱导培养液实验组（A、B、C组）的细胞贴壁、增殖速度明显高于骨康对照组（E）和空白对照组（F组），形态由梭形向圆形或椭圆形转变，因此可作为成骨细胞培养的较理想方法。本实验采用CD34和CD44流式细胞仪鉴定MSCs，培养的细胞高表达CD44阳性细胞，而微弱表达CD34阳性细胞，说明培养的MSCs细胞是区别于造血干细胞的一类细胞。MSCs具有很强的增殖能力和多向分化潜能。

成骨细胞分泌的酶类有碱性磷酸酶，成熟的成骨细胞能产生大量的ALP。一般认为ALP为成骨细胞分化的早期标志，所以ALP活性反映的是诱导方法总的诱导效果。结果显示，以补肾法为主的中药骨康方加诱导剂对MSCs均有促进MSCs增殖作用，联合使用中药骨康方加诱导剂含药血清并不影响MSCs的正常增殖，且作用较单纯使用中药骨康方或诱导剂为强。

综上所述，可以认为：中药骨康方能促进大鼠体外MSCs增殖，并向成骨细胞分化。且能提高成骨细胞的ALP活性，从而增强其成骨能力。本实验从新的视角探讨了骨质疏松的治疗机制，在细胞分子水平上为筛选促进骨形成的有效药物提供了作用靶点，即通过诱导MSCs的定向成骨分化达到预防和治疗骨质疏松的目的。

（五）结论

中药骨康方能促进大鼠体外MSCs增殖，并向成骨细胞分化。且能提高成骨细胞的ALP活性，从而增强其成骨能力。

十八、中药骨康方含药血清对大鼠成骨细胞BMP-2表达的影响[23]

既往的研究表明，中药骨康方提取液可以改善骨质疏松模型大鼠的骨密度。为了进一步探讨其作用机理，本研究采用细胞培养技术和中药血清药理学的方法，观察中药骨康方含药血清对成骨细胞“骨形态发生蛋白2”（Bone morphogenetic protein–2，BMP– 2）表达的影响，以期从细胞分子水平探讨其治疗骨质疏松症的机制。

（一）实验方法

将 6 只大白兔随机分为 3 组：正常血清组、骨康含药血清组和 E_2 含药血清组，分别将血清添加入体外分离、培养的成骨细胞，每组 8 个样本，采用酶联免疫吸附法，检测成骨细胞 BMP– 2 的表达。

（二）结果

骨康含药血清组 BMP– 2 含量显著高于正常血清组（$P < 0.05$），骨康含药血清组与 E_2 含药血清组 BMP– 2 的含量无明显差异。

（三）讨论

“骨形态发生蛋白家族”（Bone morphogenetic proteins，BMPs）最显著的功能是成骨作用，它使未分化的间充质细胞定向分化为成骨细胞并形成骨组织，而其中最重要的是 BMP– 2。BMP– 2 是具有特殊生物学活性的细胞生长因子，是细胞外的骨基质成分，是目前已知的对骨形成作用很强的生长因子之一。BMP–2 对多种细胞的促分化作用主要通过增加细胞 ALP 活性、OCN 和胶原蛋白合成及分泌而发挥作用。BMP– 2 具有多种生理功能，能使未分化的间充质细胞定向分化为成骨细胞并形成骨组织，通过基因重组技术表达的重组人 BMP– 2 可在正位和异位成功地诱导出骨组织。BMP– 2 还能诱导成骨前身细胞分化为成熟的成骨细胞，促进骨形成。对于多层成骨细胞的钙化阶段，BMP– 2 可诱导提高成骨细胞的碱性磷酸酶活性，通过调节细胞外基质的矿化，显著地诱导骨钙蛋白的表达，促进骨组织的形成和钙化，从而提高成骨细胞的成骨活性。BMP– 2 的 DNA 的 5' 端侧还存在 1α, 25–（OH）$_2D_3$、雌激素和糖皮质激素的结合位点，说明 BMP– 2 与其他生长因子、某些激素具有相互制约或相互协同的作用，并通过这些作用参与整个骨重建网络的调节。对骨质疏松症的研究表明，骨质疏松症患者疏松的骨质局部 BMP– 2 基因表达明显下降，致使骨髓中许多可被 BMP– 2 诱导成骨的基质干细胞的增殖分裂明显减少，骨小梁稀薄，认为体内 BMP– 2 含量的减少是其重要病理过程之一。而本结果表明：骨康含药血清组与正常血清组比较有统计学差异（$P < 0.01$），提示加入中药骨康方含药血清对成骨细胞产生

BMP- 2 有促进作用。在有效处理的各组间比较发现，骨康含药血清组和 E_2 含药血清组在促进成骨细胞生成 BMP- 2 方面的能力一致。也就是说，补肾健脾中药可以通过增强成骨细胞分泌 BMP- 2 作用，发挥其在骨重建中的生理功能而实现治疗骨质疏松的目的。

（四）结论

在去势状态下，中药骨康方可能通过促进 BMP- 2 的分泌，达到治疗骨质疏松症的目的。

十九、中药骨康方对去势大鼠肾组织 MDA，SOD，TAOC 的影响 [24]

骨质疏松症已被认为是伴随衰老过程出现的一种病理现象。而在对衰老的病因研究中已证实氧化损伤是引起衰老的重要原因。近年来有研究发现活性氧（Reactive oxygen specics，ROS）与骨质疏松症的发生关系密切。中药骨康方是刘庆思教授治疗骨质疏松症的经验方，为了观察其是否具有抗氧化损伤作用，故进行本实验研究，以期判定其在去卵巢大鼠肾组织氧化损伤方面的影响作用，为其临床进一步广泛使用进行有意义的探索。

（一）实验方法

1. 动物分组与给药

48 只 SD 大鼠适应性喂养 1 周后，随机分为空白组、模型组、中药（骨康）组、西药（戊酸雌二醇）组，每组 12 只。除空白组外，其余 3 组大鼠采用背侧入路双侧卵巢摘除手术造模。造模 2 周后，开始对各组进行灌胃给药治疗，灌胃给药容积为 10mL/kg。空白组、模型组灌服等量蒸馏水，中药（骨康）组按 2.979g/kg 给予中药骨康方煎剂，西药（戊酸雌二醇）组按 0.104 mg/ kg 给予戊酸雌二醇。所用药物以蒸馏水定容至所需浓度，每天灌胃一次。灌胃 12 周，于最后一次灌胃后 2 小时，处死各组大鼠，在低温条件下迅速开腹取出大鼠肾组织用 4℃ 生理盐水漂洗干净，于冰盐水中制备 10% 组织匀浆。

2. 指标检测

随后以酶联免疫法对大鼠肾组织中丙二醛（MDA)、超氧化物歧化酶

（SOD）、总抗氧化能力（TAOC）为指标进行检测观察。

（二）结果

模型组肾组织 MDA 含量明显升高，与空白组比较有显著性差异（$P < 0.05$），而 SOD，TAOC 含量与空白组比较虽无显著性差异（$P > 0.05$），但有降低趋势。中药（骨康）组、西药（戊酸雌二醇）组与模型组比较，肾组织 SOD 含量明显升高，有显著性差异（$P < 0.01$ 和 $P < 0.05$），TAOC 含量有升高趋势，但统计学无显著性差异（$P > 0.05$），MDA 含量有下降趋势，但统计学无显著性差异（$P > 0.05$）。中药（骨康）组与西药（戊酸雌二醇）组比较，肾组织中 MDA、SOD、TAOC 含量无显著性差异（$P > 0.05$）。

（三）讨论

现代医学认为骨质疏松症是一种多系统、多脏器、多因素的衰老性疾病，由多种因素导致，如增龄、激素、营养、物理因素、细胞因子、老化等。近年来有研究发现活性氧（ROS）与骨质疏松症的发生关系密切，ROS 的增加是原发性骨质疏松症发生的重要因素。ROS 能破坏氧化与抗氧化平衡，且在细胞凋亡中起重要作用。已知机体内 ROS 能引发生物膜中脂质过氧化作用，形成脂质过氧化物，如 MDA、酮基等，导致细胞代谢、功能和结构的改变。ROS 产生过度和清除能力下降是引起生物体病理性变化的不可忽视因素。MDA 具有很强的生物毒性，极易与磷脂蛋白发生反应，改变细胞膜的通透性，造成组织细胞的氧化损伤，体内 MDA 的含量间接地反映细胞损伤的程度，是目前公认的衡量机体自由基代谢的敏感指标。SOD 是体内氧自由基的清除剂之一，主要存在于细胞浆和线粒体中的一种金属蛋白酶，可催化歧化反应，清除引发自由基连锁反应的起始基－超氧阴离子（O_{2-}），通过一系列化学反应缓冲及清除自由基而具有抗自由基损伤作用，是机体内抗氧化系统的重要组成部分，其活性高低可间接反应组织自由基的含量和脂质过氧化程度。因此测定 SOD 的活力可间接反映体内自由基的产生和毒物对细胞的损伤情况，亦可反应组织内清除自由基的能力。

TAOC 是用于衡量机体抗氧化系统功能状况的综合性指标，由酶促和非酶促反应两部分物质活性组成，其作用主要是维持内环境活性氧的动态平衡，分解过高的自由基和活性氧，提高机体抗自由基能力、减少脂质过氧化，使机体处于氧化还原相对稳定的状态，保护和改善细胞膜的完整性和流动性，起到调节组织细胞功能的作用。在一些疾病的发病过程中，SOD 和 TAOC 水平明显下降，导致 ROS 水平升高，造成细胞损伤和功能下降。

本研究结果证实，去卵巢后大鼠肾组织 MDA 含量明显高于正常大鼠，而 SOD，TAOC 低于正常组，表明去卵巢后机体细胞受到了 ROS 的攻击，ROS 生成增多，而清除 ROS 的能力下降。推测氧化损伤、抗氧化损伤能力降低可能是导致骨质疏松症的重要因素之一。

近来在 ROS 与中医证型的研究中发现肾虚、脾虚、血瘀均与 ROS 代谢紊乱密切相关，且补肾、健脾、活血中药具有较强的清除 ROS 作用。对中药骨康方中单味中药的抗氧化研究资料整理后发现，补骨脂具有很强的抗氧化损伤作用；淫羊藿总黄酮对超氧自由基、自由基及 DPP H 自由基均有很好的清除作用；菟丝子具有抗氧化作用，能降低自由基代谢产物的含量，具有一定的抗衰老作用；肉苁蓉总苷可以调节衰老小鼠机体氧化 / 抗氧化功能的平衡，提示其具有抗氧化和延缓衰老的作用；黄芪、熟地黄多糖均具有很好的抗氧化作用；当归也具有抗氧化效应，能增强心、脑、肾、胰中 SOD 活性，降低 MDA 含量，可防止过氧化损伤；大枣多糖有很强的抗氧化性。由此，我们认为中药骨康方作为复方制剂亦具有一定的抗氧化损伤作用。

由于雌激素及其衍生物具有抗氧化作用，即自由基清除作用，因此雌激素又被称为“清除雌激素”。故本实验选用戊酸雌二醇做对照研究，结果显示，给予中药骨康方和戊酸雌二醇治疗后，二者均能显著提高去卵巢大鼠肾组织 SOD 含量，可轻度提高 TAOC 和降低 MDA 含量，说明中药骨康方具有和雌激素相似的抗氧化作用，能抑制 ROS 引起的脂质过氧化损伤，减少其对细胞结构和功能的破坏。其抗氧化损伤的作用机理可能与其组方合理且方中具有类雌激素样物质和清除 ROS 作用药物有关。

（四）结论

去卵巢后大鼠肾组织存在氧化损伤，中药骨康方具有抗氧化损伤作用，能显著提高肾组织 SOD 含量，轻度提高 TAOC 和降低 MDA 含量。

二十、中药骨康方对细胞因子轴 OPG/RANKL/RANK 系统的影响[25-27]

近年来对骨重建和骨转换的正常过程的研究揭示骨质疏松的发生不仅与全身性激素有关，而且受多种局部骨代谢因子的调控，甚至其作用比全身性因素更重要，局部细胞的自分泌、旁分泌效应对前成骨细胞的增殖、分化及成骨细胞（osteoblast，OB）和破骨细胞（osteoclast，OC）的活动有直接或间接的生理病理调控作用，虽然其机理尚不完全清楚，但有理由认为，正是由于这些调控机制障碍影响骨代谢和骨重建过程，而使骨形成－骨吸收耦联丧失平衡，导致骨量丢失，这是骨质疏松发生的病理基础。其中细胞因子骨保护素（OPG）、OPG 配体（RANKL）和 RANKL 特异性受体（RANK）是调节骨重建和骨转换的关键细胞因子，其组成的细胞因子环路，即 OPG/RANKL/RANK 系统是近年来发现的在 OC 分化过程中的一个重要信号传导通路，维持该细胞信号通路的平衡对骨组织代谢的平衡有关键性的作用。

有研究发现 OPG 是多种激素和细胞因子调节骨代谢的中介分子，OPG/RANKL 比值的改变导致其抗破骨功能的差异则成为 OPG 参与不同类型骨质疏松发病的重要环节。雌激素可以影响成骨细胞分泌表达 OPG 和 RANKL。OPG 在 OB 中高表达，是 OB 分化过程中产生的 OC 抑制因子，对 OC 分化、活化和增殖起着负性调节和信号传导作用。RANKL 是 RANK 的配体，在成骨细胞、成纤维细胞和 T 细胞上表达，能直接启动 OC 前体细胞或 OC 细胞内信号转导过程，最终导致 OC 分化增加。RANK 是 RANKL 刺激 OC 分泌、成熟的唯一靶受体，通过与 RANKL 的结合而发挥生成、分化、激活 OC 的作用。OPG 和 RANKL 严格控制着 OC 的分化，从而影响 OC 的形成和骨吸收。RANK 与 RANKL 结合后，激活多种信号途径，诱发级联反应促进 OC 的分化、活化；OPG 与 RANKL 结合可以阻断上述级联反应，抑制 OC 的形成、活化、分化和存活。

以下三个实验分别从不同角度探讨中药骨康方对细胞因子轴 OPG/RANKL/RANK 系统的影响。

实验一　中药骨康方对去势大鼠骨密度、OPG、RANKL 的影响[25]

（一）实验方法

将 48 只 SD 雌性大鼠按照 1：3 的比例随机分为空白组、手术模型组。手术模型组制备成为去势大鼠模型，3 个月后再将其进一步分为 3 组：模型对照组、尼尔雌醇组、中药骨康组，分别予以蒸馏水、尼尔雌醇、中药骨康方进行灌胃 2 个月，观察治疗前后大鼠的骨密度、血清 OPG、RANKL 值水平的变化。

（二）结果

造模后 3 个月手术模型组与空白组相比较骨密度显著下降（$P < 0.05$）；经过 2 个月的治疗，其中尼尔雌醇组、中药骨康组与模型对照组大鼠各部位骨密度、血清 OPG、RANKL 含量相比有显著性意义（$P < 0.01$）。血清中 RANKL 水平与左股骨远端，腰椎及全身骨密度之间存在负相关，而血清中 OPG 水平与左股骨远端，腰椎及全身骨密度之间存在正相关。

（三）讨论

本实验以去势制备大鼠骨质疏松模型，并以中药骨康方对去势后大鼠进行干预治疗，通过测量治疗后的骨密度的变化发现中药骨康方能提高活体去势后大鼠全身骨密度、腰椎骨密度、左股骨远端骨密度（$P < 0.01$），且中药骨康方作用与西药尼尔雌醇相似（$P > 0.05$）。可能与中药骨康方含药血清中含有类雌二醇（E_2）样物质，具有性激素样作用有关，直接作用于成骨细胞和破骨细胞，抑制骨吸收，促进骨形成。现代药理研究发现，淫羊藿、补骨脂、菟丝子、黄芪等中药中含有黄酮类物质，具有植物雌激素的作用特点，也就是具有雌激素受体调控剂的作用，既可表现较弱的雌激素作用，也可呈现雌激素拮抗剂的特点，并有种属的特异性。

经中药骨康方和尼尔雌醇治疗 2 个月后，两组去势大鼠血清 OPG 水平上升、RANKL 水平较治疗前降低，中药骨康组与尼尔雌醇组血清 OPG、RANKL 含量无明显差异（$P > 0.05$），说明在提高血清 OPG 含量，降低 RANKL 含量方面，中药骨康方具有同西药尼尔雌醇相类似的治疗作用。我们推测，中药骨康方极可能是通过直接抑制破骨细胞活性，间接通过调控细胞因子轴 OPG/RANKL/RANK

系统抑制破骨细胞活化而增加骨量。

我们的研究还发现，血清中 RANKL 水平与左股骨远端，腰椎及全身骨密度之间存在负相关（γp=–0.308，*P*=0.010；γp=–0.398，*P*=0.002；γp=–0.638，*P*=0.000）。而血清中 OPG 水平与左股骨远端，腰椎及全身骨密度之间存在正相关（γp=0.393，*P*=0.002；γp=0.286，*P*=0.030；γp=0.808，*P*=0.000）。联系到 OPG/RANK/ RANKL 与骨质疏松症之间的关系，我们认为，这二者可能可以作为临床上筛选骨质疏松症的指标。

总之，经中药骨康方治疗后，去势大鼠骨密度较治疗前增加，血清 OPG 水平较治疗前上升，RANKL 水平较治疗前降低。所以，实验证实了中药骨康方的疗效，同时也发现了其对 OPG/RANKL/RANK 系统的影响作用，为进一步研发中药调控细胞因子轴系统的信号传导通路奠定了一定的基础。本实验不足之处在于未对细胞内 OPG、RANKL 进行定量检测，拟在下一步实验中进行。

（四）结论

中药骨康方对细胞因子轴 OPG/RANKL/RANK 系统有调节作用，能够有效提高去卵巢大鼠全身及局部骨密度，可不同程度的提高血清 OPG 含量，降低 RANKL 含量。

实验二　中药骨康方含药血清对细胞共育体系中 OPG、RANKL 的影响 [26]

OPG、RANKL、RANK 组成的细胞因子环路是近年来发现的在破骨细胞分化过程中的一个重要信号传导通路，维持三者之间的平衡对于骨组织代谢的平衡起着关键性的作用。很多实验已经证实，多种细胞因子和激素正是通过此系统参与骨代谢的调控。中药骨康方是广州中医药大学附属骨伤科医院（第三附属医院）刘庆思教授治疗骨质疏松的经验方，为了观察其对 OPG/RANKL/RANK 信号通路的影响作用，故进行本实验研究，为其临床进一步广泛使用进行有意义的探索。

（一）实验方法

以成骨－破骨细胞共培养液上清中 OPG、RANKL 及其比值为指标进行实验观察。

（二）结果

加入血清培养后，自第 3 天起骨康组 OPG 含量明显高于同时期空白组（$P < 0.01$），而空白组培养过程中无明显变化。骨康组 RANKL 含量第 7 天明显下降（$P < 0.05$），而空白组无明显变化（$P > 0.05$）。自第 3 天起骨康组 OPG/RANKL 比值显著高于空白组（$P < 0.05$，$P < 0.01$）。在培养第 5、第 7 天骨康组 OPG/RANKL 比值较初始比值明显增大（$P < 0.05$），而空白组在培养过程中无明显变化。

（三）讨论

中药骨康方具有补肾壮骨、健脾益气、活血通络的作用，对 OP 具有较好的防治效果，且无明显毒副作用。前期研究发现其含药血清中含有类性激素样作用的物质；能促进 OB 增殖和矿化，促进 OB 分泌Ⅰ型胶原和明显提高 OB 碱性磷酸酶的活性和 PDGF-AA 和 PDGF-αR mRNA 表达；能提高体内雌激素的水平，从而使 OC 活性下降并且诱导了 OC 的凋亡；抑制体外培养 OC 的功能，使骨磨片上的骨吸收陷窝数量明显减少。由于这些实验采用离体单细胞培养进行研究，难以反映机体状态下的骨形成和骨吸收的全貌。故本实验选用共育培养的 OB 和 OC 为研究对象进行实验观察，结果显示，给予中药骨康方含药血清和空白血清后，自第 3 天起骨康组 OPG 含量明显高于同时期空白组（$P < 0.01$），而空白组整个培养过程中无明显变化，说明中药骨康方含药血清能作用于 OB，使其分泌 OPG 增加。骨康组 RANKL 含量第 7 天明显下降（$P < 0.05$），而空白组无明显变化（$P > 0.05$）。自第 3 天起骨康组 OPG/RANKL 比值显著高于空白组（$P < 0.05$，$P < 0.01$）。在培养第 5、第 7 天骨康组 OPG/RANKL 比值较初始比值明显增大（$P < 0.05$），而空白组在培养过程中无明显变化。由此可以认为中药骨康方含药血清对 OB 和 OC 均有影响，可改变细胞生存环境中 OPG/RANKL 的比例，间接影响 OC 的功能活性。在 OB 存在的情况下，这种间接的调控机制可能发挥更大的作用，这更符合机体内的生理环境，而非主要因为含药血清直接抑制了 OC 的功能。

（四）结论

中药骨康方含药血清对成骨细胞和破骨细胞均有影响，可改变细胞生存环境中 OPG/RANKL 的比例，间接影响破骨细胞的功能活性。

实验三　中药骨康方对体外培养人成骨细胞 OPG 及 RANKL 基因表达的影响[27]

近年来，随着从细胞分子水平对骨质疏松研究的逐步深入，骨保护素 / 核因子 -κB 受体活化因子配体（OPG/RANKL/RANK）系统在骨质疏松中的发病机制及防治作用等方面已成为研究热点之一。中药骨康方是根据补肾健脾活血法组成的中药制剂，以补肾阳为主，临床用于防治骨质疏松症。多年的临床观察结果显示其有较理想的治疗效果。前期研究显示：中药骨康方具有抑制骨吸收和促进骨形成的双重作用，对离体培养的成骨细胞和破骨细胞具有较好的调控作用。为了进一步探讨其疗效机制，揭示其发挥疗效的药理作用特点或靶点，本研究通过建立人成骨细胞体外培养体系，观察了中药骨康方含药血清对肾阳虚型骨质疏松症患者成骨细胞因子骨保护素（OPG）、核因子 -κB 受体活化因子配体（RANKL）mRNA 表达的影响。

（一）实验方法

取 6 月龄体质量 2.5~3.0kg 的新西兰大耳白兔 4 只，雌雄各半，随机分为 2 组（中药骨康组、空白对照组），每组 2 只。分别灌服中药骨康方煎剂 4.2 g/（kg・d），以及等容积生理盐水，连续灌胃共 7 天，最后 1 次灌胃 2 小时后所有动物进行心脏采血，收集血清备用。分离并传代培养肾阳虚骨质疏松症患者成骨细胞（取材自符合要求的病例，即肾阳虚骨质疏松患者关节置换术后取得之人体股骨头，均排除了内分泌疾病、自身免疫疾病及半年内服用糖皮质激素者），取第 2 代，制成 2×10^5 mL 的细胞悬液。中药骨康组分别加入低、中、高不同浓度（体积分数 5%、10% 、20%）的中药骨康方含药血清进行干预；空白对照组仅加培养液，继续培养。48 小时后采用 Trizol 一步法提取总 RNA，然后采用逆转录 - 聚合酶链反应（RT-PCR）法检测 OPG、RANKL mRNA 的表达。

（二）结果

低、中、高不同浓度中药骨康组 OPG mRNA 表达量显著上升，与空白对照组比较差异均有统计学意义（$P<0.05$ 或 $P<0.01$）；中浓度中药骨康组与低浓度中药骨康组、高浓度中药骨康组与中浓度中药骨康组的组间分别比较差异均有统计学意义（$P<0.05$）；中药骨康方含药血清以体积分数 5%、10%、20% 浓度递增时，RANKL mRNA 的表达量显著下降，与空白对照组比较差异均有统计学意义（$P<0.05$），中浓度中药骨康组与低浓度中药骨康组、高浓度中药骨康组与低浓度中药骨康组的组间 RANKL mRNA 表达量比较差异均无统计学意义（$P>0.05$）。

（三）讨论

在研究防治骨质疏松药物的有效作用与机理过程中，对体外培养的成骨细胞进行药物干预是比较常用的研究方法之一。体外研究采用的成骨细胞一般来源于鼠的颅盖骨、小梁骨和人的松质骨、骨膜等的原代培养，建立人成骨细胞体外培养体系并行药物干预，相对于以实验动物为对象的体外成骨细胞培养与药物干预可能更具实际意义。

在成骨细胞与破骨细胞共同参与的骨重建过程中，影响破骨细胞分化功能的多种钙调激素和局部因子，如甲状旁腺激素（parathyroid hormone，PTH）、前列腺素 E_2（prostaglandin E_2，PG E_2）、白介素 -2（IL- Ⅱ）、1, 25- 二羟基维生素 D_3［1, 25（OH）$_2D_3$］等都不是直接作用于破骨细胞，而是首先作用于成骨细胞，再间接调控破骨细胞的形成和功能。随着 OPG、RANKL 及 RANK 这些细胞因子的发现，以及对它们相互间功能表达的进一步研究，对成骨细胞调控破骨细胞的形成及功能的分子机制有了深入的认识。

骨保护素（OPG）是调节骨吸收的一种糖蛋白，主要由成骨细胞前体和间质细胞产生，成骨细胞能表达 OPG 基因，并通过 OPG 配体（RANKL）调节破骨细胞活性。OPG、RANKL 是成骨细胞正常的分泌因子，两者通过调节破骨细胞的生成、活化和凋亡而发挥调节骨代谢的作用。RANKL 与破骨细胞膜上特异性受体——RANK 结合，在巨噬细胞克隆刺激因子（macrophage-colonystimulating factor，M-CSF）存在的前提下，刺激并启动破骨细胞的分化、成熟及活化过程，并抑制破骨细胞的凋亡，加速并增强骨吸收过程。OPG 是目前已知唯一的 1 个与定位于成骨细胞膜上的 RANKL 结合的诱饵受体，OPG 竞争性地与 RANKL 结合，阻断 RANKL 与 RANK 的结合，进而阻断破骨细胞的一系列生物学活性，从而封闭成骨细胞诱导的破骨细胞前体分化、生存与成熟，抑制成熟破骨细胞的活化，诱导破骨细胞的凋亡，最终表现为抑制骨吸收、阻止骨丢失的功能作用。

本研究结果表明：中药骨康方含药血清可提高体外培养人成骨细胞 OPG mRNA 的相对表达量并具有浓度剂量依赖性，同时可下调体外培养人成骨细胞 RANKL mRNA 的表达，但无明显浓度剂量依赖性。由此可见，中药骨康方可能通过上调 OPG mRNA 和下调 RANKL mRNA 的表达，减少破骨细胞的生成，抑制破骨细胞的活化，从而降低破骨细胞的骨吸收功能。有研究报道雌激素可能是与成骨细胞膜上的 α- 雌激素受体结合而上调 OPG 的表达，并且雄性激素对成骨细胞亦具有上调 OPG mRNA 和下调 RANKL mRNA 表达的作用。中药骨康方制剂成分复杂，但其中的淫羊藿等作为单味药，主要化学成分为黄酮类化合物，对体外培养的成骨细胞亦具有上调 OPG mRNA 和下调 RANKL mRNA 表达的作用。对于 OPG mRNA 与 RANKL mRNA 表达的调节是以性激素样的方式发挥作用，还是通过其他细胞因子间接介导作用于成骨细胞而发挥调节作用，以及具体调节机制如何，尚有待于进一步研究证实。

（四）结论

中药骨康方可以上调肾阳虚骨质疏松症患者体外培养成骨细胞 OPG mRNA 的表达，下调 RANKL mRNA 的表达。

二十一、中药骨康方对骨质疏松大鼠骨骼肌自由基代谢的影响 [28]

目前关于骨质疏松性骨折的研究中，除了认为骨质量降低是骨折发生的主要原因外，骨骼肌的退变也逐渐被人们所认识，如果不考虑性别、年龄和身高，局部肌肉强度是决定整个骨骼强度的重要因素。骨骼肌衰弱是老年人常见的增龄性病症。许多学者从不同角度探索了老年性骨骼肌衰弱的发病机理，绝大多数研究证实了增龄对老年人骨骼肌的运动单位募集水平、结构及代谢功能都产生很大的影响。在绝经后髋部骨质疏松性骨折的风险研究中，有人提出：进行绝经后妇女髋部骨折风险的综合预测时，必须同时考虑骨内因素与骨外因素，骨内因素主要指骨的量和质，而骨外因素主要是肌肉的状况。肌肉无论是在参与神经肌肉功能发挥身体平衡与姿势协调，还是参与摔倒力学中的能量吸收与保护性反应的过程中，都占有不可替代的地位。所以保持肌肉质量和功能的正常对骨质疏松患者具有重要意义。

在此次研究中我们观察了中药骨康方对骨质疏松大鼠骨骼肌的作用，探讨中药在治疗骨质疏松症过程中的多重作用。

（一）实验方法

SD 雌性大鼠去势后分为正常对照组（SHAM）、去卵巢手术组（OVX）、雌激素对照组（OVX+ES）、中药组（OVX+TCD）。SHAM 组、OVX 组给予蒸馏水，OVX+TCD 组给予骨康灌胃给药，OVX+ES 组给予尼尔雌醇灌胃，其余隔天给予蒸馏水灌胃。治疗 3 个月后取右侧股直肌检测。

（二）结果

两种治疗方法能不同程度提高去势大鼠骨骼蛋白含量，但 OVX+ES 组相对于 OVX+TCD 组其作用更加明显，不过 OVX+ES 组与 OVX+TCD 组的骨骼肌蛋白水平都未能达到 SHAM 组水平。OVX 组骨骼肌的超氧化物歧化酶（SOD）活力明显低于其余各组，OVX+ES 组的骨骼肌 SOD 活力最高，与其他各组比较存在显著性差异（$P < 0.05$）。骨骼肌的谷胱甘肽过氧化物酶（GSH –PX）活力 OVX+ES 组最高，与其他各组相比较存在明显的差异。中药骨康方治疗后去势大鼠的 GSH –PX 活力也有明显提高（$P < 0.01$）。OVX 组大鼠骨骼肌中的脂质过氧化物丙二醛（MDA）含量明显高于 SHAM 组和其他治疗组（$P < 0.05$），激素治疗与中药骨康方治疗比较均存在明显差异（$P < 0.05$），OVX+TCD 组 MDA 较正常组高。

（三）讨论

肌纤维蛋白的含量可以在一定程度反映肌纤维面积和肌肉力量，肌肉的抗氧化能力可反映出肌肉的衰老程度。自由基是指在生物体内进行新陈代谢的过程中必然会产生的一些对机体有损害的副产品，生物体自身具有抗氧化系统，可以清除产生的自由基。MDA 含量反映自由基损害所造成的脂质过氧化的程度，间接反映机体细胞受自由基攻击的严重程度。GSH –PX 是机体内广泛存在的一种重要的催化过氧化氢的酶，它与 SOD 具有同样的抗氧化作用，且能互相保护、互相协调。GSH -PX 能催化还原型谷胱甘肽对过氧化氢的还原反应，可以起到保护细胞膜结构和功能完整的作用。

本研究从实验大鼠离体骨骼肌中取股直肌进行组织形态学的观察，并测量肌肉中蛋白的含量，SOD、GSH -PX 酶活性，MDA 的含量，以此来评价肌肉，进一步阐明肌肉与衰老性疾病骨质疏松症的关系。组织生化学方面的检查结果：卵巢切除后大鼠的骨骼肌的蛋白质含量为 0.600g/L，SOD 的活力为 36.353U/mg-prot，GSH -PX 的活性为 70.181 活力单位，这 3 项指标均低于其他各组。而 MDA 的含量为 28.503mg/prot 高于其他各组，除 GSH -PX 的活力外，其余 3 项均与正常对照组有明显的差异（$P < 0.01$），说明去卵巢手术后骨骼肌的质量和功能有明显的下降。肌肉抗氧化能力的降低，说明卵巢摘除后，可以加快机体的衰老过程。

雌激素对照组的大鼠，骨骼肌中的蛋白含量较去卵巢手术组的大鼠有明显的提高（$P < 0.05$）；抗氧化酶 SOD 的活力也明显高于去卵巢手术后的大鼠（$P < 0.01$）；GSH -PX 的活力更是为各组的最高值，达到 105.122 活力单位，明显超过卵巢摘除大鼠（$P < 0.01$）；肌肉中的脂质过氧化物 MDA 含量显著低于去卵巢手术组（$P < 0.01$）。这些实验数据表明，雌激素对骨质疏松大鼠有改善其肌肉质量，提高骨骼肌组织中的抗氧化酶的活性，增强其对自由基的清除作用，有一定抗衰老的作用。有研究表明，雌激素具有促进蛋白质生物合成的作用，可促进 DNA 的复制，还可影响 RNA 代谢，直接通过转录，即通过促进 mRNA 的生成过程来调定靶细胞特定的蛋白质合成，而表达激素的生理效应。本实验得到了与报道相符合的结果，即雌激素能明显增加去卵巢大鼠骨骼肌中蛋白质含量。

近年来发现，雌激素是膜磷脂过氧化反应的天然抗氧化剂，其抑制作用比维生素 E 强，因此雌激素具有较强的抗氧化和保护细胞膜稳定性的作用，能有效延缓机体的衰老。本研究也证实了，雌激素能够使骨骼肌中的 SOD、GSH -PX 等抗氧化酶活性增强，减少体内过氧化物 MDA 的堆积。经中药骨康方治疗后的骨质疏松大鼠骨骼肌中的蛋白含量有所增高，肌肉中 SOD 和 GSH -PX 的活性都明显高于 OVX 组而明显低于 OVX+ES 组（$P < 0.05$），肌肉中的 MDA 含量则明显多于 OVX+ES 组（$P < 0.05$），是各治疗组中含量最高的，但明显少于 OVX 组（$P < 0.05$）。这些测试指标的变化表明了，中药骨康方具有增强骨质疏松大

鼠肌肉抗氧化能力、提高自由基清除率、延缓机体衰老、改善骨骼肌的质量和功能的功效。中药骨康方对肌肉的良性作用与运动治疗相近但弱于雌激素治疗。

中药骨康方治疗骨质疏松具有的一定优势，在于能够增强骨强度外，还能够加强结构稳定系统中肌肉的力量、耐力。

（四）结论

中药骨康方能够提高骨骼肌素质，但其作用较雌激素弱。

二十二、中药骨康方对染镉去卵巢大鼠维生素 D 代谢的影响[3]

以往的研究已经证实，中药骨康方能提高骨矿含量和骨密度，调节体内性激素水平，改善生物力学性能，具有促进骨形成和抑制骨吸收的双重作用。1–α 羟化酶、活性维生素 D 与骨质疏松症发生发展及肾的关系密切。本研究试图通过用中药骨康方对染镉去卵巢大鼠进行干预，用放免法测定活性维生素 D 转化率来间接测定 1–α 羟化酶的活性，旨在从酶学角度揭示中药骨康方防治骨质疏松症的机理。

（一）实验方法

选用健康雌性 SD 大鼠 60 只，4 月龄，平均体重（230 ± 2）g。随机分为对照组、模型组、罗盖全组、骨康组共 4 组，每组 15 只。适应 1 周后，所有大鼠以 2% 戊巴比妥钠 40mg/kg 腹腔注射麻醉，然后打开腹腔，对照组切除小块脂肪，其余各组切除双侧卵巢。除对照组外，其余各组均用氯化镉（$Cdcl_2$）液染毒 90 天。对照组同时用等量生理盐水，罗盖全组同时用罗盖全，骨康组同时用中药骨康方灌胃，均为 2mL，每天 1 次。处死前 24 小时收集尿液用于测定尿钙、尿镉、尿 β_2– 微球蛋白（β_2–MG）、尿 N– 乙酰 –β –D– 氨基葡萄糖苷酶（NAG）。所有大鼠用 2% 戊巴比妥钠 40mg/kg 腹腔注射麻醉，收集血样用于测定血清 E_2，25（OH）D_3 及 1, 25（OH）$_2D_3$ 及血镉。取 3 个部位检测骨密度，右股骨颈（BMD1）、Ward 区（BMD2）及 2–4 腰椎（BMD3）。

（二）结果

1. 实验结束时共有 48 只大鼠进入最终实验统计。

2. 各去卵巢组的股骨颈及腰椎骨密度均显著低于对照组，差异有显著意义（$P < 0.05$）；各去卵巢组组间比较无明显差异。

3. 各去卵巢组的血清 E_2 水平显著低于对照组（$P < 0.05$），表明去卵巢手术成功。

4. 各组血清 25（OH）D_3 水平无差异。各去卵巢组的血清 1,25（OH）$_2D_3$ 水平显著低于对照组（$P < 0.05$），表明镉接触可使 1,25（OH）$_2D_3$ 水平下降，但不影响 25（OH）D_3。

中药骨康方使血中 1,25（OH）$_2D_3$ 含量有所上升，虽统计上无显著性差异，但仍有临床意义。

5. 各染毒组血、尿镉的对数值均高于对照组，并有显著性差异（$P < 0.05$）。同时，血镉与尿镉之间有显著性相关。

6. 与对照组相比，去卵巢大鼠的尿钙排泄增加，各染毒组的尿 β_2–MG 和 NAG 水平升高，均高于对照组。中药骨康方对受试大鼠肾功能有一定影响，这种影响是正面的，积极的。

（三）讨论

1. 去卵巢和染镉对大鼠骨密度的影响

维生素 D 是钙磷代谢最重要的生物调节因子之一，它通过其活性代谢物 1,25– 双羟维生素 D_3［1,25（OH）$_2D_3$］与甲状旁腺激素（PTH）及降钙素（CT）一起参与体内钙和矿物质平衡的调节。维生素 D 的活性代谢物 1,25（OH）$_2D_3$ 主要在肾脏形成，它是一种类固醇激素，有许多重要的生物作用，是钙磷代谢最重要的生物调节因子之一，它可促进肠道对钙的吸收及肾小管对钙的重吸收，也是骨质正常钙化所必需的。镉是一种危害严重的环境污染物，在环境中难以生物降解，在体内生物半衰期长达 20 年以上，它对肾、骨骼等均可产生毒性，肾脏是镉主要的靶器官。镉肾脏毒性的主要病变部位是近曲小管，而近曲小管恰好是活性维生素 D 合成的部位，故镉通过抑制肾 1-α 羟化酶的活性，导致活性维生素 D 合成下降。雌激素的缺乏更是导致女性骨形成降低和骨量丢失的一个直接原因。

血镉、尿镉是反映镉染毒轻重的一种重要指标。尿钙、肌酐、尿 β_2– 微球蛋白（β_2–MG）、尿 N– 乙酰 –β –D– 氨基葡萄糖苷酶（NAG），这些指标是反映镉染毒后肾功能的重要指标。它们之间关系是镉染毒造成肾功能损害，进而羟化酶活性下降，活性维生素 D 合成下降，钙代谢障碍，骨密度下降；因绝经后雌激素合成减少，羟化酶活性下降，最终也导致骨密度下降。 镉染毒去卵巢大鼠骨密度、血清 E_2 水平显著下降。中药骨康方能改善大鼠骨密度、血清 E_2 水平，这可能与中药骨康方具有补肾作用及含有雌激素样物质有关。

2. 中药骨康方对染镉去卵巢大鼠大鼠肾功能的影响

肾脏是镉的主要毒作用靶器官，主要表现为低分子蛋白尿、高钙尿及其他肾功能损害体征。进入体内的镉形成镉金属硫蛋白（CdMT），其在肾脏排出的过程中，由肾近曲小管重吸收，镉积蓄在肾近曲小管上皮细胞胞浆内，此时 CdMT 重新分解，使胞内的游离镉浓度增加，引起细胞损伤，肾小管病变。肾近曲小管上皮细胞线粒体内的 1–α 羟化酶活性受到抑制，进而使 1, 25（OH）$_2D_3$ 的合成减少。本研究发现血 1, 25（OH）$_2D_3$ 水平与血镉、尿镉和肾小管损伤指标尿 β_2–MG 及尿钙呈显著负相关。而尿 β_2–MG 的增加是镉致肾小管上皮细胞损伤的特征表现。因此镉引起的肾功能损害可导致 1, 25（OH）$_2D_3$ 的生物合成减少，对维生素 D 代谢的干扰作用与镉导致的肾功能损害相关。中药骨康方在前期的研究中，虽具有补肾、健脾、活血的功能，但在本研究中，不能从根本上扭转镉对肾的损害。但在实验中我们发现，骨康组大鼠在存活的数量、体重、毛发、活动度及饮食上较模型组及罗盖全组都有明显的改善，检测指标也较好。中药骨康方正是通过干预，改善羟化酶活性，改善肾功能，促进雌激素分泌与合成，从而更加多地合成活性维生素 D，最终改善骨密度，达到预防骨质疏松的作用。各组血清 1, 25（OH）$_2D_3$ 水平无差异。各去卵巢组的血清 1, 25（OH）$_2D_3$ 水平显著低于对照组，显示镉染毒去卵巢大鼠羟化酶活性严重受到抑制，中药骨康方虽不能根本改变 1, 25（OH）$_2D_3$ 水平下降，但从数值上看有升高趋势，这可能与中药骨康方含有雌激素样物质提高了肾羟化酶活性，促进了活性维生素 D 的合成有关，但具体机理有待进一步探讨。

（四）结论

（1）中药骨康方能增加染镉去卵巢大鼠的骨密度，提高血中雌激素水平。

（2）中药骨康方能提高染镉去卵巢大鼠的肾 1α – 羟化酶活性，促进活性维生素 D 合成。

（3）中药骨康方能在一定程度上改善染镉去卵巢大鼠的肾功能，具有一定的补肾功效。

二十三、中药骨康方诱导兔肝细胞色素 CYP3A 表达及抗激素性股骨头坏死实验研究[29]

糖皮质激素药物是临床常用药物，而长期使用激素引致的激素性股骨头坏死（steroid-induced osteonecrosis of the femoral head，SONFH）已成为非创伤性股骨头坏死的主要原因。但临床实践发现并非所有使用激素患者都发生 SONFH，说明个体对于激素的敏感性不同。细胞色素 P450-3A（Cytochrome P450 3A，CYP3A）是人体糖皮质激素代谢的关键酶。前期研究显示，CYP3A 的活性可能与 SONFH 呈密切负相关。本次实验旨在通过观察不同组别兔 CYP3A 表达的变化，进一步印证 CYP3A 与 SONFH 的相关性，观察中药骨康方对 CYP3A 表达的诱导及预防 SONFH 的作用。

（一）实验方法

将 SPF 级大白兔 40 只随机分成对照组（CT 组）、诱导剂组（ID 组）、抑制剂组（IH 组）、骨康组（GK 组），每组 10 只。CT 组生理盐水灌胃，ID 组苯巴比妥肌肉注射，IH 组伊曲康唑口服，GK 组中药骨康方灌胃。连续用药 3 周后侧定肝脏 CYP3A 活性，肌注甲波尼龙琥珀酸钠造模，继续 3 周后处死动物，测量股骨头坏死率和股骨头空骨陷凹率。

（二）结果

给药后 GK 组 CYP3A 活性显著升高（$P < 0.05$），CYP3A 活性明显高于 CT 组及 IH 组（$P < 0.05$）；GK 组股骨头坏死发生率明显低于 CT 组和 IH 组（$P < 0.05$）；GK 组股骨头空骨陷凹率明显小于 CT 组和 IH 组（$P < 0.05$），CYP3A 活性与兔股骨头坏死发生率及空骨陷凹率均呈负相关（$P < 0.05$）。

（三）讨论

股骨头坏死（osteonecrosis of the femoral head，ONFH）是致残率很高的疾病，其中 SONFH 占非创伤性股骨头坏死的 50% 以上，而且发病率有增高的趋势。一些必须大剂量和长期使用激素（如器官移植、系统性红斑狼疮、肾小球肾炎的治疗等）的疾病，应用激素后骨坏死的发生率很高；对于年轻患者，目前仍缺乏满意的治疗手段。研究 SONFH 的病理机制及有效的预防方法具有现实的紧迫性和重要的实用价值。尽管研究证实了使用糖皮质激素可以导致 SONFH 的发生，但是其作用机制仍未阐明。

肝 CYP3A 是人体内主要的代谢糖皮质激素类药物的酶，其主要功能之一是调节摄入体内激素的代谢水平。前期研究显示 CYP3A 的活性可能与 SONFH 呈密切负相关，低 CYP3A 活性可使体内激素水平及其作用显著升高，有可能导致包括 ONFH 在内的副作用的发生。因此，进一步研究 CYP3A 的活性的差异与激素性 ONFH 发生易感性之间的关系有助于揭示激素性 ONFH 发病的机理。

肾为先天之本，主骨生髓，肾健则髓足骨坚，反之若长期邪毒浸淫致肾虚缺精，则亏精血虚，髓枯骨萎，骨枯坏死。肾精虚弱不足是 SONFH 根本原因，肾精肾气不足，骨髓不能滋养骨骼是 SONFH 的基本病机，故治疗原则为补肾壮骨。中药骨康方有补肾活血壮骨之功效，对骨代谢有双向作用，既可抑制骨吸收，又可促进骨形成，改善骨的质量，促进坏死骨的修复。

本研究结果显示，中药骨康方具有类似诱导剂作用，可明显提高兔 CYP3A 活性，同时，CYP3A 高表达兔激素性 ONFH 发生率明显少于 CT 组及 IH 组。结果进一步印证了肝 CYP3A 活性与 SONFH 发生具有密切负相关性，中药骨康方可通过诱导 CYP3A 高表达调节摄入体内激素的代谢水平，从而有效预防股骨头坏死。

（四）结论

肝细胞色素 CYP3A 水平在兔激素性股骨头坏死中起重要作用，中药骨康方能显著诱导 CYP3A 高表达，对激素性股骨头坏死有预防作用。

第四节　中药骨康方防治骨质疏松症的临床实践

刘庆思教授通过对骨质疏松症病因病机的分析，提出中医药防治骨质疏松症的治疗原则为“补肾壮骨、健脾益气、活血通络”，并根据该治则拟定出中药骨康方。经过大量的临床观察及动物试验，证明该方具有明显缓解临床症状、提高骨矿含量、改善骨的结构、提高骨的生物力学性能、降低骨折发生率的作用。其治疗机理主要是调节机体内在平衡，调动机体功能，全面促进多系统机能的恢复，从而达到阴阳平衡。目前，针对骨质疏松症治疗的疗效评价已经不单只停留在既往骨密度水平的改善方面，更多地注重对骨质量和患者生存质量的改善，降低骨质疏松性骨折的发生率，提高患者的生活质量。以下收集、展示部分已公开发表的有关中药骨康方临床应用的文献资料，更具体地阐述中医药防治骨质疏松症的治疗原则。

一、骨康胶囊治疗绝经后骨质疏松症 65 例疗效观察[30]

为寻找防治绝经后骨质疏松症的安全有效新药，我们采用补肾健脾活血药物拟成中药复方“骨康煎剂”，经过几百例的临床应用，显示了该药对绝经后骨质疏松症有较好的防治作用。在此基础上制成了“骨康胶囊”应用于临床，现将资料较完整的 65 例报道如下。

（一）实验方法

为了客观评价治疗效果，对 65 例绝经后骨质疏松症患者按绝经年限分为两组，绝经后 0~5 年组 33（Ⅰ组）人，绝经后 6~15 年组（Ⅱ组）32 人。应用自拟方骨康胶囊治疗，用法：每天口服骨康胶囊 12 粒，分 3 次服。连服 4 个月。并在治疗前后分别测定桡尺骨及腰椎骨密度。

（二）结果

治疗后桡尺骨及腰椎骨密度均较治疗前有所上升，其中以腰椎骨密度升高为明显（$P < 0.05$ 及 $P < 0.01$）。

（三）结论

我们认为中医肾主骨生髓的理论是正确的。以此为治则组成补肾健脾活血方药治疗骨质疏松症具有临床意义。

二、骨康冲剂治疗绝经后骨质疏松症临床观察[31]

本研究为观察补肾健脾活血中药“骨康冲剂”治疗绝经后骨质疏松的疗效，证明补肾健脾活血法的正确性及其临床价值。

（一）实验方法

将 80 例符合诊断标准的原发性骨质疏松症患者随机分为两组：骨康冲剂治疗组和强骨胶囊对照组。骨康冲剂治疗组 50 例，平均年龄 62.5 岁；强骨胶囊对照组 30 例，平均年龄 60.5 岁。经 t 检验 $P > 0.05$。两组患者分别服用骨康冲剂和强骨胶囊进行治疗，连续服药 3 个月为 1 个疗程。服药期间，不可给患者服用影响骨代谢及止痛类药物；治疗前及治疗 1 个疗程结束后，测量骨矿含量、骨密度、血清 E_2、IL–6 和 BGP（放免法测定）及尿吡啶酚（PYD）（全自动生化仪测定），并记录临床症状积分。

（二）结果

1. 骨康冲剂治疗组总有效率为 94%，显效率为 76%。临床主要症状有明显改善，肾虚积分均有明显下降，两组综合疗效无显著性差异。

2. 两组治疗前后比较，BMD 无明显升高（$P > 0.05$）；BGP 明显升高，PYD 明显降低，均有显著性差异（$P < 0.01$）。两组治疗后 BGP 和 PYD 比较无显著性差异，$P > 0.05$。

3. 两组患者治疗前及治疗后 E_2 无明显差异，骨康冲剂治疗组有上升趋势；强骨胶囊对照组 IL–6 治疗前后无差异，骨康冲剂治疗组治疗后较治疗前降低，差异有显著性（$P < 0.05$）。两组间治疗后比较差异有显著性（$P < 0.05$）。

（三）讨论

骨钙素是骨组织中一种非胶原蛋白质，是成骨细胞产生的一类多肽物质，在骨代谢研究中是反应骨转换和骨形成的特异指标。尿吡啶酚（PYD）是骨内Ⅰ型胶原的重要组成成分，当骨溶解时，骨胶原分子蛋白水解，则 PYD 即以游离状态进入血液并以原形直接从肾脏排出，因此尿中的 PYD 含量能够反映出骨吸收的程度。

本研究结果显示，患者服骨康冲剂后 PYD、IL–6 下降，说明本方有促进骨形成和抑制骨吸收的作用。治疗前后 E_2 无显著性改变，说明该药的作用机制不是通过激素的作用，而是通过药物对机体调节作用而达到治疗目的。

本方对由于骨质疏松引起的腰背疼痛、肌肉痛也有明显的疗效。

从上述研究资料分析，以补肾壮骨、健脾益气、活血通络的治则组成的代表方——骨康冲剂可提高骨密度，改善临床主症状，促进骨形成，抑制骨吸收，是一种疗效显著、安全可靠的防治骨质疏松症的药物，具有很好的开发前景。

（四）结论

骨康冲剂具有促进骨形成，抑制骨吸收的作用，对防治骨质疏松症有效。并说明补肾健脾活血为防治骨质疏松症的治则，有一定科学性和临床意义。

三、骨康颗粒治疗肾阳虚型绝经后骨质疏松症疗效观察[32]

本研究为了观察骨康颗粒治疗肾阳虚型绝经后骨质疏松症的临床疗效 。

（一）实验方法

将 85 例符合纳入标准的患者按随机数字表法分为治疗组和对照组，治疗组应用骨康颗粒治疗，对照组应用固邦治疗，比较两组治疗前及治疗后 3 月临床疗效、腰椎骨密度、肾阳虚症状积分及相关骨代谢指标（E_2、骨钙素、肿瘤坏死因子、骨保护素等）的改善情况。

（二）结果

治疗组在临床疗效、骨密度、相关骨代谢指标的改善方面，与对照组比较无显著性差异（$P > 0.05$）；在改善肾阳虚症状积分方面，治疗组优于对照组。

（三）讨论

绝经后骨质疏松症属中医学骨痿范畴，其治则应以补肾为主，佐以健脾活血法。 补肾健脾活血等有效方药对机体内分泌系统，尤其性腺功能具有确切的调整作用，同时对骨损伤的修复也有良好的促进作用。 本方具有补肾壮骨、健脾益气、活血通络的作用，对由于骨质疏松引起的腰背疼痛、肌肉酸痛有明显的疗效。 前期骨康系列研究已证实，骨康颗粒含有类性激素样作用的物质，可以增加骨量，促进骨形成，抑制骨吸收。

骨保护素（osteoprotegerin，OPG）在成骨细胞中高表达，是成骨细胞分化过程中产生的破骨细胞抑制因子，对破骨细胞分化、活化起着负性调节作用和信号传导作用。 国内外的许多研究表明，OPG 具有抑制破骨细胞形成、分化、存活、活化并诱导破骨细胞凋亡的功能，且其功能与核因子 κB 受体活化因子配体（RANKL）密切相关。最初研究人员发现，过度表达 OPG 的小鼠骨质坚硬，骨髓腔变小，而敲除该基因的小鼠会发生严重的骨质疏松。有实验研究证实，在人骨髓基质细胞向成骨细胞分化过程中，骨保护素表达逐渐升高而骨保护素配体表达显著降低，两者比值逐渐增大，从而发挥促进骨形成，抑制骨吸收的作用。

本次临床研究发现，应用骨康颗粒治疗可明显改善骨质疏松症患者肾阳虚积分及 OPG 表达水平，骨密度水平也有提升。由此认为上述作用机制可能与骨康颗粒通过调控骨保护素 / 核激活因子受体配体 / 核激活因子受体（OPG/RANKL/RANK）系统发挥其治疗骨质疏松症的作用 。因此，在本临床研究的基础之上，将继续引入 OPG/RANKL/RANK 系统，利用现代分子生物学技术探讨骨康颗粒对 OPG/RANKL/RANK 细胞因子轴的影响。

（四）结论

骨康颗粒治疗肾阳虚型绝经后骨质疏松症有较好疗效。

四、骨康口服液治疗骨质疏松症疗效观察 [33]

本研究为了观察骨康口服液治疗骨质疏松症的临床疗效。

（一）实验方法

89 例骨质疏松症患者随机分为骨康组 46 例，用骨康口服液治疗；仙灵骨葆组 43 例，用仙灵骨葆胶囊治疗。2 个组均治疗 3 个月。

（二）结果

治疗后骨康组腰椎正侧位骨密度（BMD）均有改善，与治疗前比较，差异均有显著性意义（$P < 0.05$）。治疗后骨康组腰椎正侧位骨矿含量值（BMC）均有改善，与治疗前比较，差异均有显著性意义（$P < 0.05$）。

（三）讨论

刘庆思教授结合其 30 多年的临床经验，首次提出骨痿的治疗原则为补肾壮骨、健脾益气、活血通络，较全面地体现了中医学对本病的认识，拟出防治骨质疏松症的中药骨康方。而后笔者研究团队开展的系列研究，证明以补肾、健脾、活血法组方的中药骨康方对防治去势大鼠引起的骨质疏松症，以及绝经后骨质疏松症均具有良好的作用。并对中药骨康方的制剂工艺、药效学和药理学等进行了研究，开发了骨康口服液，可提高骨量，改善骨质。本研究则发现，骨康口服液在提高 BMD、BMC 方面优于仙灵骨葆胶囊。

（四）结论

骨康口服液治疗骨质疏松症疗效满意，值得临床推广。

五、中药骨康方对羟化酶活性影响的研究 [34]

本研究为了探讨中药骨康方对羟化酶活性的影响。

（一）实验方法

运用中医补肾健脾活血理论，将 60 例绝经后妇女分为：骨质疏松组（OP）35 例，用中药骨康口服液 + 乐力治疗；非骨质疏松组（NOP）25 例，用乐力治疗。

（二）结果

治疗 6 个月后，骨质疏松组自身前后比较在活性维生素 D[1, 25（OH）$_2D_3$] 及骨密度方面均有显著性差异（$P < 0.05$）；与非骨质疏松组比较，两者差异不显著。表明中药骨康方能增加骨密度，提高血清活性维生素 D 含量，增强羟化酶活性。

（三）讨论

现代医学证实：肾脏具有内分泌功能。肾合成的 1–α 羟化酶参与体内钙、磷代谢的调节。人体内 99%的钙存在骨组织中。体内维生素 D_3 没有活性。首先在肝内 25–α 羟化酶作用下，转化为活性较低的 25–OHD$_3$，然后在肾脏内 1–α 羟化酶催化下变为活性很高的 1, 25（OH）$_2D_3$。该物质主要作用是：①促进小肠上皮细胞对钙、磷的吸收。②一方面动员骨钙入血，升高血钙；另一方面刺激成骨细胞活动加强，促进钙盐沉积，促进骨的形成。③还可提高甲状旁腺激素对骨的作用。缺乏时，甲状旁腺素对钙、磷代谢的调节作用明显减弱。④促进肾小管对钙、磷的重吸收。肾脏内分泌功能与“肾主骨生髓”理论有着内在联系。肾脏合成的 1–α 羟化酶生理作用，与“肾主骨生髓”理论不谋而合，说明 1–α 羟化是“肾主骨生髓”的物质基础。

本结果表明，患骨质疏松症的绝经后妇女，骨质疏松组血清 1, 25（OH）$_2D_3$ 和 25（OH）D_3 含量均明显低于绝经后非骨质疏松症妇女，即非骨质疏松组，提示活性维生素 D 及其前体的缺乏可能是绝经后骨质疏松症发生的重要原因之一。此外，患骨质疏松症的绝经妇女雌激素水平也明显降低，雌激素水平的下降是绝经后骨质疏松症发生的重要原因。经服骨康口服液 6 个月后，骨质疏松组血清中 1, 25（OH）$_2D_3$ 和 25（OH）D_3 含量均有明显增加，前后自身比，有显著性差异，与非骨质疏松组比，差异无显著性。这可能与骨康口服液含有雌激素样物质及有补肾、健脾、活血功能有关。肝肾异位同源，补肾，则肝润，羟化酶活性增强，从而 1, 25（OH）$_2D_3$ 和 25（OH）D_3 含量有所增加；健脾，则肠升清泌浊，吸收功能加强，也使二者含量有所增加；活血，血通则气畅，有利于肝藏血，脾统血，加速血液运行，增强羟化酶活性，从而也使二者含量增加。因骨康口服液本身含有雌激素样物质，故入组前两组有显著性差异，骨质疏松组明显低于非骨质疏松组，但经 6 个月服药后，两组间无显著性差异，表明骨康口服液的确有雌激素样物质，且可能有促进雌激素分泌的作用。

我们在前期的研究中，已发现中药骨康方有明显的提高骨密度的作用。本临床研究中，也进一步证实了前期研究。两组在入组前，骨密度有显著性差异，骨质疏松组明显低于非骨质疏松组，但服用骨康口服液 6 个月后，两组差异不显著。这与骨康口服液有补肾、健脾、活血及提高羟化酶活性有密切关系。此外，25（OH）D_3 水平、E_2 水平均与 BMD 呈现较好的相关关系，说明除了活性维生素 D 外，雌激素水平、维生素 D 底物水平都对骨密度值有重要影响。而维生素 D 是评价绝经后骨质疏松症患者骨代谢状态的重要指标，在骨质疏松症的防治中，可进行对药物疗效的监测及诊断和预测骨丢失。因此，血清中 1, 25（OH）$_2D_3$ 含量的降低是绝经后妇女骨量降低的重要原因之一。通过服用骨康口服液后，提高了羟化酶活性，使血清中二者水平有所增加，从而达到防治骨质疏松症的目的。

（四）结论

中药骨康方能增强羟化酶活性，促进活性维生素 D 合成，增加骨密度，有明显的治疗原发性骨质疏松症的作用，值得临床进一步研究和推广。

六、中药骨康方治疗绝经后骨质疏松症患者 2 年临床研究[35]

为了观察中药骨康方治疗绝经后骨质疏松症的 2 年临床疗效，我们于 2001 年 10 月至 2007 年 8 月间收集了使用骨康口服液及阿仑膦酸钠 2 年治疗绝经后骨质疏松症患者 98 例，其资料简介如下。

（一）实验方法

利用双能 X 线检测，根据骨质疏松症的诊断标准，选择 98 例骨质疏松症患者。所有患者肝肾功能正常，无风湿病、肾脏疾病、甲状旁腺功能亢进、甲状腺功能亢进、胃癌及胃炎等病。随机分为骨康治疗组 50 例及对照组（阿仑膦酸钠组）48 例。治疗前后检测 BMD、E_2、IL–6、ALP、BGP、尿 Hop/ Cr、尿 Ca /Cr 等指标。

（二）结果

骨康治疗组经骨康口服液治疗后骨密度上升，差异有显著性；对照组经阿仑膦酸钠治疗，骨密度亦有上升，但治疗前后无明显差异。两组间患者治疗前及治疗后 E_2 无明显差异，骨康治疗组有上升趋势；两组间 IL–6 治疗前后均无差异，骨康治疗组治疗后较治疗前降低，差异有显著性；两组间 ALP 及 BGP 治疗后稍有降低，但差异无显著性；尿 Hop /Cr 及 Ca /Cr 治疗后均明显下降，两组间无明显差异；两组间各指标治疗前后差值比较，从两组间指标差值比较可见，骨康治疗组在 BMD 和 E_2 的提高明显优于对照组，而抑制 IL–6 分泌的作用也明显优于对照组。

（三）讨论

本研究发现，骨康口服液治疗 2 年后患者骨密度增加，血清 E_2 提高，IL–6 降低，尿 Hop/Cr 及 Ca /Cr 降低，这说明中药骨康方具有降低骨吸收的功能。中药骨康方的这种功能可能与其提高体内性激素水平，雌激素水平升高，导致分泌 IL–6 细胞的抑制，使 IL–6 分泌下降，从而抑制因 IL–6 增高而引起的骨吸收增强；阿仑膦酸钠是第 3 代双膦酸盐类药物，主要药理作用为抑制骨吸收，有研究表明它可抑制破骨细胞活性及数量，但不损害成骨细胞的骨形成作用，故有报道称它可以使 BMD 升高。然而，骨康治疗组患者骨密度上升，可能与其使成骨细胞活性增加，使骨形成增强有关。而对照组治疗后骨密度从 0.6839 上升至 0.7145，治疗后患者骨密度升高，但没有统计学差异。

总之，中药骨康方通过提高体内性激素水平，抑制破骨细胞活性，使骨吸收降低，同时中药骨康方能够提高成骨细胞活性，从而使骨量增加。据此我们认为中药骨康方为治疗绝经后骨质疏松症的一个有效的药物，同时也证明了中医“肾主骨”理论的科学性，应用补肾为主，配以健脾益气、活血通络，符合中医对绝经后骨质疏松症的认识，对治疗骨质疏松症有理论根据和临床意义。但有关本药物更长时间的疗效和作用我们还在继续研究和观察中。

（四）结论

经中药骨康方治疗后患者骨密度增加，血清 E_2 提高，IL–6 降低作用，尿 Hop/ Cr 及 Ca /Cr 降低，这说明中药骨康方具有降低骨吸收的功能。中药骨康方的这种功能可能与其提高体内性激素水平，雌激素水平升高，导致分泌 IL–6 细胞的抑制，使 IL–6 分泌减少，抑制因 IL–6 增高而引起的骨吸收增强。

第五节　小　　结

总而言之，中药骨康方经过大量的动物试验及临床观察，证明中医药防治骨质疏松症机理，既不同于目前临床上常用的抑制骨吸收的药物，也不同于促进骨形成类药物，而是标本同治，通过对机体全身性的调节作用，达到纠正机体激素失衡及负钙平衡作用的功效，从而影响骨吸收和骨形成之间的耦联；其能够提高骨矿含量，改善骨生物力学，降低骨转化率，对骨骼重建有双向调节作用；其治疗机理是调节机体内在平衡，调动机体功能，促进全面的多系统机能的恢复，从而达到阴阳平衡。中药骨康方的应用完全有别于缺什么补什么、缺多少补多少的习惯治疗方法，而这正是中医药优势所在。

参考文献

[1]刘庆思，庄洪，黄宏兴．骨质疏松症中西医结合治疗[M]．北京：人民卫生出版社，2006．

[2]张志海，刘庆思．刘庆思教授的学术思想总结及研究[D]．广州：广州中医药大学，2011．

[3]乔荣勤，刘庆思．刘庆思教授论治骨质疏松症学术思想研究[D]．广州：广州中医药大学，2011．

[4]邵敏，黄宏兴，庄洪，等．骨康防治骨质疏松拆方的初步研究[J]．中国中医骨伤科杂志，2000，8（2）：7–8，11．

[5]魏合伟，陈芝喜，刘庆思．骨康方中类雌二醇和类睾酮样物质的量化评估[J]．中国临床康复，2005，9（23）：180–181．

[6]林一峰，魏合伟，蔡桦，等．骨康及其含药血清中类性激素样物质含量的测定[J]．中医药学刊，2003，21（5）：663–664．

[7]魏合伟，杜莹，罗山鹰，等．中药骨康防治去势大鼠骨丢失的实验研究[J]．中国中医骨伤科杂志，2000，8（1）：19–22．

[8]余阗，卿茂盛，曹亚飞，等．骨康对去势大鼠骨质疏松症骨生物力学的影响[J]．中医正骨，2006，18（8）：25–26．

[9]邵敏，黄宏兴，庄洪，等．中药骨康对去睾大鼠骨密度及股骨生物力学的影响[J]．中药新药与临床药理，1999，10（6）：353–355，382．

[10]罗毅文，李爽，程英雄，等．中药骨康对去卵巢大鼠腰椎骨形态计量学的影响[J]．中国骨质疏松杂志，2006，12（2）：173–176．

[11]黄宏兴，王炳南，刘庆思，等．骨康对骨质疏松性大鼠骨中微量元素的影响[J]．中国骨质疏松杂志，2003，9（2）：102–104．

[12]黄宏兴，王炳南，刘庆思，等．骨康对去势大鼠脑、肝组织中微量元素的影响[J]．中医正骨，2003，15（3）：3–5．

[13]林一峰，魏合伟，黄宏兴，等．骨康含药血清对新生大鼠成骨细胞增殖影响的研究[J]．中医药学刊，2003，21（7）：1116–1117．

[14]陈一凡，黄宏兴，李颖．骨康对去卵巢大鼠骨源性碱性磷酸酶和胰岛素样生长因子的影响[J]．中国骨伤，2009，22（2）：119–121．

[15]庄洪，李颖，黄宏兴，等．中药骨康对去势大鼠的骨密度和Il–1，Il–6的影响[J]．中国老年学杂志，2008，28（12）：1074–1076．

[16]魏合伟，林一峰，曲崇正．中药骨康含药血清对骨质疏松性骨折愈合过程中血小板衍生生长因子表达的影响[J]．中国组织工程研究与临床康复，2005，12（37）：7290–7293．

[17]魏合伟，李钊，庄洪，等．中药骨康含药血清对TNF–α致大鼠成骨细胞凋亡的影响[J]．中医正骨，2005，17（3）：6–8．

[18]庄洪，刘庆思．骨康对骨质疏松性骨折愈合过程Ⅰ、Ⅱ型胶原及CTGF表达的影响[D]．广州：广州中医药大学，2005．

[19]王斌，罗毅文，胡年宏．骨康方含药血清诱导大鼠骨髓基质细胞向成骨细胞方向分化的实验研究[J]．中国中医骨伤科杂志，2007，15（11）：32–36．

[20]徐无忌，庄洪．骨康含药血清对大鼠骨髓间充质干细胞成脂分化的影响[J]．中国组织工程研究与临床康复，2008，12（43）：8434–8438．

[21]刘洪江，冯新送．骨康含药血清对骨质疏松大鼠MSCs成脂分化调控因子PPARγ的影响[D]．广州：广州中医药大学，2011．

[22]王斌，罗毅文，胡年宏．骨康方对大鼠MSCs体外向成骨细胞分化和ALP的影响[J]．中国中医骨伤科杂志，2007，15（12）：5–9．

[23]赵可伟，潘昆如，唐菊英．骨康含药血清对大鼠成骨细胞 BMP- 2 表达的影响［J］．河南中医，2008，28（7）：32–34．

[24]万雷，黄宏兴，柴生颋，等．骨康方对去势大鼠肾组织 MDA，SOD，TAOC 的影响［J］．陕西中医，2012，33（7）：923–924．

[25]张志海，徐无忌，罗毅文，等．骨康对去势大鼠骨密度、OPG、RANKL 的影响［J］．陕西中医，2009，30（9）：1259–1261．

[26]万雷，黄宏兴，柴生颋，等．骨康含药血清对细胞共育体系中 OPG、RANKL 的影响［N］．辽宁中医药大学学报，2012，14（8）：78–80．

[27]郭帮富，罗江，邵敏，等．骨康对体外培养人成骨细胞 OPG 及 RANKL 基因表达的影响［N］．广州中医药大学学报，2012，29（4）：392–396，487．

[28]陈超，李前龙．中药骨康对骨质疏松大鼠骨骼肌自由基代谢的影响［J］．社区医学杂志，2008，6（15）：11–13．

[29]段瑞奇，刘文刚，区钰强．中药骨康诱导兔肝细胞色素 CYP3A 表达及抗激素性股骨头坏死实验研究［N］．中医药导报，2013，19（7）：10–13．

[30]刘庆思，陈仲泽，李小依．骨康胶囊治疗绝经后骨质疏松症 65 例疗效观察［J］．新中医，1995，（10）：31–32．

[31]杜莹，魏合伟，陈超，等．骨康冲剂治疗绝经后骨质疏松症临床观察［J］．中医正骨，2005，17（8）：17–18．

[32]刘海全，秦佳佳．骨康颗粒治疗肾阳虚型绝经后骨质疏松症疗效观察［J］．山东中医药大学学报，2010，34（1）：48–49．

[33]乔荣勤，魏合伟，刘庆思．骨康口服液治疗骨质疏松症疗效观察［J］．新中医，2011，43（12）：61–62．

[34]乔荣勤，刘海全，魏合伟．中药骨康对羟化酶活性影响的研究［J］．中国中医药现代远程教育，2011，9（24）：114–116．

[35]林一峰，邵敏，刘庆思．中药骨康治疗绝经后骨质疏松症患者 2 年临床研究［J］．中国骨质疏松杂志，2009，15（4）：288–291．

致谢

感谢以下科研项目对本套丛书的支持：国家自然科学基金（81674004、81673786、81373653、81302991），广东省科技计划项目（2016A020216024），广东省建设中医药强省专项优势病种突破项目－骨质疏松症（粤中医函［2015］19号）。

感谢广州中医药大学附属骨伤科医院的重视与支持。

感谢老前辈刘庆思教授生前对本套丛书的关心与指导。

感谢各位编委在书稿收集、整理、撰写中的辛勤付出。

感谢广东科技出版社工作人员对本套丛书从立项、策划、编辑到出版，尽心竭力，细心细致，思虑周全的工作，最终让本套丛书能顺利面世。